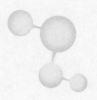

NURSING

中等卫生职业教育 护理专业系列教材

（供护理、助产、医学检验、药剂等专业用）

解剖学基础

JIEPOUXUE JICHU

（第4版）

主　编　于叔杰　　马　路

副主编　梅建国　　王小玲　　马弗愚　　张　莉　　彭　敏

编　者　（排名不分先后）

于叔杰　马　路　马弗愚　王　惠　王小玲

邓小琴　龙　轩　叶常青　付凌莉　刘启蒙

杜顺华　张　莉　梅建国　彭　敏　简　治

魏　丽

U0280236

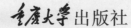

重庆大学出版社

内容提要

本书共 13 章,包括绪论、细胞、基本组织、运动系统、消化系统、呼吸系统、泌尿系统、生殖系统、脉管系统、感觉器官、神经系统、内分泌系统、人体胚胎学概要、以及解剖学基础实验指导等内容。每章前的"教学内容和要求"按了解、理解、掌握 3 级分层次列出学习目标,章后的"思考与探究"有助于学生提高探索人体奥秘的兴趣。全书安排了 300 多幅插图(含彩图 220 幅)和各章节的实验指导。

本书以中职学生的实际水平为起点,内容精当,图文并茂,版式新颖,利教便学,适合各类中职卫生学校护理及医学相关专业学生使用,也可作为重庆市普通高校高等职业教育分类招生统一考试参考用书。

图书在版编目(CIP)数据

解剖学基础/于叔杰,马路主编.--4 版.--重庆:
重庆大学出版社,2022.8(2023.9 重印)
中等卫生职业教育护理专业系列教材
ISBN 978-7-5689-1131-3

Ⅰ.①解… Ⅱ.①于… ②马… Ⅲ.人体解剖学—
中等专业学校—教材 Ⅳ.①R322

中国版本图书馆 CIP 数据核字(2022)第 115165 号

解剖学基础

(第 4 版)

主 编 于叔杰 马 路

策划编辑:梁 涛

责任编辑:李定群 版式设计:梁 涛
责任校对:关德强 责任印制:赵 晟

*

重庆大学出版社出版发行
出版人:陈晓阳
社址:重庆市沙坪坝区大学城西路 21 号
邮编:401331
电话:(023) 88617190 88617185(中小学)
传真:(023) 88617186 88617166
网址:http://www.cqup.com.cn
邮箱:fxk@ cqup.com.cn(营销中心)
全国新华书店经销
重庆升光电力印务有限公司印刷

*

开本:787mm×1092mm 1/16 印张:16.25 字数:407 千
2006 年 6 月第 1 版 2022 年 8 月第 4 版 2023 年 9 月第 24 次印刷
印数:90 101—100 100
ISBN 978-7-5689-1131-3 定价:53.00 元

第4版 前言

《解剖学基础》自 2006 年 6 月出版以来，由于利教、便学、实用性强，受到各地中等卫生职业学校广大师生的厚爱，得到广泛使用；并且一直被重庆市列为中等卫生职业学校毕业生参加重庆市高等职业教育分类考试的解剖学参考教材。

2022 年 5 月 1 日新修订的《中华人民共和国职业教育法》正式施行。作为职业教育重要组成部分的卫生职业教育迎来更好发展机遇。为了进一步提高卫生职业教育质量，提升学生综合素质和技术技能水平，我们根据最新调整后的重庆市中职毕业生参加高职分类考试招生专业综合理论测试护理类考试大纲，对使用了 4 年的《解剖学基础》（第 3 版）教材进行了再次修订。

教材是学校教育教学的基本依据，是教学理念、教学内容、教学方法和教学手段改革的重要载体。在本教材修订过程中，编者们认真负责、精益求精、反复推敲，力求使教材质量不断提高，内容和形式日臻完善。为了使教材内容看起来更加醒目和愉悦，本教材改为四色设计。

在编写形式上，本教材尝试了"互联网+"医学教育的数字化创新，在传统纸质教材的基础上融合数字内容，根据教材内容制作了 PPT，放在出版社提供的平台上，为教师的教学和学生的自主学习提供便利，使传统课堂教学迈向数字教学和移动教学。

在教学过程中，经常有老师询问教学重点，有学生询问考试重点。本教材在这方面做了一些尝试，即将考试大纲的重点要求细化，落实在教材的内容上，用红色字体显示，助力教师和学生在教学过程中和复习备考中有的放矢，起到事半功倍的作用。

本教材在编写过程中，得到重庆医科大学护理学院、重庆医科大学附属第一医院、重庆医药高等专科学校、重庆三峡医学高等专科学校、重庆护理职业学院、重庆市合川卫生学校、重庆市医药科技学校、重庆市医药卫生学校、重庆市江南职业学校、重庆市工商学校、重庆市卫生技工学校、重庆市医科学校、重庆市荣昌职业教育中心、重庆市育才职业教育中心、重庆市渝中职业教育中心、重庆市女子职业高级中学、重庆市南丁卫生职业学校、重庆护士学校等各编者学校及医院的大力支持和协助，在此一并表示诚挚的谢意。

由于知识水平和编写能力有限，时间仓促，本教材难免有疏漏之处，恳请各位读者批评指正，不吝赐教。在此致谢。

于叔杰　马　路

2022 年 6 月

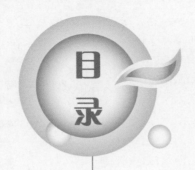

目录

解剖学基础

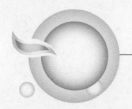

第一章

绪 论

教学内容和要求

了解:解剖学基础的定义及其在医学科学中的地位。

理解:学习解剖学基础的观点与方法。

掌握:人体的组成和分部;解剖学基础的基本术语。

一、解剖学基础的定义及其在医学科学中的地位

解剖学基础是介绍正常人体的形态、结构及其发生发育规律的学科。

解剖学基础是为适应新世纪护理与医学相关专业技能型人才培养的需要,由传统的人体解剖学、组织学及胚胎学的基本内容,按照"必须、够用"的原则整合而成的一门新课程。解剖学通过解剖尸体、肉眼观察的方法研究各器官的形态、结构及位置毗邻关系;组织学及胚胎学主要借助切片技术和显微镜观察的方法,研究人体细胞、组织和器官的微细结构及其相关功能,以及个体发生发育过程中形态结构变化规律。这几门学科从宏观与微观、静态与动态的不同角度,以不同的方法,在不同的层面上对解剖学进行研究,由于研究对象的同一性,各学科在发展中不断相互交叉、渗透,进而有机地融合成这门新的学科。

解剖学基础与医学领域内的各个学科有着密切的联系,是中等职业学校护理与医学相关专业的一门重要基础课程。只有系统而全面地掌握解剖学的基本知识,才能正确地认识生理现象、病理变化与临床表现,为学习各专业后设课程,以及护理与医学相关专业的临床实践打下坚实的基础。

二、学习解剖学基础的观点

学习解剖学基础,必须以辩证唯物主义的观点指导认识与学习过程。

(一)整体的观点

人体是一个完整统一的有机体,这是学习解剖学基础之前和学习的全过程中必须牢牢把握的一个基本观点。

人体是由许多器官、系统或诸多局部组成的整体。任何一个器官或局部都是整体的一部分,不能离开整体而独立存在。人体各部之间、局部与整体之间是相互联系又相互影响的。虽然为了学习的方便,教材分系统逐一进行介绍,但是在学习过程中必须始终注意器官之间、系统之间的联系和影响,注意局部在整体中的地位和作用,从整体的角度理解局部,从局部的角

度更深入地理解整体。

人体的结构与功能是相互依存、相互影响、协调统一的。每个细胞、组织、器官和系统都有特定的功能,其形态结构是功能的物质基础。例如,骨骼肌具有收缩功能,是因为骨骼肌细胞的形态细而长,细胞质内具有能使细胞发生收缩的结构。人是高度进化的生物体,没有与功能无关的结构,也不可能出现没有结构基础的功能。

(二)动态的观点

学习解剖学基础,要用进化发展与动态变化的观点来认识人体的形态结构。

从种系发生和个体发生的角度来看,人体的形态结构和功能经历了由低级到高级、由简单到复杂的演变过程,至今仍保留着许多与动物尤其是灵长类哺乳动物类似的结构功能特征。但人脑进化成思维的器官,双手能进行生产劳动,与动物已有本质的区别。现代人体仍在不断地发展变化,不同的自然因素、社会生活和劳动条件等,都在影响着人体形态结构和功能的发展与变化。

人体是一个活的有机体,总是不停地发生着动态的变化,细胞的衰老死亡与再生、机体形态功能的年龄变化等,无时无刻不在进行。

这些现象提示,在解剖学基础学习的始终,都要以动态的而不是静止的观点看问题。生命存在于运动之中,各种动态变化一旦停止,生命也就终结。

(三)主体的观点

现代教育论认为,学习者是学习的主体,在学习中应具有独立自主性、自觉能动性和积极创造性,充分发挥主体作用,成为学习的主人。

学习本课程时,要努力成为教学过程的积极参与者,自己观察事物,自己发现问题,自己探究规律,自己归纳结论,主动地进行思考、探究,积极地参加讨论、实验,在教师的引导下获得知识、发展能力、体现自我。

三、解剖学基础的学习方法

我是从哪里来的?"肚皮"里有些什么东西?每个人从孩提时代起就有对这些问题进行探索的强烈兴趣。而当踏入卫生学校大门,立志成为一名护卫人民健康的白衣天使时,全面系统、科学准确地认识和掌握解剖学的基本知识,就成为一种职业的需求和责任。

解剖学基础是跨入医学科学殿堂的第一级台阶。人们常以为学医很苦,往往以本学科为典型:内容太多太散,难于把握和记忆,使新生望而生畏。事实上,只要学会学习,注重创新,做到会看、善听、能思、巧记、活用,就能化繁为简,化难为易,变"苦学"为"乐学"。

(一)细致观察　深入思考

观察是认知的基础。本课程作为一门形态学科,观察的对象是图(插图、挂图等)、标本(解剖标本、组织切片等)、模型(静态的和动态的)、多媒体课件及幻灯片等,也包括活体的观察。观察前,应预先熟悉教材内容,明确观察的目标和重点。观察时,应先确定方位、切面、毗邻关系,再按一定方向有序地进行。对比观察有助于深化认识和理解,如在镜下比较骨骼肌组织与心肌组织形态结构的异同;在对解剖标本观察时,对空肠、回肠、十二指肠的形态、位置的鉴别比较;结合插图、标本、X线片及活体对比观察胸廓的形态,等等。

观察宜细,不仅要"看到",还要"看清楚"。观察宜活,应在整体观和动态观的指导下,积极思维,使观察、发现和理解同步进行,直至"看懂"。观察组织切片或脏器的剖面图,要建立从平面到立体、从局部到整体的概念,即一个器官就是由许多这样的不同断面集合而成。观察某个器官时,要思考其形态结构与功能的联系,以及与本系统其他器官或毗邻器官在功能或位置上的关系。孟子说:"心之官则思,思则得之,不思则不得也。"缜密灵活的思维能培养自己探究问题的良好习惯,不仅有助于观察的效果,也是提高创新能力的重要基础。

(二)整体把握　构筑网络

1.掌握知识"点"　本学科知识点较多,要通过自学、听课、观察、发现、思考,在逐一理解的基础上,掌握重点内容。可从名词概念的由来理解其含义,如房室束、有髓神经纤维等;也可从结构与功能、原因与结果等不同角度理解相应的知识,如血脑屏障、躯体运动神经等;对容易混淆的内容,要摆在一起进行对比、分析、鉴别,如肌纤维与肌原纤维、喉室与喉中间腔等。

2.抓住联系"线"　线是点的集合。根据各知识点内在的有机联系,将其串联起来就构成某部分知识的脉络。联系线有纵线和横线两种。纵线是由具有从属关系或因果关系的概念形成的,如"生物分子—细胞—组织—器官—系统—人体"构成本学科的主线,"大体结构—微细结构—超微结构"构成器官结构知识的纵线。由口腔、咽、食道、胃、小肠、大肠组成消化道的空间联系线,由受精卵至胎儿形成的过程构成人体发生的时间联系线等也可视为纵线。横线由许多具有并列关系的知识点连成的。例如,人体内的九大系统、四大基本组织、消化管与消化腺等;若干具有某种共同性的点也可构成横线,如肝、肾、肺的"门"。

3.构筑内容"网"　各种纵横联系线交织成网络,就会避免头脑中知识杂乱无章的现象。网络囊括了各部分的主要知识,既能高屋建瓴地把握整体内容,又可经充实后形成各部分知识结构的板块。建"网"的过程也是对知识理解不断深化的过程,通过由点而线、由线而面的整理,有利于对知识的消化吸收,也培养了自己的归纳概括能力。建网后便于列表比较各有关内容的异同,理顺各知识点间的关系,利于记忆和复习。

(三)遵循规律　加强记忆

俄国生理学家谢切诺夫说:"一切智慧的根源都在于记忆。"古今中外,凡学有所成的人都离不开"博闻强记"。在这里并不提倡"死记硬背",但并不等于可以放弃对重要知识的记忆,对于任何从事临床工作的人而言,解剖学基础的重要内容都必须牢记。

怎样才能记住必须掌握的内容呢? 首先,应提高学习兴趣,建立"一定要记住""一定能记住"的必胜信念。如果你难字当头,信心不足,就等于抑制了脑的功能,其效果可想而知。其次,要注意对知识的理解。理解是记忆的前提条件,只有深入理解的东西才能牢记。本学科内容繁多,最好多利用"知识网络",抓住要点,顺藤摸瓜,成串、成片地记忆,切忌孤立地去记单个内容,那样不仅容易遗忘,还常常会出现张冠李戴的尴尬。对于形态结构方面的内容,应充分利用形象思维,通过对插图、标本、模型、活体的观察、对比、联想和重现来强化记忆。实践证明,只记文字不看"图"的办法只能是事倍功半。总之,提高记忆效率,应眼、口、手、脑并用,采用图文对照阅读、填图绘图、列表比较、自测互问等多种形式,反复复习思考,有目的、有计划地进行记忆。

(四)联系生活　注重实践

解剖学基础是一门实践性、实用性很强的学科,应注意理论联系实际,在实验和生活中加深理解。实验是本学科的重要内容,是印证、深化、巩固理论知识的重要环节。实验前,要系统复习有关知识,明确实验目标,预习实验内容。实验中,要按照实验的要求和程序认真地观察和操作,充分发挥自己学习的能动性,努力发现问题、探究问题、解决问题。实验结束后,要及时小结。实验报告要用自己的语言,说出自己的见解。绘图要对照标本或镜下所见描画,不要"克隆"教科书上的插图。

实际上,学习解剖学基础有着比其他任何学科更好的条件,因为每个人就是一个正常的人体,许多学习的内容在自身即可触摸、观察和印证,如骨骼和肌肉的体表标志、关节的运动等。因此,只要留心,日常生活中处处可以学到正常人体的相关知识。

如上所述,解剖学基础的学习,是"理论(自学、听课)—实践(观察、实验)—再理论(复习总结、构筑知识网络)—再实践(印证、临床应用)"的不断深化过程,而新知识、新技术的不断出现,又要求大家及时掌握与应用。可以说,解剖学基础的学习与应用,将伴随大家职业生涯的始终。

四、人体的组成和分部

(一)人体的组成

人体的构造极为精巧而复杂。许多化学元素组成蛋白质、核酸、糖、脂类等生物大分子,它们与水、无机盐等构成细胞的结构进而形成细胞。细胞是组成人体结构和功能的基本单位。细胞的形态和功能多种多样,由许多形态结构相似、功能相近的细胞与细胞外基质以一定的方式组成具有一定功能的结构,称为组织。人体有4类基本组织,即上皮组织、结缔组织、肌组织及神经组织。几种不同的组织结合成具有一定形态和功能的结构,称为器官,如脑、心、胃、肾等。联合在一起共同完成某一方面功能的若干器官,构成系统。人体有运动、消化、呼吸、泌尿、生殖、脉管、感觉器、神经、内分泌九大系统。其中,消化、呼吸、泌尿和生殖系统的大部分器官,因位于胸腔、腹腔和盆腔内,并有孔道与外界相通,故总称内脏。人体各器官、系统在神经系统和体液的调节下,彼此联系,互相协调,构成一个统一的整体。

(二)人体的分部

人体从整体外形上可分为四大部分,即头、颈、躯干及四肢。头的前部称为面,颈的后部称为项。躯干又分为胸、腹、盆、会阴、背、腰等部分。四肢分为上肢和下肢。上肢分为肩、臂、前臂及手;下肢分臀、大腿、小腿及足。

五、解剖学基础的基本术语

为了准确地描述人体各部分和各器官的形态结构、位置及其相互关系,国际上规定了标准的解剖学姿势,并以此为依据,统一了人体的轴、面与方位的术语(图1-1)。

(一)解剖学姿势

身体直立,两眼平视前方,上肢自然下垂于躯干两侧,两脚并拢,手掌和足尖向前的姿势,称为解剖学姿势。在描述人体结构时,无论标本或模型以何种方式放置,均应以解剖学姿势为基准。

(二)方位

对人体内部结构及其位置的描述,一律使用下列方位术语:

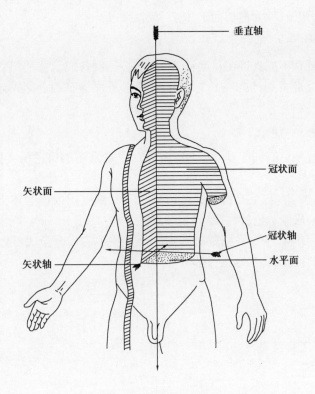

图 1-1　人体的轴和面

1.上、下　近头顶者为上,近足底者为下。

2.前、后　近腹侧面者为前,又称腹侧;近背侧面者为后,又称背侧。

3.内侧、外侧　近正中矢状面者为内侧;远离正中矢状面者为外侧。

4.内、外　凡有空腔的器官,近腔内者为内;远离腔内者为外。

5.浅、深　近体表者为浅;远离体表而距人体内部中心近者为深。

6.近端、远端　多用于四肢,近躯干者为近端;远离躯干者为远端。

（三）轴

轴是通过某部分或某结构的假设线。人体共有 3 种相互垂直的轴(图 1-1)。

1.垂直轴　呈上下方向,与人体长轴平行,与地平面垂直的轴。

2.冠状轴　呈左右方向,与地平面平行,与人体长轴垂直的轴。

3.矢状轴　呈前后方向,与地平面平行,与人体长轴垂直的轴。

（四）面

解剖学常用的面有 3 种,相互间呈垂直关系(图 1-1)。

1.矢状面　沿前后方向,将人体纵切为左右两部分,其断面即矢状面。通过人体正中的矢状面,称为正中矢状面。它将人体分为基本相等的左右两半。

2.冠状面　沿左右方向,将人体纵切为前后两部分,其断面即冠状面。

3.水平面　沿地平面方向,将人体横切为上下两部分,其断面即为水平面。

此外,器官的切面一般以器官本身的长轴为依据,凡是与器官长轴平行的切面,称为纵切面;与其长轴垂直的切面,称为横切面。

(五)石蜡切片

大多数组织和器官不能直接在显微镜下观察,必须制备成薄薄的组织标本。石蜡切片是组织学及胚胎学研究最常用的标本。它制作的基本程序为:取材→固定→包埋→切片→染色→封片。

(六)HE(苏木精-伊红)染色

对组织标本进行染色有利于观察。HE染色则是最常用的染色法。HE染色使用以下两种染料:

1.苏木精　为碱性染料,主要将细胞核内染色质和细胞质内核糖体染成紫蓝色。容易与碱性染料结合而被染成紫蓝色的性质,称为嗜碱性。

2.伊红　为酸性染料,主要将细胞质和细胞外基质中的成分染成红色。容易与酸性染料结合而被染成红色的性质,称为嗜酸性。

思考与探究

1.谈谈你对解剖学基础的认识。你准备怎样学习这门课程?

2.简述人体的组成。

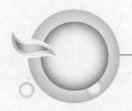

第二章

细 胞

细胞是生物体形态结构、生长发育和功能的基本单位。除病毒和类病毒以外，所有生物都是由细胞构成的。生物体的一切生理活动、生命的基本特征及各种生命现象都是以细胞为单位体现的。

第一节　细胞的形态

人体细胞的直径一般为 15 ~ 70 μm。也有大的如成熟卵细胞，直径可达 150 μm；小的如小淋巴细胞，直径只有 4~5 μm；神经细胞胞体直径一般为几十微米，但其突起可超过 1 m。

细胞的形态多种多样，与细胞的功能和所处的微环境有关。如游离于血液中的血细胞呈球形或圆盘形；而大多细胞受邻近细胞的挤压和制约，常呈扁平形、多边形、立方形、长梭形、星形及柱形等；神经细胞突起长，与其传导神经冲动的功能有关(图 2-1)。

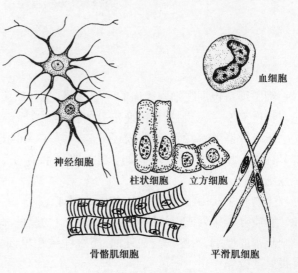

图 2-1　细胞的形态

第二节　细胞的结构

每个细胞均可分为细胞膜、细胞质和细胞核 3 部分(图 2-2)。

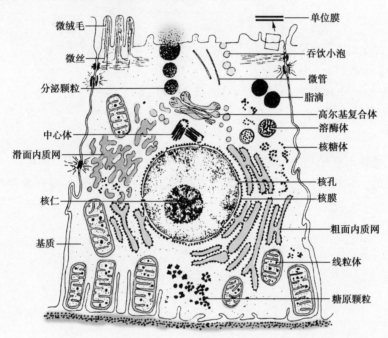

图 2-2　细胞超微结构示意图

一、细胞膜

细胞膜是包围在细胞表面的一层薄膜,又称质膜。它有维持细胞形态和保护细胞的作用,还有物质交换、接受刺激和传递信息的作用。在光学显微镜下,看到的细胞膜呈一致密细线;在电子显微镜下,看到的细胞膜可分为 3 层,内外两层颜色较深,中间一层颜色较浅,这 3 层结构又称单位膜或生物膜(图 2-2)。生物膜不仅存在于细胞表面,也存在于细胞核表面,并构成一些细胞器。

生物膜主要由脂类、蛋白质和糖类组成。

脂质分子排列成连续的双层,构成了生物膜的基本骨架。脂质分子有一个亲水的头端和一个疏水的尾端,头端暴露在外面,尾端埋藏在里面。由脂质分子构成的双层膜通透性很低,有很好的分隔作用。

蛋白质分子有的镶嵌在双层膜之中,有的附着在双层膜的内外表面,前者称为镶嵌蛋白质,具有多种功能,如有的是转运物质的载体,有的是接受激素和药物的受体,有的是酶,有的是抗原,有的是能转换器等;后者称为附着蛋白质,与细胞的变形运动、吞噬、吞饮等功能有关。

解剖学基础

糖类分子大多分布在双层膜的外表面,与脂质分子结合成糖脂,或与蛋白质分子结合成糖蛋白,它们与细胞的识别、物质交换、受体功能及抗原性等有关。

生物膜具有两个特性,即膜的不对称性和膜的流动性。不对称性是指细胞膜内外两层在结构和功能上具有较大差异;流动性是指细胞膜上的脂质分子和蛋白质分子处于不停的运动之中。这两个特性是生物膜完成各种功能的基础。

二、细胞质

细胞质是细胞膜与细胞核之间的部分。它主要包括基质、细胞器及包含物。基质是均质状的、透明的胶状物质,基质中有散在分布的细胞器和包含物。细胞器包括内质网、高尔基复合体、溶酶体、过氧化物酶体、线粒体及核糖体等(图2-2)。

1.核糖体 是细胞合成蛋白质的场所,可分为附着核糖体和游离核糖体两种。附着核糖体附着在内质网上,主要合成分泌至细胞外的蛋白质;游离核糖体游离于基质之中,主要合成细胞本身需要的结构蛋白质。

2.内质网 是由生物膜围成的管、泡和扁囊状结构,它们相互连通构成网。内质网根据结构和功能的不同,可分为以下两类:

(1)**粗面内质网** 呈扁囊状,排列整齐,表面附有大量的核糖体。粗面内质网的主要功能是合成、加工、修饰、转运分泌至细胞外的蛋白质。

(2)**滑面内质网** 由分支管道或小囊泡构成,无核糖体附着。滑面内质网是脂类物质合成的主要场所。滑面内质网功能复杂,在不同的细胞内功能可不同。它还参与类固醇激素的合成、糖原的合成和分解,还有解毒功能。肌细胞的滑面内质网称为肌质网,可储存和释放 Ca^{2+}。

3.高尔基复合体 由生物膜围成的小囊泡、扁平囊和大囊泡构成。它的主要功能是将粗面内质网输送的蛋白质进一步加工,并浓缩、分选和包装,形成分泌泡和溶酶体等。

4.溶酶体 是由一层生物膜围成的囊泡状结构。溶酶体内含有多种酸性水解酶,能消化分解内源性和外源性的蛋白质、多糖、脂类和核酸等物质,相当于细胞内的消化器官。

5.过氧化物酶体 是由一层生物膜包裹而成的囊泡状结构,内含多种氧化酶和过氧化氢酶,可清除细胞内过多的过氧化氢及其他毒性物质,对细胞有保护作用。

6.线粒体 是由两层生物膜套叠而成的囊状结构,呈颗粒状或粗线状。线粒体内含有多种酶类,是蛋白质、脂肪和糖等物质氧化供能的场所,是细胞的"动力工厂"。

7.细胞骨架 是细胞质内的立体网架结构,由微丝、微管和中间丝组成。细胞骨架不仅维持细胞形态和各种细胞器的空间定位,而且还参与细胞的运动和许多重要的生命活动,如细胞内外的物质运输、细胞信号传导、细胞增殖分裂和分化等。

8.包含物 是基质中不固定的有形成分,如脂滴、糖原、吞噬体、吞饮小泡等。它们有的是细胞的代谢产物,有的是细胞储存的物质,有的是细胞的吞噬物。

三、细胞核

细胞核是细胞最重要的结构。它是细胞遗传信息储存、复制和转录的场所,也是细胞功能及代谢、生长、增殖、分化、衰老的控制中心。绝大多数细胞只有一个核,少数有双核(如肝细胞)和多核(如骨骼肌细胞)。细胞核由核膜、核仁、染色质(染色体)及核基质组成。

1.核膜 由内外两层平行的生物膜组成,对核内物质起保护作用。核膜上有许多小孔,是细胞核与细胞质之间物质交换的通道。

2.核仁 由蛋白质、RNA、DNA 和少量脂类组成。它是细胞内 rRNA 合成、加工和核糖体亚单位的装配场所。

3.核基质 是细胞核内由纤维蛋白组成的立体网架系统。它在细胞 DNA 复制、基因表达、染色质 DNA 有序包装和构建等生命活动中起重要作用。

4.染色质和染色体 染色质和染色体是同一种物质在细胞不同时期的两种表现形式。它们是遗传信息的载体。染色质是细胞间期细胞核内能被碱性染料染色的物质,在光镜下呈块状或颗粒状,主要成分为 DNA 和组蛋白,还有非组蛋白和少量 RNA。染色体是细胞分裂期染色质高度螺旋化聚缩而成的棒状结构,在光镜下清晰可见。细胞分裂结束后,染色体去螺旋化,又重新形成染色质。

一个体细胞中的全套染色体按照一定的顺序排列起来,称为核型。人类体细胞中有 23 对(46 条)染色体,用 $2n$ 表示。因此,人类是二倍体生物,即每一个体细胞都有两组同样的染色体,一组来自母体,另一组来自父体。人类生殖细胞(精子和卵子)只有一组染色体,称为单倍体,以 n 表示。人类体细胞的染色体中有 22 对(44 条)是男女共有的,称为常染色体;有 1 对(2 条)与性别决定有关,称为性染色体。核型的表示方法:男性为 46,XY;女性为 46,XX。

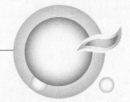

思考与探究

1.主要的细胞器分别有哪些功能?
2.染色质和染色体是什么关系?

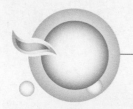

第三章

基本组织

根据形态结构和功能的不同，人体的组织可分为4类，即上皮组织、结缔组织、肌组织及神经组织。它们共同组成人体的各种器官，故称**基本组织**。

第一节 上皮组织

上皮组织简称上皮，分为被覆上皮和腺上皮两类。它具有保护、吸收、分泌及排泄等功能。

一、被覆上皮

被覆上皮呈膜状覆盖于体表或体内管、腔的表面。它的结构特点是：

①细胞形态较规则，排列密集，细胞外基质极少。

②细胞具有极性，它的一面朝向体表或中空器官的内腔，称为游离面；另一面借基膜与深部结缔组织相连接，称为基底面。

③被覆上皮组织无血管，其营养由结缔组织透过基膜供给。

（一）被覆上皮的分类和结构

被覆上皮由于细胞层数和细胞形态的差异而分成不同的类型（图3-1）。

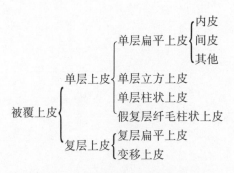

图 3-1　被覆上皮的分类

1.单层扁平上皮　又称单层鳞状上皮,由一层扁平细胞构成。从顶面看,细胞呈不规则的多边形;在垂直切面上,细胞呈棱状,胞核为扁椭圆形,位于细胞中央,胞质很少(图 3-2)。

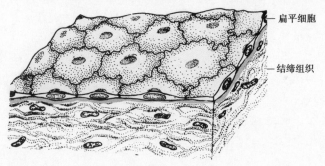

图 3-2　单层扁平上皮

衬于心、血管和淋巴管腔面的单层扁平上皮,称为内皮。内皮很薄,游离面光滑,有助于物质交换及血液、淋巴液的流动。覆盖于胸膜、心包膜和腹膜表面的单层扁平上皮,称为间皮。间皮的游离面光滑湿润,便于器官的活动。

2.单层立方上皮　由一层立方状细胞构成。从顶面看,细胞呈六角形或多边形;从垂直切面看,细胞近似正方形,核圆居中(图 3-3)。这种上皮见于肾小管、小叶间胆管、甲状腺滤泡等处,具有分泌和吸收的功能。

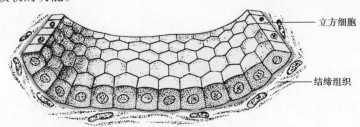

图 3-3　单层立方上皮

3.单层柱状上皮　由一层棱柱状细胞构成。胞核呈椭圆形,靠近细胞基底部。单层柱状上皮见于胃、肠、子宫等器官的腔面,具有吸收和分泌的功能。分布于肠道的单层柱状上皮还含有散在的杯状细胞,其胞核较小,染色深,位于细胞基底部,胞质充满黏原颗粒(图 3-4)。杯状细胞可分泌黏液,具有润滑和保护作用。

4.假复层纤毛柱状上皮 由柱状细胞、梭形细胞、锥形细胞及杯状细胞组成。柱状细胞数量最多，呈高柱状，游离面有纤毛。这几种细胞形态各异，高矮不一，细胞核的位置也不整齐，看似复层，但每个细胞都附着于基膜之上，故实为单层（图3-5）。假复层纤毛柱状上皮主要分布于气管、支气管的腔面，对呼吸道有自洁作用。

5.复层扁平上皮 又称复层鳞状上皮，细胞为多层，靠近游离面为数层扁平形细胞；中间为多层体积较大的多边形细胞；附着于基膜的一层细胞呈立方形或矮柱状，为基底细胞，这种细胞具有旺盛的分裂繁殖能力，新生的细胞不断向游离面推移，以补充衰老死亡和损伤脱落的细胞（图3-6）。复层扁平上皮分布于皮肤表皮、食道、阴道等器官腔面，具有很强的保护作用。

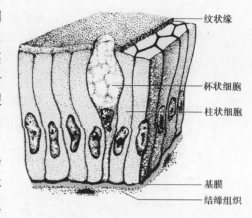

图 3-4　单层柱状上皮

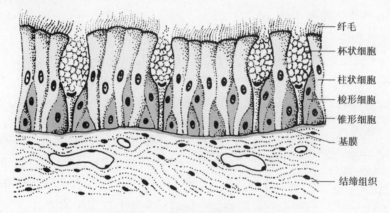

图 3-5　假复层纤毛柱状上皮

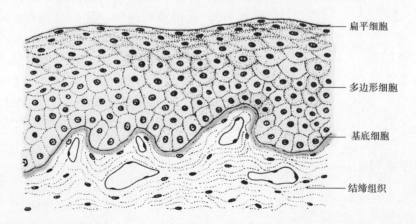

图 3-6　复层扁平上皮

6.变移上皮 分布于肾盏、肾盂和膀胱的腔面,细胞的层数和形状可随器官功能状态改变。膀胱空虚时,变移上皮较厚,细胞层数较多,表层细胞体积较大,略呈正方形;膀胱充盈时,变移上皮变薄,细胞层数减少,表层细胞呈扁平状(图3-7)。变移上皮具有保护功能。

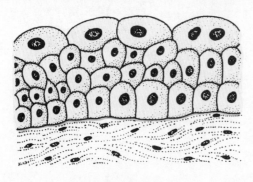

（a）膀胱空虚时　　　　　　　　　　　（b）膀胱充盈时

图 3-7　变移上皮

（二）上皮细胞表面的特化结构

上皮细胞在各表面形成若干特化结构(图3-8),以适应相应功能的需要。

1.游离面 上皮细胞游离面的特化结构主要有微绒毛和纤毛。

(1)微绒毛 在电镜下观察,微绒毛是由细胞膜和细胞质共同形成的细指状突起。在光镜下,密集排列的微绒毛可形成**纹状缘**(小肠)或**刷状缘**(肾小管)。大量的微绒毛显著地扩大了细胞表面积,能极大地增加细胞的吸收面积。

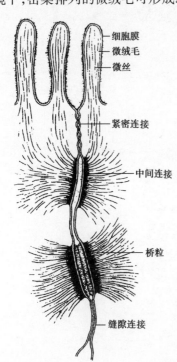

　　(2)纤毛 在电镜下观察,纤毛是由细胞膜和细胞质共同形成的较粗而长的指状突起。纤毛能进行单方向的节律性摆动,可将黏附在上皮游离面的物质定向推移。

　　2.侧面 用电镜观察上皮细胞的侧面,可见相邻细胞借助一些特化结构牢固地连接在一起,此即**细胞连接**,如紧密连接、中间连接、桥粒和缝隙连接。它们具有封闭细胞间隙、加强细胞间黏着、沟通细胞间物质与信息交流等作用。各种细胞连接也可存在于其他组织的细胞之间。

　　3.基底面 在上皮细胞的基底面与结缔组织之间,有一层均质性的薄膜,称为**基膜**。基膜有支持、连接和固定作用,它也是上皮与结缔组织之间进行物质交换的半透膜。

细胞膜
微绒毛
微丝

紧密连接

中间连接

桥粒

缝隙连接

图 3-8　单层柱状上皮的微绒毛
及细胞连接超微结构模式图

二、腺上皮和腺

　　专门执行分泌功能的上皮,称为**腺上皮**。腺上皮的细胞,称为**腺细胞**。腺细胞能摄取小分子物质,经过细胞内的合成作用,形成新的物质排出细胞外,这个过程称为分泌,排出的物质称为分泌物。

(一)腺的分类

以腺上皮为主要成分构成的器官,称为**腺**。按照腺排出分泌物的方式,人体内的腺可分为外分泌腺和内分泌腺两类。分泌物经过导管排出的腺,称为**外分泌腺**,如汗腺、唾液腺等。没有导管,分泌物释放到毛细血管或毛细淋巴管的腺,称为**内分泌腺**,如肾上腺、甲状腺等。内分泌腺的分泌物又称**激素**。

(二)外分泌腺的形态与结构

外分泌腺由分泌部和导管两部分组成。分泌部呈管状、泡状或管泡状,导管可有分支。因此,外分泌腺依其形状的不同,可分为单管状腺、单泡状腺、复管状腺、复泡状腺或复管泡状腺(图3-9)。

1.**分泌部** 是产生分泌物的结构,由一层呈锥形的腺细胞围成,中央有腔。泡状或管泡状的分泌部称为**腺泡**;中间的空腔称为**腺腔**。

分布于消化道和呼吸道的外分泌腺,其腺细胞有两种:一种分泌浆液,另一种分泌黏液。这两种腺细胞可分别组成浆液性腺泡或黏液性腺泡,也可共同组成混合性腺泡。分泌部完全由浆液性腺泡构成的腺,称为**浆液性腺**;完全由黏液性腺泡构成的腺,称为**黏液性腺**;由3种腺泡共同构成的腺,称为**混合性腺**(图3-10)。

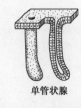
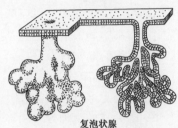
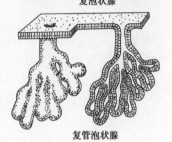

单管状腺

复泡状腺

复管泡状腺

图3-9 外分泌腺的形态分类

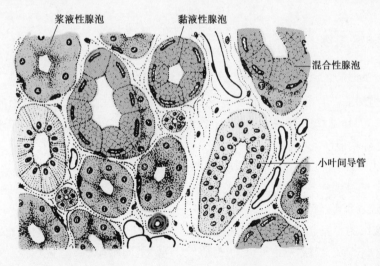

图3-10 混合性腺(下颌下腺)

2.**导管** 管壁主要由上皮组织组成,是输送分泌物的管道。导管的一端与腺腔相通,另一端开口于体表或相应器官的管腔。

第二节 结缔组织

结缔组织广泛存在于机体的内部,是结构和功能呈现多样化且分类较为复杂的一类组织。结缔组织由细胞和大量细胞外基质构成。

结缔组织的结构特点是:

①细胞少,细胞外基质多。

②细胞种类多,形态和功能各异,散在于细胞外基质中,无极性。

③细胞外基质由细丝状的纤维、均质状的基质和不断循环更新的组织液构成。它有胶体、液体、固体等多种形态。

结缔组织有连接、支持、营养、运输及保护等多种功能。

结缔组织的分类如图 3-11 所示。

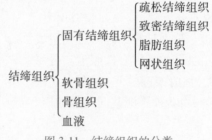

图 3-11　结缔组织的分类

一、固有结缔组织

(一)疏松结缔组织

疏松结缔组织广泛存在于体内各器官之间、器官内各组织之间和某些组织的细胞之间,并随血管而分布。因其结构疏松,呈蜂窝状,故称蜂窝组织。疏松结缔组织具有连接、填充、营养、防御及修复等功能。

疏松结缔组织由细胞、纤维和基质构成(图 3-12)。

1.细胞　疏松结缔组织的细胞种类较多,各种细胞的形态和功能有较大的差异,细胞的分布和数量也常随功能状态而变动。

(1)**成纤维细胞**　是疏松结缔组织中主要的细胞,细胞较大,呈扁平状,有许多突起。胞核较大,呈椭圆形,着色较淡,核仁明显。胞质较丰富,呈弱嗜碱性,着色浅淡。成纤维细胞具有合成纤维和基质的功能,在组织损伤后的修复过程中起重要作用。

(2)**巨噬细胞**　细胞形态多样,可随功能状态而改变,功能活跃者常呈不规则形。胞核较小,卵圆形,染色较深。胞质丰富,内有许多溶酶体、吞饮小泡和吞噬体。巨噬细胞具有趋化性,即当其受到周围细菌代谢产物或炎症变性蛋白等物质刺激时,能作变形运动,集聚到病变部位,吞噬异物、细菌和衰老死亡的自体细胞。巨噬细胞具有强大的吞噬功能,并能参与免疫应答,是体内广泛存在的重要的免疫细胞。

（3）**浆细胞** 细胞呈卵圆形或圆形。胞核小而圆,常偏居细胞的一侧,染色质排列呈车轮状。胞质丰富,呈嗜碱性,核旁有一淡染区。浆细胞能合成和分泌抗体,参与体液免疫。

（4）**肥大细胞** 细胞较大,呈圆形或卵圆形。胞核小而圆,染色深。胞质内充满粗大的嗜碱性颗粒,内含细胞合成的肝素、组胺,胞质内还可合成白三烯。肝素有抗凝血作用,组胺和白三烯与过敏反应有关。

（5）**脂肪细胞** 胞体较大,圆形或椭圆形。细胞内含有大脂肪滴,胞质与胞核被挤到细胞的边缘。在 HE 染色的切片标本上,脂肪滴被溶去,故细胞呈戒指状。脂肪细胞有合成和储存脂肪的功能。

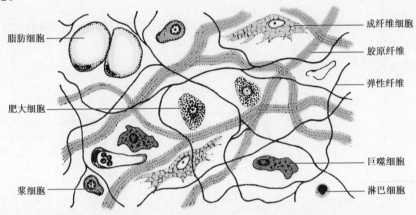

图 3-12　疏松结缔组织(铺片)模式图

2.纤维　疏松结缔组织有 3 种纤维,即胶原纤维、弹性纤维和网状纤维。

（1）**胶原纤维** 数量最多,由很细的胶原原纤维构成。新鲜状态下呈白色,有光泽,故称白纤维。在 HE 染色标本中呈浅红色,纤维粗大,呈波浪形,常有分支并交织成网。胶原纤维的韧性大、抗拉力强。

（2）**弹性纤维** 数量较少,但分布较广。新鲜时呈黄色,又称黄纤维。用醛品红可将其染成紫蓝色,纤维较细,断端呈卷曲状,可有分支,相互交织成网。弹性纤维富有弹性。

（3）**网状纤维** 含量很少。用镀银法可将其染成黑色,又称嗜银纤维。网状纤维很细,分支多且互连成网。这种纤维主要分布在基膜、网状组织等处,起支架作用。

3.**基质**　是由蛋白多糖等生物大分子构成的均质性胶状物,各种细胞和纤维都埋藏于其中。基质具有黏性,有限制细菌蔓延的作用。在基质中有很多微小的孔隙,里面流动着组织液。**组织液**是由毛细血管渗透到基质中的液体,是细胞和血液进行物质交换的媒介。某些因素可引起组织液的增多或减少,导致组织水肿或脱水的发生。

（二）**致密结缔组织**

致密结缔组织以粗大的排列紧密的纤维为主要成分,细胞(主要是成纤维细胞)和基质少(图 3-13)。因此,致密结缔组织有较强的支持、连接和保护功能。例如,大量密集的胶原纤维平行成束,构成肌腱和腱膜;粗大的胶原纤维纵横交织,形成真皮及各器官被膜内致密的板状结构;粗大的弹性纤维平行成束排列,构成黄韧带和项韧带等。

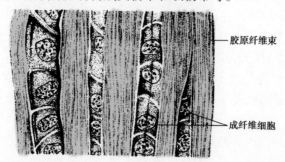

图 3-13　致密结缔组织(肌腱)

（三）脂肪组织

脂肪组织主要由大量的脂肪细胞聚集而成,可被少量疏松结缔组织分隔成若干脂肪小叶(图 3-14)。脂肪组织主要分布于皮下、网膜和肠系膜等处,具有储存脂肪、缓冲机械性压力、参与能量代谢及维持体温等作用。

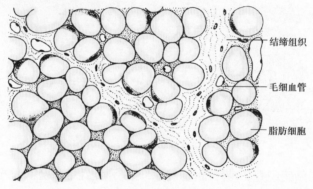

图 3-14　脂肪组织

（四）网状组织

网状组织由网状细胞和网状纤维构成。网状细胞呈星形,多突起,相邻的网状细胞以突起彼此接触,连接成网。网状纤维沿网状细胞分布,交织成网状支架(图 3-15)。在体内,网状组织不单独存在,而是构成造血组织和淋巴组织的基本组成成分,为血细胞的发生和淋巴细胞的发育提供了适宜的微环境。

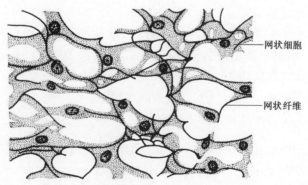

图 3-15　网状组织

二、软骨组织和软骨

软骨由软骨组织和覆盖在其表面的软骨膜构成。

(一)软骨组织的结构

软骨组织由软骨细胞和软骨基质构成。

1.软骨细胞　包埋于软骨基质之中,软骨细胞的形态和分布与其发育程度有关。位于软骨周边部为幼稚的软骨细胞,扁而小,常单个分布;越靠近软骨中央,细胞越趋于成熟,逐渐变大,并分裂成多个软骨细胞。成熟的软骨细胞呈圆形或椭圆形,胞核小而圆,胞质弱嗜碱性。

2.软骨基质　即软骨细胞分泌的细胞外基质,由纤维成分和基质构成。基质呈凝胶状,主要成分为蛋白多糖和水。

(二)软骨的分类

根据软骨基质内所含纤维种类和含量的不同,可将软骨分为透明软骨、弹性软骨和纤维软骨3种。

1.**透明软骨**　软骨基质内含有交织排列的胶原原纤维,因其与基质的折光率一致,在HE染色切片中不易辨认。透明软骨的基质内还含有大量水分,故新鲜时呈半透明状(图3-16)。这种软骨具有较强的抗压性,并有一定的弹性和韧性。其分布较广,见于肋软骨、气管、关节面等处。

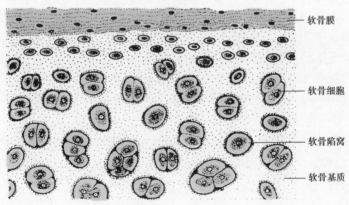

　　　　　　　　　　　　　　　　　　　　　软骨膜

　　　　　　　　　　　　　　　　　　　　　软骨细胞

　　　　　　　　　　　　　　　　　　　　　软骨陷窝

　　　　　　　　　　　　　　　　　　　　　软骨基质

图3-16　透明软骨

2.**纤维软骨**　软骨基质内含有大量胶原纤维束,呈平行或交错排列。软骨细胞较小而少,成行排列于胶原纤维束之间(图3-17)。纤维软骨具有强大的韧性,新鲜时呈不透明的乳白色,分布于椎间盘、关节盘、耻骨联合等处。

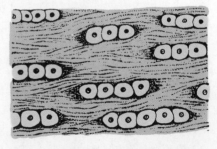

图3-17　纤维软骨

3.**弹性软骨**　因有较强的弹性而得名。软骨基质内含有大量交织成网的弹性纤维,新鲜时呈黄色(图3-18),分布于耳郭、会厌等处。

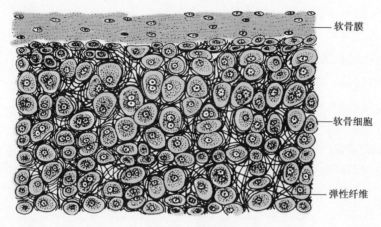

图 3-18　弹性软骨

三、骨组织

(一)骨组织的结构

骨组织由骨质和骨细胞构成。

1.**骨质**　即钙化的细胞外基质,包括有机成分和无机成分。有机成分由大量胶原纤维和少量基质组成。其中,胶原纤维占90%,基质呈凝胶状,主要成分是蛋白多糖及其复合物,有黏合纤维的作用。无机成分又称骨盐(以钙、磷元素为主),占干骨质量的65%。大量的骨盐沿胶原原纤维长轴分布并与之紧密结合,使骨组织成为人体最坚硬的组织之一。

骨质的结构呈板层状,称为**骨板**。骨板呈层层迭合,同一骨板内的纤维平行排列,相邻骨板间的纤维则互相垂直,这种类似多层胶合木板的结构形式有效地增加了骨的强度。在骨板内及骨板之间,骨质中有许多小腔,称为**骨陷窝**。由骨陷窝向周围伸出许多小管,称为**骨小管**,相邻的骨陷窝借骨小管相连通。

2.骨细胞　较小,呈扁椭圆形,有许多细长的突起。骨细胞的胞体位于骨陷窝内,突起则伸入骨小管内,与相邻的骨细胞的突起互相接触。

(二)长骨的结构

骨组织形成骨密质和骨松质两种形式,二者在微细结构上的主要差别在于骨板排列方式不同。下面以长骨为代表介绍骨密质和骨松质的结构。

1.**骨密质**　位于骨干,骨板排列有以下3种方式(图3-19):

(1)**环骨板**　环绕骨的内外表面。外环骨板较厚,排列整齐;内环骨板薄而不规则。

(2)**骨单位**　又称哈弗斯系统,位于内外环骨板之间,是长骨骨干的主要结构。骨单位呈长筒状,与骨的长轴平行,由10~20层同心圆排列的骨板和一条纵行的中央管组成。中央管是血管与神经的通道。

(3)**间骨板**　填充在骨单位之间,是一些排列不规则的骨板。

2.**骨松质**　位于骨内部,由大量针状、片状的骨小梁构成,呈疏松海绵状,空隙内含有红骨髓、神经和血管。骨小梁由不规则的骨板构成。

解剖学基础

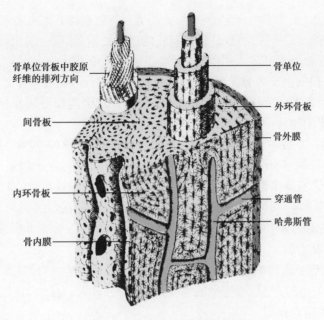

图 3-19 长骨骨干结构模式图

图中标注文字：
- 骨单位骨板中胶原纤维的排列方向
- 间骨板
- 内环骨板
- 骨内膜
- 骨单位
- 外环骨板
- 骨外膜
- 穿通管
- 哈弗斯管

四、血液

血液是流动于心血管系统内的液态的结缔组织,具有物质运输、功能调节、防御及缓冲等功能。

血液由血细胞和血浆组成。**血浆**相当于细胞外基质,占血液容积的55%。其中,主要成分是水,占90%,其余为血浆蛋白(白蛋白、球蛋白、纤维蛋白原等)、脂蛋白、酶、激素、维生素、无机盐及各种代谢产物。血液在体外凝固后析出的淡黄色清亮液体,称为**血清**。血细胞占血液容积的45%,血细胞形态、数量、分类百分比和血红蛋白含量的检测结果,称为**血象**。检查血象对诊断疾病有重要作用。

(一)血细胞

血细胞(彩图1)包括红细胞、白细胞和血小板。其分类如图3-20所示。

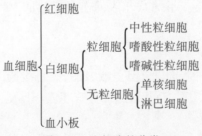

图 3-20　血细胞的分类

血细胞
- 红细胞
- 白细胞
  - 粒细胞
    - 中性粒细胞
    - 嗜酸性粒细胞
    - 嗜碱性粒细胞
  - 无粒细胞
    - 单核细胞
    - 淋巴细胞
- 血小板

1.红细胞　红细胞是数量最多的血细胞,具有运输 O_2 和 CO_2 的功能。成熟的红细胞呈双凹圆盘状,无细胞核和细胞器,胞质内充满血红蛋白,使红细胞呈红色。正常成年男性的红细胞数量为 $(4.0\sim5.5)\times10^{12}$ 个/L,成年女性为 $(3.5\sim5.0)\times10^{12}$ 个/L。正常成年男性血红蛋白含量为 $120\sim150$ g/L,成年女性为 $110\sim140$ g/L。外周血中单位容积内红细胞数量或血红蛋白含量低于正常值下限,称为贫血。红细胞有一定的弹性,故可通过比它直径更小的毛细血管。

2.**白细胞** 生活状态下的白细胞是无色有核的球形细胞,体积一般比红细胞大,能以变形运动的方式穿过毛细血管管壁进入周围组织,发挥防御及免疫功能。正常人白细胞的数量为$(4\sim10)\times10^9$个/L。根据胞质内有无特殊颗粒,可把白细胞分为粒细胞和无粒细胞两类。前者根据其特殊颗粒的染色性,又可分为中性粒细胞、嗜酸性粒细胞和嗜碱性粒细胞3种;后者可分为单核细胞和淋巴细胞两种。

(1)**中性粒细胞** 是数量最多的白细胞,占白细胞总数的50%~70%。胞核呈弯曲杆状或分叶状,叶间以细丝状的缩窄部相连。分叶核一般分为2~5叶,分叶越多,表明细胞越衰老。胞质染为淡红色,内含有许多细小颗粒。其中,浅红色的为特殊颗粒,数量多,有杀菌作用;浅紫色的为嗜天青颗粒,即溶酶体,其数量少,能消化中性粒细胞吞噬的细菌和异物。中性粒细胞具有很强的趋化性和吞噬功能,是体内重要的免疫细胞。在吞噬了大量细菌后,中性粒细胞自身也要死亡,成为脓细胞。

(2)**嗜酸性粒细胞** 占白细胞总数的0.5%~3%。胞核多为2叶,胞质内充满粗大、均匀的鲜红色嗜酸性颗粒。嗜酸性粒细胞也能做变形运动,并具有趋化性,它能抑制过敏反应,并且对寄生虫有很强的杀灭作用。

(3)**嗜碱性粒细胞** 数量最少,占白细胞总数的0~1%。胞核分叶,或呈"S"形或不规则形,着色较浅。胞质内含有大小不等、分布不均、染成蓝紫色的嗜碱性颗粒。嗜碱性粒细胞与肥大细胞来源和功能相同,也能合成和分泌肝素、组胺、白三烯等,与过敏反应有关。

(4)**单核细胞** 占白细胞总数的3%~8%,呈圆形或椭圆形,是体积最大的血细胞。胞核呈肾形、马蹄铁形或不规则形,着色较浅。胞质丰富,染成灰蓝色,含有许多细小的淡紫色嗜天青颗粒。单核细胞具有较强的趋化性和活跃的变形运动能力,在进入结缔组织后,分化为巨噬细胞。

(5)**淋巴细胞** 占白细胞总数的25%~30%。血液中的淋巴细胞多为小淋巴细胞,细胞呈圆形或椭圆形,胞核大而圆,一侧常有浅凹,染成深蓝色。胞质很少,染成天蓝色。在光镜下,形态看似基本相同的淋巴细胞还可从功能上分为T细胞和B细胞等数种,T细胞参与细胞免疫,B细胞参与体液免疫。

3.**血小板** 血小板体积较小,呈双凸圆盘状,受到刺激时呈不规则形。在血涂片上,血小板常聚集成群。血小板是从骨髓巨核细胞脱落下来的胞质小块,无核,其中央部有紫蓝色的血小板颗粒,周边部呈均质浅蓝色。正常成年人的血小板数量为$(100\sim300)\times10^9$个/L。血小板参与止血和凝血过程。

(二)**血细胞的发生**

各种血细胞都有一定的寿命,红细胞平均为120天,白细胞为数天、数月或数年,血小板为7~14天。在血细胞不断衰老死亡的同时,造血器官也在不断地生成补充新的血细胞,使机体中血细胞的数量保持着动态平衡。

血细胞发源于造血干细胞。造血干细胞起源于人胚第三周初的卵黄囊血岛,卵黄囊血岛是最早的造血器官,随后肝、脾、骨髓也相继造血。出生后,造血干细胞主要存在于红骨髓,其次是脾和淋巴结。造血干细胞分化为几种不同的造血祖细胞,后者按一定的演变规律发育为各种成熟的血细胞。

各种血细胞的分化发育过程大致可分为3个阶段:原始阶段、幼稚阶段(又分早、中、晚3

期)和成熟阶段。

血细胞分化发育中形态演变的一般规律是：

①胞体由大变小(但巨核细胞由小变大)。

②胞核由大变小(红细胞的核最后消失,粒细胞的核变为分叶状,但巨核细胞的核由小变大),核染色由浅变深,核仁最后消失。

③胞质由少变多,胞质的嗜碱性由强变弱,最后变为嗜酸性(但无粒细胞仍具嗜碱性)。

④胞质内的特殊结构从无到有,由少到多。如红细胞出现血红蛋白,粒细胞出现特殊颗粒。

⑤细胞的增殖分裂能力也由大变小,最后消失(但淋巴细胞仍保持分裂能力)。

第三节　肌组织

肌组织主要由肌细胞构成。肌细胞细而长,呈纤维状,故称**肌纤维**。肌纤维的细胞膜称为**肌膜**;细胞质称为**肌浆**。肌浆内含大量纤细的丝状结构,称为**肌原纤维**。肌原纤维是肌纤维舒缩功能的物质基础。肌细胞之间有少量疏松结缔组织、血管、淋巴管及神经。

根据肌纤维的结构和功能特点,肌组织可分为骨骼肌、心肌和平滑肌3种。

一、骨骼肌

骨骼肌借肌腱附着于骨,其收缩活动迅速、有力而不持久,是随意肌。

(一)骨骼肌纤维的光镜结构

骨骼肌纤维呈细长圆柱状。胞核呈扁椭圆形,数量很多,紧贴于肌膜。肌浆中含有大量沿细胞长轴平行排列的肌原纤维,光镜下观察其纵断面,可见每条肌原纤维均有色浅的明带和色深的暗带,两者交错排列。由于各条肌原纤维的明带和暗带都整齐地分布在同一平面上,因此,肌纤维就呈现出明暗相间的**横纹**(图3-21)。

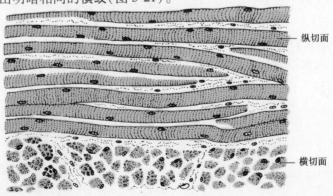

纵切面

横切面

图3-21　骨骼肌

在暗带中部有一色浅的窄带,称为 H 带。H 带中央有一色深的 M 线。在明带中央也有一色深的细线,称为 Z 线。相邻两条 Z 线之间的一段肌原纤维,称为**肌节**。每个肌节由半个明带、一个暗带,再加半个明带组成(图 3-22)。肌节是骨骼肌纤维结构和功能的基本单位。

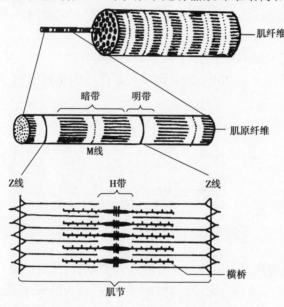

图 3-22　骨骼肌纤维逐级放大模式图

(二)骨骼肌纤维的超微结构

1.**肌原纤维**　在电镜下,每条肌原纤维由许多有规律地平行排列的肌丝组成。肌丝有两种:**粗肌丝**位于肌节中部的暗带内,其中点固定于 M 线,两端游离,表面有许多小突起,称为横桥;**细肌丝**的一端固定于 Z 线上,另一端伸入粗肌丝之间,游离于 H 带外侧(图 3-22)。在横断面上可见每根粗肌丝的周围排列着 6 根细肌丝,每根细肌丝的周围排列着 3 根粗肌丝。当肌肉兴奋时,粗肌丝的横桥与细肌丝接触并拉着细肌丝向 M 线滑动,明带与 H 带变窄,致使肌节变短,肌纤维和肌肉收缩。

2.**横小管**　是由肌膜向肌浆内凹陷形成的管状结构,分布在明、暗带交界处(图 3-23)。同一平面上的横小管分支吻合,环绕于每条肌原纤维的周围,可将肌膜的兴奋迅速传到肌纤维的内部。

3.**肌浆网**　是肌纤维中特化的滑面内质网,位于相邻两个横小管之间,相互分支吻合连通成网,包裹每条肌原纤维。肌浆网两端膨大,称为终池;其余部分呈纵行排列,称为纵小管。横小管与其两侧的终池,合称三联体(图 3-23)。肌浆网接受兴奋后能释放 Ca^{2+},使横桥与细肌丝发生接触。

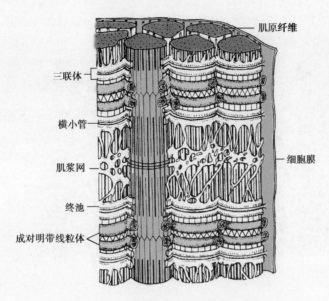

图 3-23　骨骼肌纤维超微结构模式图

二、心肌

心肌分布于心脏和大血管的近心段,其收缩有自主节律性,不易疲劳,是不随意肌。

(一)心肌纤维的光镜结构

心肌纤维呈不规则的短圆柱状,有分支并互相吻合成网。在相邻心肌纤维连接处,呈现染色较深的带状结构,称为**闰盘**。胞核 1~2 个,呈卵圆形,位于细胞的中央(图 3-24)。心肌纤维也有横纹,但不如骨骼肌明显。在心肌纤维之间有疏松结缔组织,富含毛细血管。

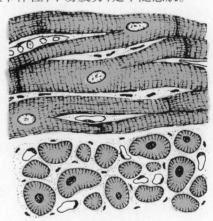

(二)心肌纤维的超微结构

心肌纤维的超微结构与骨骼肌纤维相似。其主要不同点是:

①肌原纤维粗细不一、界限不清,故不如骨骼肌明显。

图 3-24　心肌纤维纵横切面

②横小管较粗,位于 Z 线水平。

③肌浆网不发达,终池不明显,多与一侧横小管形成二联体。

④闰盘处肌膜有中间连接、桥粒和缝隙连接,使相互连接的心肌纤维形成一个形态和功能整体,可进行同步收缩和舒张。

三、平滑肌

平滑肌广泛分布于中空性内脏器官和血管的管壁内,其收缩缓慢而持久,是不随意肌。

平滑肌纤维呈长梭形,有一个椭圆形的细胞核,位于细胞中央(图 3-25)。肌纤维多呈层层排列,在同一层内,肌纤维平行排列,互相嵌合,相邻肌层中肌纤维则按不同方向排列。肌层之间和肌纤维之间有少量结缔组织分布。

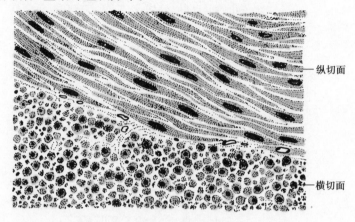

图 3-25　平滑肌

第四节　神经组织

神经组织是神经系统中最主要的组织成分,由神经细胞和神经胶质细胞构成。神经细胞具有接受刺激和传导神经冲动的功能,是神经系统形态和功能的基本单位,故称**神经元**。在神经元周围,存在着大量的**神经胶质细胞**,它们对神经元有支持、营养、绝缘及保护的作用。

一、神经元

(一)神经元的形态结构

神经元的形态多种多样,但都由胞体和细长的突起构成(图3-26)。突起因形态和功能的不同,又可分为树突和轴突两类。

1.胞体　是神经元功能活动的中心,其形态不一,有圆形、梭形、星形、锥体形等。在胞体中央,有一个大而圆的胞核,其染色浅淡,核仁大而明显。在光镜下,可见胞质内有两种特殊结构:

(1)**尼氏体**　呈粗大的斑块状或细颗粒状,具强嗜碱性,分布均匀。在电镜下,可见尼氏体由发达的粗面内质网和游离核糖体构成。尼氏体是神经元合成蛋白质和神经递质的主要场所。

(2)**神经原纤维**　用光镜观察镀银染色切片标本,神经原纤维呈棕黑色细丝状,在胞体内交织成网并伸入突起内,构成神经元的支架。神经原纤维对神经元起支持作用,并参与蛋白质和神经递质的运输活动。

2.树突　常为多个,呈树状反复分支,内含尼氏体。树突分支上有许多棘状的短小突起,称为树状棘。树突有接受刺激并将冲动传到胞体的功能,大量分支和树状棘的存在,极大地增加了神经元接受刺激的表面积。

3.轴突 每个神经元只有一个轴突,其长短因神经元种类不同而有较大差异。轴突一般比树突细,表面光滑,粗细均匀,可有少数侧支,终末分支则较多,其内部无尼氏体。轴突的功能是将神经冲动由胞体传出。

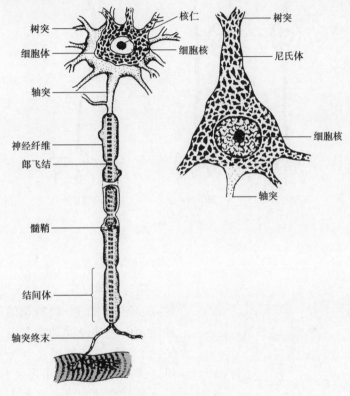

图 3-26 神经元模式图

(二) 神经元的分类

根据突起的数量,可将神经元分为以下 3 类(图 3-27):

①**多极神经元**有一个轴突和多个树突。

②**双极神经元**有一个树突和一个轴突。

③**假单极神经元**从胞体发出一个突起,但在离胞体不远处即分为两支:一支伸入脑或脊髓,称为中枢突;另一支分布到其他组织和器官,称为周围突。

根据神经元的功能,也可分为以下 3 类:

①**感觉神经元**又称传入神经元,能接受体内、外的刺激并将其转化成神经冲动传向脑或脊髓。

②**运动神经元**又称传出神经元,能将脑和脊髓产生的神经冲动传至肌肉或腺体。

③**中间神经元**又称联络神经元,位于感觉神经元和运动神经元之间,起联络作用。

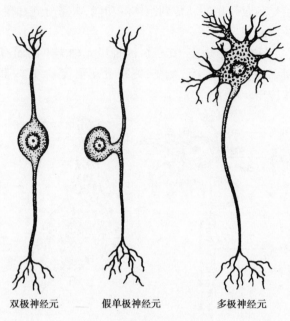

双极神经元　　　　假单极神经元　　　　多极神经元

图 3-27　各类神经元

二、突触

突触是神经元与神经元之间，或神经元与效应细胞之间的一种特化的细胞连接。它是神经元传递神经冲动的关键结构。最常见的是一个神经元的轴突终末与另一个神经元的树突、树突棘或胞体相连接，形成突触。突触可分为电突触和化学突触两类。人体内的突触多为化学突触。**化学突触**是以神经递质作为媒介来完成神经冲动的定向传递的。

电镜下观察，突触由突触前成分、突触间隙和突触后成分 3 部分构成（图 3-28）。**突触前成分**的胞质内有许多**突触小泡**，突触小泡中含有神经递质。突触前成分与**突触后成分**彼此相对处的细胞膜较厚，分别称为**突触前膜**和

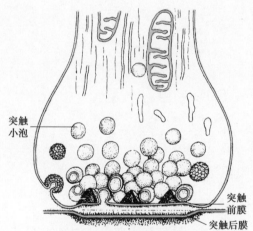

突触小泡

突触前膜
突触后膜

图 3-28　突触模式图

突触后膜；两者之间有极狭窄的间隙，称为**突触间隙**。在突触后膜表面有多种受体，一种受体只能接受一种神经递质。当神经冲动沿细胞膜传到轴突终末时，突触小泡移至突触前膜，将神经递质释放到突触间隙。神经递质与突触后膜上的相应受体结合，使突触后膜产生膜电位变化，引起突触后神经元或效应细胞的兴奋或抑制。

三、神经胶质细胞

神经胶质细胞数量巨大,约为神经元的 10 倍,广泛分布于神经元之间,对神经元起支持、保护等作用。神经胶质细胞的种类很多(图 3-29),形态与功能各不相同,可分为中枢神经系统的神经胶质细胞和周围神经系统的神经胶质细胞两类。

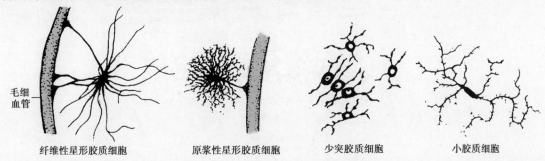

毛细血管

纤维性星形胶质细胞　　　原浆性星形胶质细胞　　　少突胶质细胞　　　小胶质细胞

图 3-29　中枢神经系统的神经胶质细胞

中枢神经系统中的神经胶质细胞是一类多突起(这些突起都没有传导神经冲动的作用)的细胞,主要有星形胶质细胞、少突胶质细胞、小胶质细胞等。

周围神经系统中的神经胶质细胞没有突起,其中的施万细胞参与周围神经系统中神经纤维的构成。

四、神经纤维

神经纤维由神经元的长突起(轴突或长树突)及其周围包裹的神经胶质细胞组成。它具有传导神经冲动的功能。神经纤维可分为有髓神经纤维和无髓神经纤维两类。有髓神经纤维传导神经冲动的速度较快,无髓神经纤维传导神经冲动的速度较慢。

(一)有髓神经纤维

有髓神经纤维的中央为神经元的长突起,其外包裹着较厚的**髓鞘**。髓鞘由少突胶质细胞或施万细胞的胞膜反复包卷长突起而形成。在周围神经纤维,可见**施万细胞**的核呈长椭圆形,胞质较少,呈鞘状包裹着髓鞘。有髓神经纤维形如藕状,髓鞘的间断处,称为**郎飞结**。两个郎飞结之间的一段神经纤维,称为**结间体**。在周围神经纤维,一个结间体的外围部分即为一个施万细胞(图 3-30)。

(二)无髓神经纤维

无髓神经纤维较细,轴突周围没有髓鞘。在周围神经系统中的无髓神经纤维,一个施万细胞可不完整地包裹多条轴突。中枢神经系统中的无髓神经纤维,其轴突裸露,外围没有神经胶质细胞包裹。

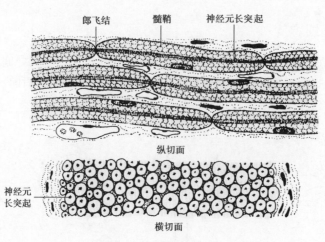

图 3-30　有髓神经纤维

纵切面

横切面

神经元长突起　髓鞘　郎飞结

五、神经末梢

周围神经纤维的终末部分遍布全身,它们终止于其他组织或器官内所形成的特殊结构,称为**神经末梢**。

(一)感觉神经末梢

感觉神经末梢是感觉神经元周围突的终末部分。它们通常与其他组织共同组成感受器。感受器能接受机体内外的各种刺激,并将其转化为神经冲动,传向中枢,从而产生感觉。

1.游离神经末梢　由较细的神经纤维的终末反复分支形成(图3-31),能感受冷热、轻触和疼痛觉。游离神经末梢分布于表皮、角膜和毛囊的上皮细胞间或各种结缔组织内,如真皮、韧带、牙龈等处。

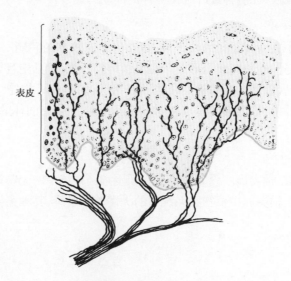

表皮

图 3-31　游离神经末梢

2.触觉小体　是分布于皮肤真皮乳头内的卵圆形小体。小体内有许多扁平细胞,无髓神经纤维终末反复分支并缠绕其间,外包结缔组织被囊(图 3-32)。触觉小体在手指掌侧等处最丰富,能感受触觉。

3.环层小体 为较大的球形或卵圆形小体,小体中央有一条均质状的圆柱体,内含有髓神经纤维的终末,周围有多层呈同心圆排列的扁平细胞(图 3-33)。环层小体广泛分布于皮下组织、肠系膜、韧带及关节囊等处,能感受压觉和振动觉。

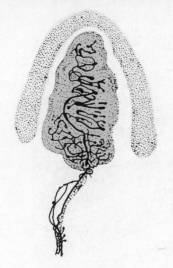
图 3-32 触觉小体

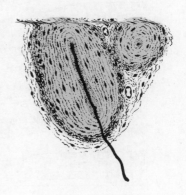
图 3-33 环层小体

4.肌梭 是分布在骨骼肌内的梭形小体。小体外层为结缔组织被囊,内有若干条较细的骨骼肌纤维,有髓神经纤维的终末分为多支包绕其上(图 3-34),肌梭能感受肌的张力变化。

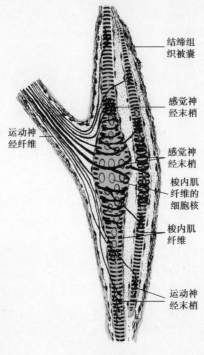

结缔组织被囊

感觉神经末梢

运动神经纤维

感觉神经末梢

梭内肌纤维的细胞核

梭内肌纤维

运动神经末梢

图 3-34 肌梭

（二）运动神经末梢

运动神经末梢是运动神经元轴突的末端终止于肌组织或腺体所形成的结构，可支配肌纤维的收缩和腺体的分泌，故称**效应器**。

分布于骨骼肌的运动神经末梢，称为**运动终板**。其电镜下结构与突触相同。在光镜下，可见轴突的末端反复分支，每一个分支与一条骨骼肌纤维相连，在其连接处形成呈椭圆形板状隆起的运动终板(图 3-35)。

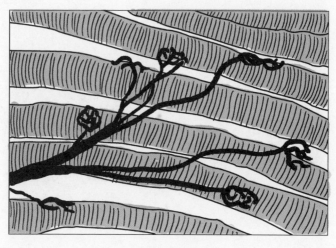

图 3-35　运动终板

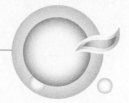

思考与探究

1.比较上皮组织与结缔组织在结构特点上的异同。

2.列表比较 3 种肌组织的分布、收缩特点及其肌纤维光镜下的形态结构。

3.你的手一碰到烫的东西就会很快地缩回来，试用本单元所学的知识解释这一现象。

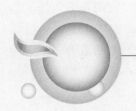

第四章

运动系统

运动系统由骨、骨连结和骨骼肌3部分组成。它构成人体的基本轮廓，对人体起支持、保护和运动的作用。全身的骨借骨连结相连，两者共同构成骨骼（图4-1）。骨骼肌附着于骨骼表面，有条不紊地收缩舒张，牵引骨骼产生运动。在运动中，骨起杠杆作用，骨连结起枢纽作用，骨骼肌提供动力。

在人体表面，常有骨或肌的某些部分形成隆起或凹陷，可看到或摸到，称为体表标志。临床上，常利用这些标志作为确定深部器官的位置、判定血管和神经走向以及针灸取穴和穿刺定位的依据。

第一节　骨和骨连结

一、概述

（一）骨

成人共有206块骨。骨主要由骨组织构成，坚硬而有弹性。每块骨都有一定的形态结构和功能，有自身的血液供应和神经支配，故每块骨都是一个器官。骨同时也是具有生命的器官。

1.骨的分类　骨按其所在部位，可分为**躯干骨**、**颅骨**和**四肢骨**（图4-1）；按其形态不同，可分为长骨、短骨、扁骨及不规则骨。**长骨**呈管状，中部稍细称为**骨干**；内有空腔称为**髓腔**。长骨两端膨大,称为**骺**。上面有关节面,关节面上覆盖光滑的关节软骨。未成年人的骨干和骨骺之间有骺软骨。长骨多分布于四肢,如肱骨和股骨等。**短骨**呈立方形,多成群存在于腕部和踝部,如腕骨和跗骨。**扁骨**呈板状,互相连结起来围成颅腔、胸腔和盆腔的壁,如颅盖骨、胸骨等。**不规则骨**外形不规则,如椎骨等。

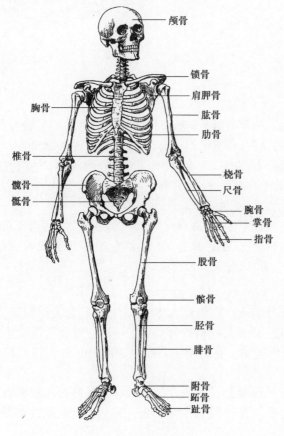

图4-1　全身骨骼

图4-2　长骨的构造

2.骨的构造　骨由骨膜、骨质和骨髓3部分构成(图4-2)。

（1）**骨膜**　是由致密结缔组织构成的薄膜,覆盖于除关节面以外的骨表面。骨膜内含丰富的血管、神经、成骨细胞及破骨细胞,对骨的营养、生长和修复有重要作用。

（2）**骨质**　由骨组织构成。它分为骨密质和骨松质两种(图4-3)。骨密质位于骨的表层和骨干,由紧密排列成层的骨板构成,致密坚实,能够承受比较大的压力和张力。骨松质位于骨的内部,由大量片状或针状相互交织排列的骨小梁构成,呈海绵状。

（3）**骨髓**　骨髓是质地柔软、富含血管的组织,充填于髓腔和骨松质的间隙内。骨髓分红骨髓和黄骨髓两种。**红骨髓**有造血功能。其内含不同发育阶段的红细胞和白细胞等。胎儿和婴幼儿时期的骨髓都是红骨髓。5岁以后,骨髓腔内的红骨髓逐渐被脂肪组织替代,称为**黄骨髓**。黄骨髓不具备造血功能,但它保持造血潜力,当大量失血或贫血时,黄骨髓可转化为红骨髓而恢复造血功能。人体髂骨、胸骨和椎骨等处的红骨髓终生存在。因此,临床上常在这些部位做骨髓穿刺。

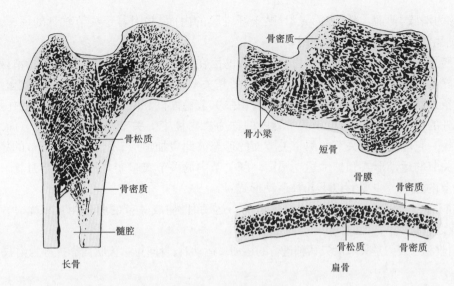

图4-3　骨的内部结构

3.骨的化学成分和物理特性　成年人骨含有约30%的有机质和70%的无机质,有机质主要是胶原纤维,使骨具有韧性和弹性;无机质主要是骨盐,使骨具有硬度。

在人的一生中,骨的有机质和无机质的比例随年龄增长而不断变化。幼年时,骨的有机质含量相对较多。因此,骨的韧性大而硬度较小,不易发生骨折,但在外力和不良姿势的影响下容易变形。老年人的骨则相反,有机质含量减少,无机质相对增多。因此,骨的脆性较大,在外力作用下容易发生骨折。

（二）骨连结

根据骨连结的连结方式不同,可分为直接连结和间接连结两种。

1.直接连结　是骨与骨之间借纤维结缔组织、软骨或骨组织直接连结而成(图4-4)。这类骨连结使骨与骨之间结合紧密而无间隙,活动性小或不能活动。如颅骨之间的缝、椎骨之间的连结等。

2.间接连结　又称关节,是骨连结的主要形式。这类骨连结在构成连结的各骨面之间有间隙,一般具有较大的活动性。人体大多数骨连结都是以关节的形式存在的。

1)关节的基本结构　包括关节面、关节囊和关节腔(图4-4)。

关节面是构成关节的各骨之间的接触面。关节面上覆盖一层光滑的关节软骨,有减少摩擦、缓冲外力的作用。

关节囊是附着于关节周围的结缔组织囊。关节囊分内外两层:外层称为**纤维膜**,厚而坚

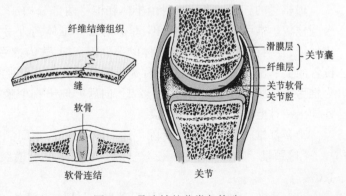

图4-4　骨连结的分类与构造

韧;内层称为**滑膜**,薄而柔软,表面光滑,贴于纤维膜的内面,并附着于关节软骨的周缘。滑膜分泌少量滑液,具有营养和润滑作用。

关节腔是关节囊滑膜和关节软骨共同围成的潜在性腔隙。腔内为负压,有少量滑液。

关节除上述基本结构外,有些关节还有韧带和关节盘等辅助结构。**韧带**是由致密结缔组织构成的条索状结构,连于相邻两骨之间,有增强关节稳固性和限制关节运动幅度的作用。位于关节囊外的称为囊外韧带;位于关节囊内的称为囊内韧带。**关节盘**是位于两关节面之间的纤维软骨板。它能使构成关节的两个关节面的形态彼此更加适应,不仅增加了关节的稳固性,还可增加关节的运动形式和扩大运动幅度。膝关节内的关节盘呈半月形,称为半月板。

2)关节的运动 主要有以下几种运动形式:

(1)**屈和伸** 是关节沿冠状轴进行的运动。运动时,构成关节的两骨相互靠拢、角度变小称为屈;反之,称为伸。

(2)**内收和外展** 是关节沿矢状轴进行的运动。运动时,骨向正中矢状面靠拢称为内收;反之,称为外展。

(3)**旋转** 是关节沿垂直轴进行的运动。运动时,骨的前面转向内侧称为旋内;反之,称为旋外。在前臂,将手掌转向后、手背转向前的运动,称为旋前;反之,将手掌转向前、手背转向后的运动,称为旋后。

(4)**环转** 运动时,骨的近侧端在原位转动,远侧端作圆周运动。

二、躯干骨及其连结

躯干骨包括椎骨、胸骨和肋。躯干骨和躯干骨的连结一起,构成了脊柱和胸廓。

(一)**脊柱**

脊柱由24块椎骨、1块骶骨、1块尾骨及其骨连结构成。它具有支持体重、保护脊髓和内脏、参与运动的功能。

1.**椎骨** 幼年时有33块椎骨,分为颈椎7块,胸椎12块,腰椎5块,骶椎5块,尾椎4块。成年后,5块骶椎融合成1块骶骨,4块尾椎融合成1块尾骨。

1)椎骨的一般形态 椎骨由椎体和椎弓两部分构成(图4-5)。**椎体**位于椎骨的前部,呈短圆柱状。**椎弓**位于椎骨的后部,呈半环形。椎体与椎弓共同围成**椎孔**。所有椎骨的椎孔连成**椎管**,容纳脊髓。椎弓连结椎体的部分较窄细,称为**椎弓根**。其上下缘各有一切迹。相邻两椎骨的上下切迹共同围成的孔,称为**椎间孔**。孔内有脊神经和血管通过。椎弓的后部变宽,称为**椎弓板**。从椎弓板上发出7个突起,向后方伸出一个**棘突**,向两侧伸出一对**横突**,向上下方各伸出一对**上关节突**和**下关节突**。

2)各部椎骨的特点 椎骨除上述一般形态外,不同部位的椎骨还有各自的特点。

(1)**颈椎** 椎体较小,椎孔呈三角形,横突根部有**横突孔**,第2—6颈椎棘突末端分叉(图4-6)。

第1颈椎又称**寰椎**(图4-7),呈环形,无椎体和棘突,由前弓、后弓和一对侧块构成。

第2颈椎又称**枢椎**(图4-8),椎体有一个突向上方的齿突。

第7颈椎又称**隆椎**,它的棘突较长,低头时易在体表看到或摸到,是计数椎骨序数和针灸取穴的标志(图4-9)。

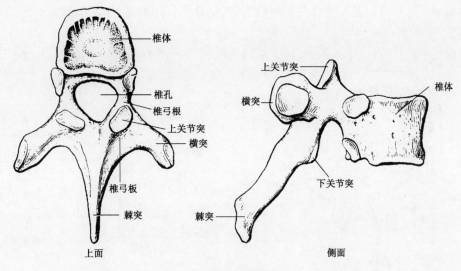

上面   侧面

图 4-5 胸椎

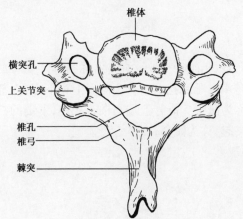

图 4-6 颈椎(上面)

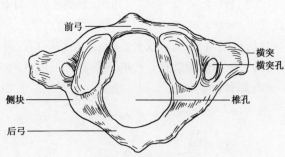

图 4-7 寰椎(上面)

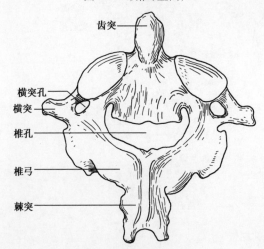

图 4-8 枢椎(上面)

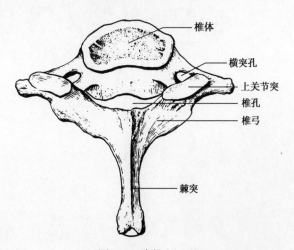

图 4-9 隆椎(上面)

（2）**胸椎**（图4-5）　棘突细长并斜向后下方,呈叠瓦状排列;椎体两侧和横突末端的前面有关节面。

（3）**腰椎**（图4-10）　椎体最大,棘突宽短呈板状,水平伸向后方。

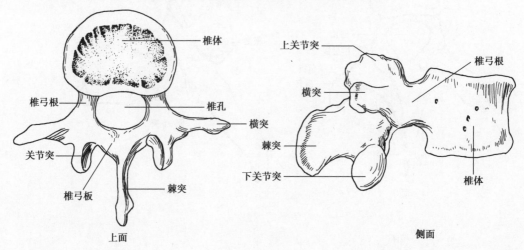

图4-10　腰椎

（4）**骶骨**（图4-11）　呈三角形,底朝上,尖朝下,底的前缘中部向前突出称为**岬**。骶骨的前面光滑而微凹,有4对**骶前孔**;后面粗糙而隆凸,有4对**骶后孔**。骶骨两侧面上宽下窄,上部有一耳状粗糙面,称为**耳状面**。骶骨内的纵行管道称为**骶管**。骶管上端与椎管相连,下端的三角形开口,称为**骶管裂孔**。孔的两侧各有一向下的突起,称为**骶角**,在体表可摸到。

（5）**尾骨**（图4-11）　由4块退化的尾椎融合而成。它上接骶骨,末端游离。

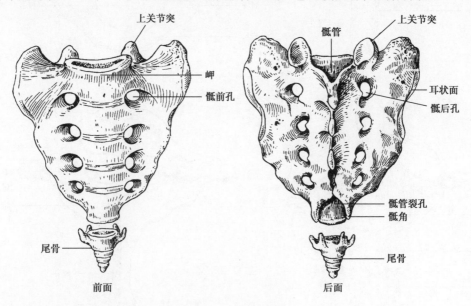

图4-11　骶骨和尾骨

2.椎骨的连结　椎骨之间借椎间盘、韧带和关节相连。

（1）椎间盘　是位于相邻两个椎体间的纤维软骨盘。它由髓核和纤维环构成（图4-12）。**髓核**位于中央，是柔软而富有弹性的胶状物质。**纤维环**由多层纤维软骨环组成，围绕髓核呈同心圆排列，坚韧而有弹性。椎间盘能牢固连结相邻两块椎骨的椎体，同时可缓冲压力和震动，还有利于脊柱的运动。

脊柱运动时，椎间盘通过变形以增加运动幅度。椎间盘在脊柱腰部最厚，颈部次之，胸部中段最薄，故脊柱腰段运动幅度最大。纤维环的后外侧部较薄弱，当猝然弯腰或过度劳损时，可引起纤维环破裂，髓核突向椎间孔或椎管，压迫脊神经或脊髓，临床上称为椎间盘脱出症。

（2）**韧带**　连结椎骨的韧带有长、短两种（图4-13）。

长韧带比脊柱稍短，有3条。**前纵韧带**位于椎体和椎间盘的前面，可防止脊柱过度后伸。**后纵韧带**位于椎体和椎间盘的后面，可限制脊柱过度前屈。**棘上韧带**连于各棘突的尖端，与后纵韧带作用相同。棘上韧带在第7颈椎以上扩展成膜状的项韧带。

短韧带连结于相邻的两块椎骨之间。**黄韧带**位于相邻椎骨的椎弓板之间。它由弹性纤维构成，坚韧而富有弹性，与椎弓板共同围成椎管的后壁。**棘间韧带**位于相邻椎骨的棘突之间。

（3）**关节**　连结椎骨的关节有关节突关节、寰枕关节和寰枢关节（图4-13）。**关节突关节**由相邻两椎骨的上下关节突构成，运动幅度较小。**寰枢关节**由寰椎和枢椎组成，它以齿突为轴作旋转运动。**寰枕关节**由寰椎和枕骨构成。它可使头作前俯、后仰和侧屈运动。

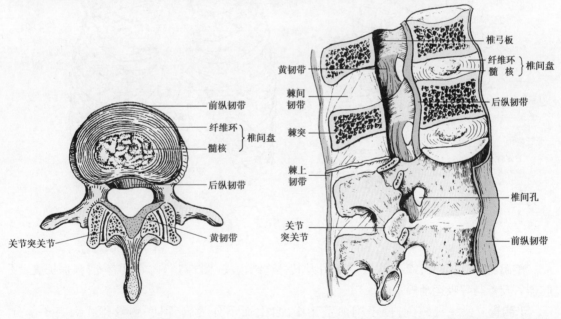

图 4-12　椎间盘　　　　　　　　图 4-13　椎骨间的连结

3.**脊柱的整体观和运动**　从前面观察脊柱（图4-14），可见椎体自上而下逐渐增大，至骶骨以下又渐次缩小。从后面观察脊柱可见，棘突在背部正中排列成一条纵嵴，颈椎棘突短而分叉，近似水平走行；胸椎棘突较长，斜向后下方，呈叠瓦状排列；腰椎棘突呈板状，水平伸向后方，棘突间距较大。从侧面观察脊柱（图4-14），有4个生理性弯曲，**颈曲和腰曲**凸向前，**胸曲和骶曲**凸向后。这些弯曲使脊柱更具有弹性，可减轻行走和跳跃时产生的对脑和内脏的冲击和振荡,并有利于维持人体重心的平衡。

脊柱在相邻两椎骨间的运动幅度较小,但整个脊柱的运动幅度则较大。脊柱可作前屈、后伸、侧屈和旋转运动。运动幅度最大的部位在下腰部和下颈部,故损伤也常发生于这两个部位。

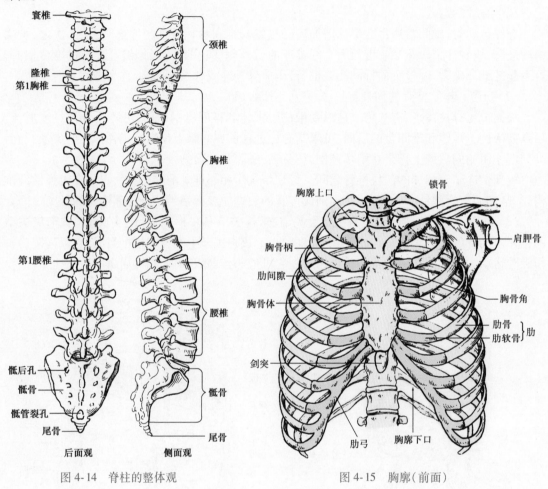

图 4-14　脊柱的整体观　　　　　　　　图 4-15　胸廓(前面)

（二）胸廓

胸廓由 12 块胸椎、12 对肋、1 块胸骨及其骨连结构成(图 4-15)。它具有支持、保护胸、腹腔器官及参与呼吸运动等功能。

1.胸骨　像一把短剑,位于胸前壁正中,自上而下分为胸骨柄、胸骨体和剑突 3 部分(图 4-16)。**胸骨柄**上缘中部微凹,称为**颈静脉切迹**。胸骨柄和胸骨体的连接处向前微突,称为**胸骨角**。胸骨角易在体表摸到,与第 2 肋平对,是计数肋序数的重要标志。**胸骨体**呈长方形,外侧缘连结 2—7 肋软骨。**剑突**窄而薄,末端游离。

2.肋　由肋骨和肋软骨构成,共 12 对。**肋骨**为细长的弓形扁骨,分为一体和两端。肋前端稍宽,与肋软骨相连;后端稍膨大,称为**肋头**。肋体内面近下缘处有一浅沟,称为**肋沟**。肋间血管和神经沿此沟走行(图 4-17)。**肋软骨**位于肋骨的前端。肋后端借肋头与胸椎构成关节。

解剖学基础

肋前端的连结形式有多种:第 1 对肋借肋软骨直接与胸骨相连;第 2—7 对肋借肋软骨与胸骨构成关节;第 8—10 对肋的前端借肋软骨依次连于上位肋软骨的下缘,并与第 7 肋软骨一起形成肋弓;第 11,12 对肋前端游离。

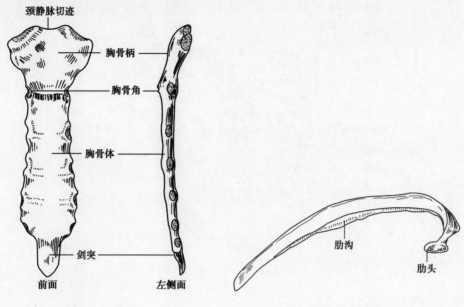

图 4-16　胸骨　　　　　　　　　　　　　图 4-17　肋骨

3.胸廓的形态和运动　　胸廓为前后略扁的圆锥形结构,有上下两口:上口较小,由第 1 胸椎、第 1 对肋和胸骨柄上缘围成,前低后高;下口较大,由第 12 胸椎、第 12 对肋、第 11 对肋、两侧肋弓及剑突围成。相邻两肋之间的间隙,称为**肋间隙**。两侧肋弓之间的夹角,称为**胸骨下角**。胸廓在呼吸运动中起着重要的作用。吸气时,肋前端上提,胸骨向前上方移动,胸腔容积增大。呼气时,恢复原状,胸腔容积随之缩小。

躯干骨主要的骨性标志有第 7 颈椎棘突、胸椎棘突、腰椎棘突、胸骨角、肋弓及剑突。

三、颅骨及其连结

(一)颅骨的组成

颅骨包括脑颅骨和面颅骨两部分,共 23 块(图 4-18)。

1.脑颅骨　　脑颅骨有 8 块,位于颅的后上部,它们互相连结围成颅腔,支持和保护脑。脑颅骨中,成对的有**颞骨**和**顶骨**;不成对的有**额骨**、**筛骨**、**蝶骨**和**枕骨**。颅腔的上面为颅顶,颅腔的下面为颅底。

2.面颅骨　　面颅位于颅的前下部,由 15 块颅骨构成,它们互相连结形成颜面的基本轮廓。在面颅诸骨中,成对的有**鼻骨**、**泪骨**、**颧骨**、**腭骨**、**上颌骨**及**下鼻甲骨**;不成对的有**犁骨**、**舌骨**和**下颌骨**。

颅骨中,只有下颌骨和舌骨是比较独立的,而其他颅骨都紧密地连结在一起,不易分离。

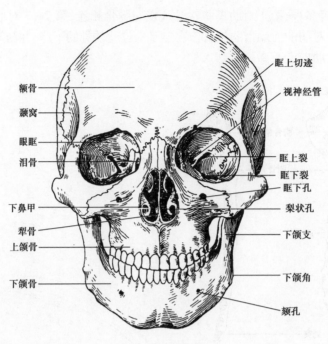

图 4-18　颅前面观

(二)下颌骨、舌骨和颞骨

1.**下颌骨**　分一体两支(图 4-19)。**下颌体**位于前部,呈蹄铁形,上缘称为**牙槽弓**。弓的游离缘有**牙槽**,容纳下颌牙。下颌体外面的两侧各有一小孔,称为**颏孔**。**下颌支**是由下颌体伸向后上方的方形骨板。它的上部有两个突起,前方的称为**冠突**,后方较粗大的称为**髁突**;下颌支后下部形成的钝角,称为**下颌角**,在体表可摸到。下颌支内面的中部有**下颌孔**,通下颌管。**下颌管**在下颌骨内向前下方走行,与颏孔相通。

2.**舌骨**　呈蹄铁形,在体表可摸到。

3.**颞骨**　形态不规则,外面下部有一圆形的孔,称为**外耳门**。外耳门前上方的鱼鳞状骨片,称为**鳞部**;外耳门后下方的圆锥状突起,称为**乳突**,内有许多含气的大小不等的腔隙。颞骨内面有伸向前内的三棱形的突起,称为**岩部**。

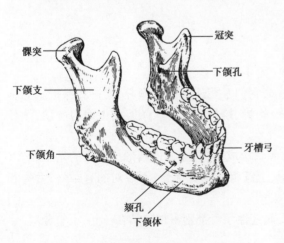

图 4-19　下颌骨

(三)颅的整体观

1.**颅的顶面**　顶面可见呈"工"字形的 3 条缝。位于额骨与两顶骨之间的,称为**冠状缝**;位于左右顶骨之间的,称为**矢状缝**;位于两顶骨与枕骨之间的,称为**人字缝**。新生儿颅骨尚未发育完全,骨与骨之间有较大面积的结缔组织膜,称为颅囟(图 4-20)。重要的颅囟有:位于两顶骨和额骨之间的是**前囟**,呈菱形,于

解剖学基础

1~2岁时闭合;位于两顶骨和枕骨之间的是**后囟**,呈三角形,出生后不久即闭合。

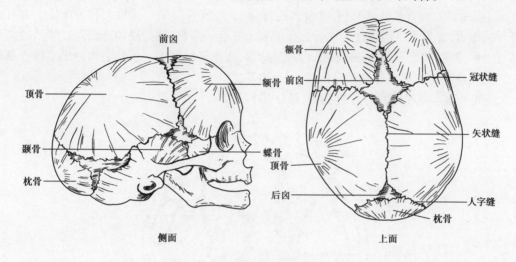

侧面　　　　　　　　　　　上面

图 4-20　新生儿颅

2.颅底内面　颅底内面凹凸不平,由前向后依次分为颅前窝、颅中窝和颅后窝(图 4-21)。

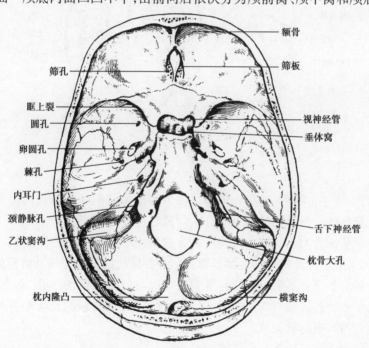

图 4-21　颅底内面观

（1）**颅前窝**　位置较高。其中,央低凹部有长方形的薄骨板,称为**筛板**;板上有许多小孔,称为**筛孔**。筛孔与鼻腔相通。

（2）**颅中窝**　较颅前窝低,中部隆起狭窄,两侧部凹陷宽大。隆起上面的凹陷,称为**垂体窝**。垂体窝的前外侧有一圆形短管,称为**视神经管**;在视神经管的外侧有一裂隙,称为**眶上裂**。两者均通向眶。隆起的两侧由前内向后外依次排列着**圆孔**、**卵圆孔**和**棘孔**。颅中窝的后外侧部与颅后窝之间的长条形隆起是颞骨岩部。

（3）**颅后窝**　位置最低，中央有**枕骨大孔**，它向下与椎管相续。枕骨大孔的前外上方有通向颅外的短管，称为**舌下神经管**。枕骨大孔的后上方有一隆起，称为**枕内隆凸**。在隆凸的两侧有横行的**横窦沟**，横窦沟继而转向前下内并变弯曲，改称**乙状窦沟**。乙状窦沟的末端终于**颈静脉孔**。在颈静脉孔的上方有**内耳门**，内耳门通**内耳道**。

3.颅底外面　颅底外面可分前、后两部分（图4-22）。

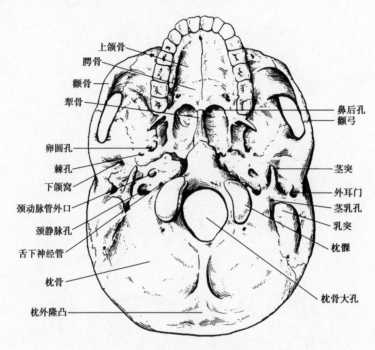

图 4-22　颅底外面观

前部较低，有一水平位的骨板，称为**骨腭**。在骨腭前方及两侧呈蹄铁形隆起的是牙槽弓，牙槽弓的游离缘有牙槽。在骨腭的后上方有一对**鼻后孔**。

颅底后部中央是枕骨大孔。枕骨大孔后上方的粗糙隆起，称为**枕外隆突**。枕骨大孔两侧有**枕髁**，与寰椎相关节。枕髁的外侧是**颈静脉孔**。颈静脉孔的前方是**颈动脉管外口**，颈静脉孔后外侧的细长突起是**茎突**。茎突后外侧有乳突。茎突与乳突之间的小孔，称为**茎乳孔**。此孔向上通面神经管。颈动脉管外口外侧的凹陷，称为**下颌窝**；窝前缘的长条形突起，称为**关节结节**。两者与下颌骨的髁突构成关节。

颅底的孔、裂、沟、管，一般都有血管或神经通过。

4.颅的侧面　乳突前方是外耳门，外耳门前方的弓状结构为**颧弓**，在体表可摸到（图4-23）。颧弓内上方的浅窝，称为**颞窝**。颞窝内侧壁由额骨、顶骨、颞骨、蝶骨构成。4骨相交处称为**翼点**。翼点骨质薄弱，容易发生骨折。骨折时，可伤及内面脑膜中动脉的分支，引起颅内出血。

5.颅的前面　有一对容纳视器的眶和一个骨性鼻腔（图4-18）。

（1）**眶**　为四棱锥体形空腔。眶尖朝向后内，经视神经管通向颅中窝。眶底朝向前外，分4缘，眶上缘的内、中1/3交界处有**眶上切迹**或**眶上孔**；眶下缘的中点下方有**眶下孔**。眶有4

个壁:外侧壁与上壁交界处后部有**眶上裂**,下壁与外侧壁交界处后部有**眶下裂**,上壁前外侧部有**泪腺窝**,内侧壁的前下部有**泪囊窝**。泪囊窝向下经**鼻泪管**与鼻腔相通。

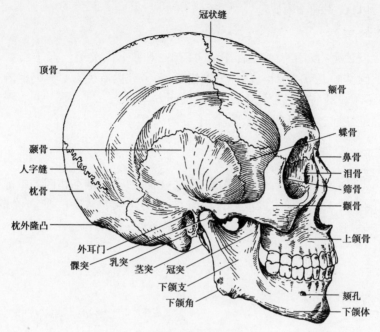

图 4-23　颅侧面观

（2）骨性鼻腔　前口称为**梨状孔**,后口为成对的**鼻后孔**。骨性鼻中隔将骨性鼻腔分为左右两部分。鼻腔上壁是筛板,下壁为骨腭（图 4-24）。在骨性鼻腔外侧壁上有 3 个卷曲向下的突起,由上向下依次为**上鼻甲**、**中鼻甲**和**下鼻甲**。各鼻甲下方的通道,分别称为**上鼻道**、**中鼻道**和**下鼻道**。上鼻甲后端的浅窝,称为**蝶筛隐窝**。

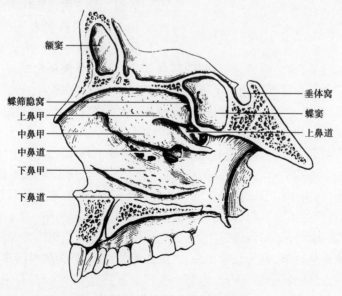

图 4-24　骨性鼻腔的外侧壁

(3)鼻旁窦　是鼻腔周围颅骨内的空腔,共 4 对,分别是**额窦**、**筛窦**、**蝶窦**和**上颌窦**。其中,筛窦又分为前、中、后 3 群。鼻旁窦均位于同名的颅骨内,开口于鼻腔。4 对鼻旁窦中,上颌窦最大,并且开口位置高于窦底。

(四)颅骨的连结

颅骨之间多以致密结缔组织或软骨连结,只有一对颞下颌关节。**颞下颌关节**由下颌骨的髁突与颞骨的下颌窝和关节结节组成,关节囊松弛,关节腔内有关节盘。两侧颞下颌关节必须同时运动,可作下颌骨的前移、后退、上提、下降及侧方运动。

颅骨主要的骨性标志有枕外隆突、乳突、下颌角。

四、四肢骨及其连结

四肢骨包括上肢骨和下肢骨。上下肢骨的数目和排列方式基本相同。由于人类的直立和劳动,四肢的功能进行了分工。上肢成为劳动的器官,为了便于从事精细、复杂的劳动,上肢骨纤细轻巧,骨连结灵活;下肢的主要功能是支持躯体、承受体重和行走,因而下肢的骨粗壮结实,骨连结稳固。

(一)上肢骨及其连结

1.上肢骨　每侧共 32 块。

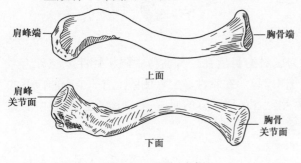

肩峰端　　　　　　　　　　　胸骨端

上面

肩峰
关节面　　　　　　　　　　胸骨
　　　　　　　　　　　　关节面

下面

图 4-25　锁骨(右侧)

(1)**锁骨**　锁骨呈"～"形,位于颈、胸交界处(图 4-25),全长均可在体表摸到。锁骨内侧端钝圆,称为**胸骨端**,与胸骨柄相关节;外侧端扁平,称为**肩峰端**,与肩胛骨的肩峰相关节。

(2)**肩胛骨**　略呈三角形,位于胸廓后面的外上方(图 4-26),可分两面、三缘和三角。肩胛骨前面微凹,称为**肩胛下窝**;后面有一斜向外上方的骨嵴,称为**肩胛冈**;肩胛冈外侧端扁平,称为**肩峰**,是肩部的最高点。肩胛骨**外侧角**肥厚,有一个朝向外侧的梨形浅窝,称为**关节盂**。肩胛骨**上角**与第 2 肋平对;**下角**与第 7 肋平对,上下角均在体表易于摸到,常作为计数肋序数的标志。肩胛骨内侧缘较薄,外侧缘较厚,上缘最短;在近外侧角处,有一个弯曲的指状突起,称为**喙突**。

(3)**肱骨**　位于臂部(图 4-27),是典型的长骨,分一体两端。上端的半球形膨大,称为**肱骨头**,与肩胛骨的关节盂相关节。肱骨头的前外侧有两个突起,向外侧的突起较大,称为**大结节**;向前的突起较小,称为**小结节**。肱骨上端与肱骨体交界处稍细,称为**外科颈**,比较容易发生骨折。肱骨体中部外侧的粗糙隆起,称为**三角肌粗隆**。粗隆后下方有一条自内上斜向外下的浅沟,称为**桡神经沟**,桡神经紧贴沟经过。因此,肱骨中段骨折易损伤桡神经。肱骨下端宽扁,有两个关节面:外侧的呈球形,称为**肱骨小头**;内侧的形如滑车,称为**肱骨滑车**。肱骨滑车后面上方有一个深窝,称为鹰嘴窝。滑车内上方和小头外上方各有一个突起,分别称为**内上髁**和**外上髁**,都可在体表摸到。内上髁后下方的浅沟,称为**尺神经沟**,有尺神经经过。

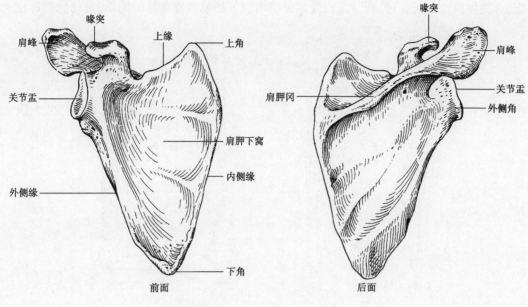

图 4-26 肩胛骨(右侧)

前面

后面

图中标注（左图前面）：肩峰、喙突、上缘、上角、关节盂、肩胛下窝、内侧缘、外侧缘、下角

图中标注（右图后面）：喙突、肩峰、肩胛冈、关节盂、外侧角

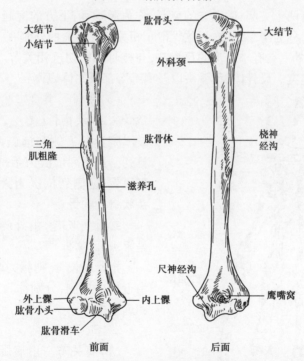

图 4-27 肱骨(右侧)

前面

后面

图中标注：大结节、小结节、肱骨头、大结节、外科颈、肱骨体、桡神经沟、三角肌粗隆、滋养孔、尺神经沟、外上髁、内上髁、肱骨小头、肱骨滑车、鹰嘴窝

(4)前臂骨 包括桡骨和尺骨,两骨并列,桡骨在外侧,尺骨在内侧(图4-28)。两骨都分一体和两端。

桡骨上端细小呈短柱状膨大,称为**桡骨头**。头上面光滑微凹,与肱骨小头相关节。桡骨下端粗大,远侧面光滑,与腕骨相关节。桡骨下端内侧面的弧形凹面,称为**尺切迹**;外侧面向下的突起,称为**茎突**,在体表可摸到。在桡骨茎突前内侧可触摸到桡动脉的搏动,是切脉的部位。

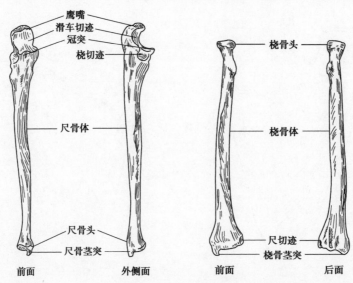

图 4-28　桡骨和尺骨(右侧)

尺骨上端粗大,有两个突起:后上方的突起,称为**鹰嘴**;前下方的突起,称为**冠突**。两突起之间的半月形关节面,称为**滑车切迹**,与肱骨滑车相关节。冠突的外侧有一凹面,称为**桡切迹**,与桡骨头相关节。尺骨下端有小球形的**尺骨头**,与桡骨的尺切迹相关节。尺骨头后内侧伸向下的突起,称为**尺骨茎突**。尺骨体、尺骨头以及鹰嘴等都可在体表摸到。

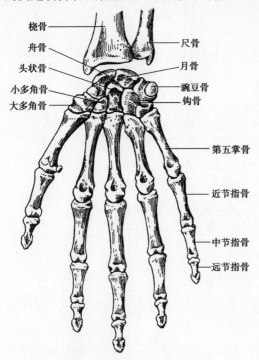

图 4-29　手骨(右侧、前面)

（5）**手骨**　共 27 块,包括 8 块腕骨、5 块掌骨和 14 块指骨(图 4-29)。

腕骨分近侧和远侧两列,由桡侧向尺侧排列。近侧列依次为**手舟骨、月骨、三角骨**及**豌豆骨**;远侧列依次为**大多角骨、小多角骨、头状骨**及**钩骨**。

掌骨属长骨,由外侧向内侧依次排列的是第 1—5 掌骨。

指骨属长骨,拇指为两节,其余均为 3 节,由近侧向远侧,分别称为近节指骨、中节指骨和远节指骨。

2.上肢骨的连结

（1）**肩关节**　由肩胛骨的关节盂和肱骨头组成(图 4-30)。肩关节的结构特点是:肱骨头大而圆,关节盂小而浅,两者的面积差别较大;关节囊薄而松弛,囊内有肱二头肌长头腱通过;关节腔宽大,上述几个特点使肩关节运动灵活且运动幅度大。此外,肩关节关节囊的前壁、上壁和后壁均有韧带、肌肉和肌腱加强，但下壁比较薄弱，是肩关节脱位常见的部位。

肩关节可作屈、伸、内收、外展、旋内、旋外及环转运动。

(2) **肘关节** 由肱骨下端和桡、尺骨的上端组成（图 4-31、图 4-32）。肘关节的结构特点是：关节囊内包有 3 个关节，即：由肱骨滑车和尺骨滑车切迹组成的**肱尺关节**；由肱骨小头和桡骨头组成的**肱桡关节**；由桡骨头和尺骨桡切迹组成的**桡尺近侧关节**。关节囊前后壁薄而松

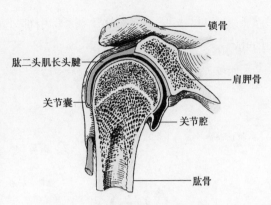

图 4-30 肩关节（右侧、冠状切面）

弛，两侧壁厚而紧张，并有韧带加强；关节囊下部有**桡骨环状韧带**包绕和固定桡骨头。小儿的桡骨头发育尚未完成，环状韧带松弛，突然用力牵拉小儿手或前臂时，可造成桡骨头半脱位。

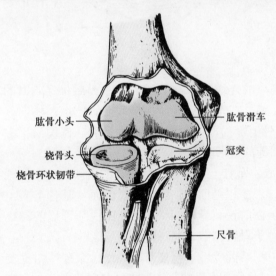

图 4-31 肘关节（右侧、前面）

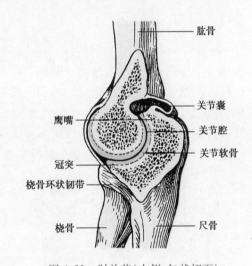

图 4-32 肘关节（右侧、矢状切面）

肘关节可作屈、伸运动。伸肘时，肱骨内外上髁和尺骨鹰嘴排列成一条直线；屈肘时，3 点排列成一等腰三角形。肘关节脱位时，这种位置关系发生改变。

(3) **前臂骨的连结** 包括桡尺近侧关节、桡尺远侧关节和前臂骨间膜。**桡尺近侧关节**在肘关节内；**桡尺远侧关节**在腕关节内；**前臂骨间膜**是桡骨和尺骨之间的由致密结缔组织构成的薄膜。三者联合运动可使前臂作旋前和旋后运动。

(4) **手关节** 包括桡腕关节、腕骨间关节、腕掌关节、掌指关节及指骨间关节。它们的名称与组成基本一致。**桡腕关节**又称腕关节，由桡骨下端远侧面、尺骨头下方的关节盘和手舟骨、月骨、三角骨共同组成。桡腕关节可作屈、伸、内收、外展及环转运动。

（二）下肢骨及其连结

1.下肢骨 每侧共 31 块。

(1) **髋骨** 位于盆部，由上方的**髂骨**、前下方的**耻骨**和后下方的**坐骨**融合而成（图 4-33）。

髋骨上下两部宽广,中部略窄。髋骨中部外侧的深窝,称为**髋臼**;髋臼前下方的大孔,称为**闭孔**。

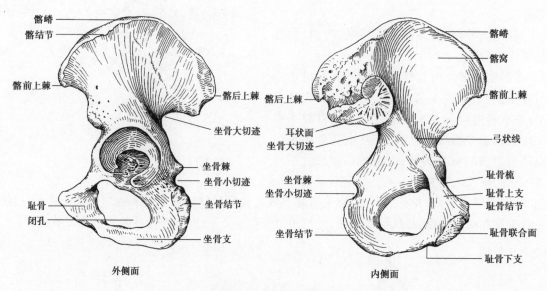

图 4-33 髋骨(左侧)

髋骨上部的上缘,称为**髂嵴**。两侧髂嵴最高点的连线平对第4腰椎棘突,是腰椎穿刺时的定位标志。髂嵴前端为**髂前上棘**,后端为**髂后上棘**。在髂前上嵴后上方 5~7 cm 处,髂嵴向外突出,称为**髂结节**,是骨髓穿刺的常用部位。髋骨上部内面光滑微凹,称为**髂窝**。髂窝后下方的耳状粗糙面,称为**耳状面**。髂窝的下界为一圆钝的弓形隆起,称为**弓状线**。

髋骨前下部主要由**耻骨上支**和**耻骨下支**组成。耻骨上下支相互移行处的内侧有一个椭圆形的粗糙面,称为**耻骨联合面**。耻骨上支上面的锐利骨嵴,称为**耻骨梳**。耻骨梳前端终于**耻骨结节**,向后移行于弓状线。

髋骨后下部肥厚,其最低部有一粗糙突起,称为**坐骨结节**。坐骨结节向前上延伸变细为**坐骨支**。坐骨支与耻骨下支相连。坐骨结节后上方的三角形突起,称为**坐骨棘**。坐骨棘的上方有**坐骨大切迹**,下方有**坐骨小切迹**。

(2)**股骨** 位于大腿(图 4-34),是人体最粗大的长骨,分一体两端。上端的球状膨大,称为**股骨头**;股骨头外下方稍细部,称为**股骨颈**,易发生骨折。股骨颈以下为股骨体。颈、体交界处有两个突起,外上方的称为**大转子**,在体表可摸到;内下方的称为**小转子**。股骨下端膨大,并向后方突出,形成**内侧髁**和**外侧髁**。

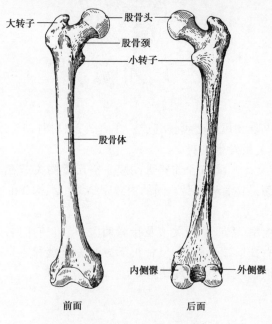

图 4-34 股骨(右侧)

(3) **髌骨**　位于股骨下端的前方,略呈三角形,尖向下,底向上(图4-35)。

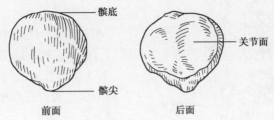

图4-35　髌骨

(4)胫骨与腓骨　位于小腿,胫骨在内侧,比较粗大;腓骨在外侧,比较细长。两骨都分一体两端(图4-36)。

①**胫骨**　上端膨大,向后方和两侧突起,形成与股骨内外侧髁相对应的**内侧髁**和**外侧髁**。胫骨上端的前面有一粗糙隆起,称为**胫骨粗隆**。胫骨下端内侧向下方的突起,称为**内踝**。胫骨粗隆、内踝以及内外侧髁均可在体表摸到。

②**腓骨**　上端膨大称为**腓骨头**。下端略扁呈三角形,称为**外踝**。两者均可在体表摸到。

(5)**足骨**　共26块,包括7块跗骨、5块跖骨和14块趾骨(图4-37)。**跗骨**包括**距骨**、**跟骨**、**足舟骨**、**骰骨**,以及**内侧楔骨**、**中间楔骨**、**外侧楔骨**。**跖骨**由内向外依次为第1—5跖骨。**趾骨**命名原则与指骨相同。

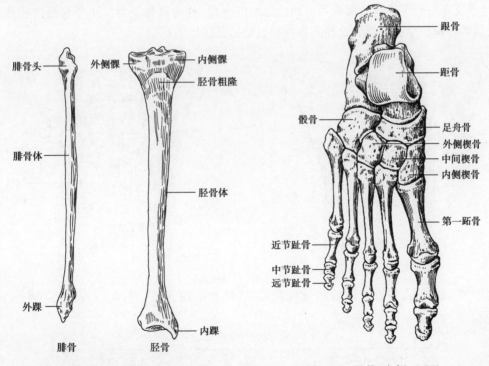

图4-36　胫骨和腓骨(右侧、前面)　　　图4-37　足骨(右侧、上面)

2.下肢骨的连结

1)骨盆的连结　包括骶髂关节、韧带和耻骨联合(图4-38)。

(1)**骶髂关节**　由髋骨和骶骨的耳状面组成。关节面对合紧密,关节腔狭窄,关节囊厚而

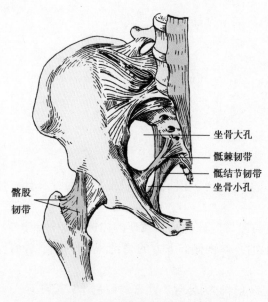

图4-38　骨盆的连结(右侧、前面)

坐骨大孔
骶棘韧带
骶结节韧带
坐骨小孔
髂股韧带

坚韧并有韧带加强。因此,骶髂关节十分稳固,运动性能很小。

(2)**韧带**　主要有两条,**骶结节韧带**连于骶骨、尾骨与坐骨结节之间,**骶棘韧带**连于骶骨、尾骨与坐骨棘之间,它们与坐骨大、小切迹一起围成**坐骨大孔**和**坐骨小孔**,孔内有血管、神经通过。

(3)**耻骨联合**　由两侧的耻骨联合面借纤维软骨连结而成(图4-39)。软骨内有一矢状位的裂隙。女性构成耻骨联合的软骨较厚,裂隙也较大,在分娩时裂隙可增宽,以利胎儿娩出。

(4)**骨盆**　由骶骨、尾骨、两块髋骨以及骨盆的连结构成(图4-39),具有承受、传递重力和保护盆内器官的作用。骨盆以界线为界分为上方的**大骨盆**和下方的**小骨盆**。界线自后向前由骶骨岬、弓状线、耻骨梳及耻骨联合上缘围成。小骨盆有上下两个口:上口即界线,呈圆形或心形;下口由尾骨、骶结节韧带、坐骨结节、坐骨支、耻骨下支及耻骨联合下缘围成,呈菱形。两侧的坐骨支和耻骨下支连成**耻骨弓**。两弓之间的夹角,称为**耻骨下角**。小骨盆的内腔称为**骨盆腔**,容纳和保护盆腔脏器。女性的骨盆腔也是胎儿娩出的产道。

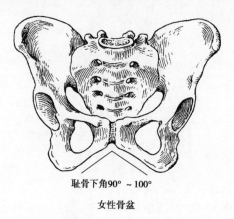

耻骨下角90°～100°

女性骨盆

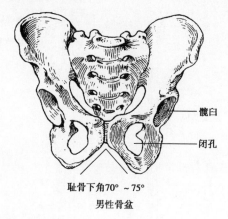

髋臼
闭孔

耻骨下角70°～75°

男性骨盆

图4-39　骨盆

女性骨盆的形态特点与妊娠和分娩有关,故从青春期开始,男、女性骨盆出现明显差异(表4-1)。

表4-1　男、女性骨盆形态的差别

盆骨的不同部位	男　性	女　性
骨盆形状	窄而长	宽而短
小骨盆上口	心形	近似圆形

盆骨的不同部位	男 性	女 性
小骨盆下口	较狭窄	较宽大
骨盆腔	高而窄,漏斗形	短而宽,呈圆桶形
骶骨岬	前突明显	前突不明显
耻骨下角	70°~75°	90°~100°

2)**髋关节** 由髋臼和股骨头组成(图4-40)。髋关节的结构特点是:股骨头大,髋臼窝深,两关节面的面积差别较肩关节小;关节囊厚而坚韧,包裹股骨颈(后面外侧1/3除外);关节囊周围有韧带加强,其中以前方的**髂股韧带**最为强大,它可限制髋关节过度后伸,对维持人体直立有重要作用;关节囊内有**股骨头韧带**,它连于股骨头与髋臼之间,内有营养股骨头的部分血管通过;关节腔狭小。

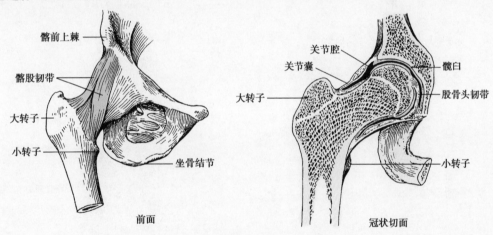

图4-40 髋关节

髋关节可作屈、伸、内收、外展、旋转及环转运动。由于股骨头深埋于髋臼内,关节囊厚而紧张,周围有韧带加强,关节腔狭小,因此,髋关节运动的幅度较肩关节小,但稳固性比肩关节大。

3)**膝关节** 由股骨下端、胫骨上端和髌骨组成(图4-41)。膝关节的结构特点是:关节囊薄而松弛;关节腔宽大;有众多韧带加强,如前方的股四头肌腱及**髌韧带**,两侧的**胫侧副韧带**和**腓侧副韧带**,囊内的**前后交叉韧带**(图4-42);在股骨的内外侧髁和胫骨的内外侧髁之间,有**内侧半月板和外侧半月板**(图4-43)。半月板上面微凹,下面平坦,使关节面彼此更为适应,增加了关节的稳固性。

膝关节可作屈、伸运动。当膝关节处于半屈位时,还可作轻度的旋转运动。

4)**距小腿关节** 又称踝关节,由胫骨、腓骨的下端和距骨构成(图4-44)。关节囊前后壁薄而松弛,两侧壁有韧带加强。其中,位于内侧的韧带较强大,位于外侧的韧带较薄弱,故距小腿关节内翻损伤多见。

距小腿关节可作背屈(伸)和跖屈(屈)运动。它与跗骨间关节协同作用时,可使足内翻和外翻。足底朝向内侧,称为内翻;足底朝向外侧,称为外翻。

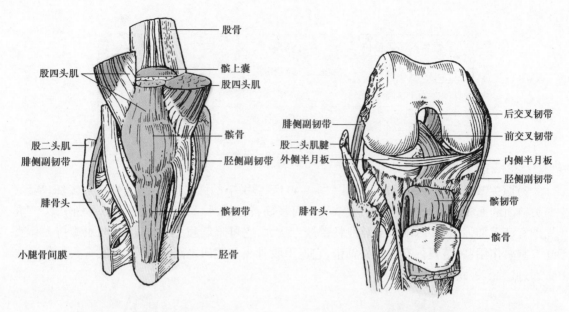

图4-41 膝关节(右侧、前面)

图4-42 膝关节内部结构(右侧、前面)

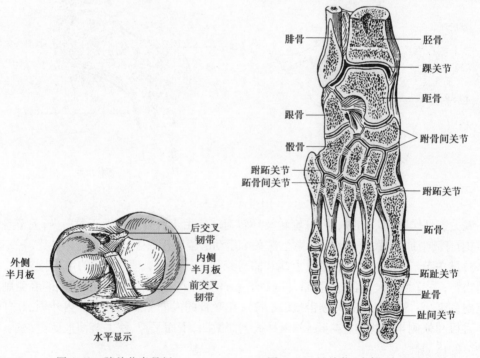

图4-43 膝关节半月板

图4-44 足关节(右侧、水平切面)

5)**足弓** 是足骨和足骨的连结共同构成的弓状结构,凸向上方,分前后方向的纵弓和内外方向的横弓。足弓具有弹性,在行走、跑跳以及负重时可缓冲震荡,保护人体器官,同时还可使足底的血管和神经免受压迫。

四肢骨主要的骨性标志:肩胛骨下角、桡骨茎突、髂嵴、髂前上棘、耻骨结节、坐骨结节、股骨大转子。

第二节　骨骼肌

一、概述

运动系统的肌属于骨骼肌,有600多块,约占体重的40%。每块肌都有一定的形态结构和功能,有自身的血液供应和神经支配,故每块肌都是一个器官。

(一)肌的形态和构造

1.骨骼肌的形态　根据肌的外形可分为长肌、短肌、扁肌及轮匝肌(图4-45)。**长肌**呈长的梭形或带状,主要分布于四肢,收缩时能引起较大幅度的运动。**短肌**短小,主要分布于躯干深层,收缩时的运动幅度较小。**扁肌**宽扁呈膜状,多分布于胸腹壁,收缩时除运动外,还对内脏起保护作用。**轮匝肌**呈环形,位于孔和裂的周围,收缩时可关闭孔和裂。

2.肌的构造　肌由肌腹和肌腱构成。**肌腹**主要由肌纤维构成,位于肌的中部,呈红色,有收缩功能。**肌腱**由致密结缔组织构成,位于肌的两端并附着于骨,呈白色,非常坚韧,无收缩功能。长肌的肌腱多呈条索状,扁肌的肌腱呈薄膜状,称为**腱膜**。许多肌纤维聚集成肌束。

(二)肌的起止和作用

骨骼肌一般以两端附着于两块或两块以上骨的表面,中间越过一个或几个关节。通常把肌靠近身体正中矢状面或四肢近侧端的附着点,称为起点;反之,称为止点。肌收缩时,一般是止点向起点方向运动。肌在收缩时,一端的位置相对固定,称为**定点**;另一端位置发生改变,称

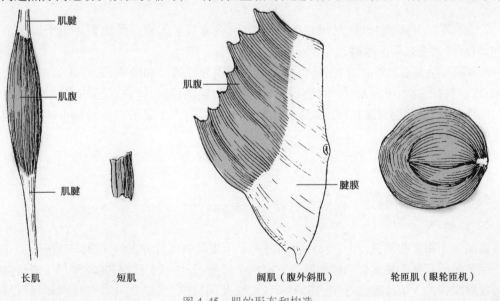

| 长肌 | 短肌 | 阔肌(腹外斜肌) | 轮匝肌(眼轮匝机) |

图4-45　肌的形态和构造

为**动点**。肌的起止点是固定不变的,但定点和动点可互相转换。根据肌的起止点、肌束的排列方向、肌与关节运动轴的位置关系,可大致确定肌的作用。

肌有两种作用:一是静力作用,使身体保持一定姿势,取得相对平衡,如站立和体操中的造型等;另一种是动力作用,使人体完成各种动作,如行走、跑跳等。

(三)肌的配布

骨骼肌大多配布在关节周围,其配布形式与关节的运动轴密切相关。在每个关节运动轴的两侧,配布有作用完全相反的两群肌,即关节周围如果有一组屈肌,就必定有一组伸肌;有一组内收肌,就必定有一组外展肌;有一组旋内肌,就必定有一组旋外肌。这些作用相反,但又互相依存、互相协调、互相配合的肌,互称拮抗肌。如果拮抗肌中的一组功能丧失,则该关节的有关运动也随之丧失。通常完成一个动作,有诸多肌参加,在关节运动轴的同一侧作用相同的肌,称为协同肌。

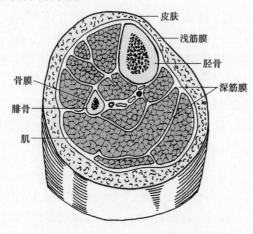

图4-46 小腿横切面模式图(示筋膜)

(四)肌的辅助结构

肌的辅助结构有筋膜、滑膜囊和腱鞘等,具有保护肌和辅助肌活动的作用。

1.筋膜 分浅筋膜和深筋膜两种。**浅筋膜**位于皮肤的深面,又称皮下筋膜。它由疏松结缔组织组成,内含脂肪、血管和神经等。脂肪的多少可随人体部位、性别和营养状况而不同。浅筋膜有保温和缓冲外力的作用。**深筋膜**位于浅筋膜深面,由致密结缔组织组成。它呈鞘状包裹肌、肌群以及血管和神经,有保护和约束肌的作用,还有利于肌和肌群的独立活动(图4-46)。

2.滑膜囊 为扁平、壁薄、封闭的结缔组织囊,内含少量滑液。滑膜囊多位于肌腱与骨面之间,可减少两者之间的摩擦。

3.腱鞘 呈双层套管状,包在长肌腱周围。腱鞘分纤维层和滑膜层,纤维层在外面,厚而坚韧;滑膜层在内面,薄而光滑。滑膜层又分脏、壁两层,脏层包绕在肌腱的表面,壁层衬于纤维层内面。脏、壁两层相互移行,形成一个密闭的腔隙,内含少量滑液。腱鞘可减少肌腱与骨面之间的摩擦。

二、头肌

头肌分面肌和咀嚼肌(彩图2)。

(一)面肌

面肌位于面部和颅顶(图4-47),收缩时可牵引皮肤做出各种表情,故称表情肌。

颅顶的面肌主要是宽扁的**枕额肌**。它有两个肌腹,分别位于枕部和额部皮下,两肌腹中间以**帽状腱膜**相连。帽状腱膜与浅筋膜和颅顶皮肤共同构成"头皮"。枕额肌收缩时可提眉,使额部皮肤出现皱纹。

面部的面肌有环状和辐射状两种。它分布于眼裂、口裂和鼻孔的周围。环状肌有**眼轮匝肌**和**口轮匝肌**。收缩时,可缩小眼裂和口裂。辐射状肌主要分布在口裂的周围,收缩时,可开大口裂或改变口裂的外形。位于面颊深部的是颊肌,有协助咀嚼和吸吮的作用。

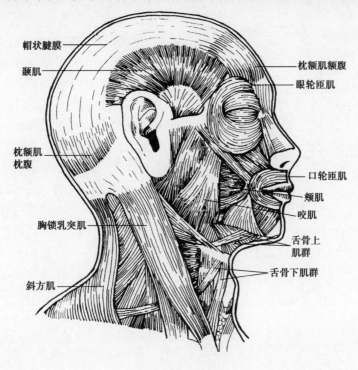

帽状腱膜
颞肌
枕额肌枕腹
胸锁乳突肌
斜方肌

枕额肌额腹
眼轮匝肌
口轮匝肌
颊肌
咬肌
舌骨上肌群
舌骨下肌群

图 4-47 头颈肌

(二)咀嚼肌

咀嚼肌主要有咬肌和颞肌。**咬肌**位于下颌支的外面,起于颧弓,止于下颌角外面上方。**颞肌**起于颞窝,止于冠突。两肌收缩时,都可上提下颌骨。

三、颈肌

颈肌(图 4-47)主要有胸锁乳突肌、舌骨上肌群和舌骨下肌群。

1.胸锁乳突肌 位于颈部两侧,呈长带状。胸锁乳突肌起自胸骨柄和锁骨的胸骨端,肌束斜向后上,止于乳突。一侧胸锁乳突肌收缩时,可使头向同侧倾斜,脸转向对侧;两侧肌同时收缩时,可使头向后仰。

2.舌骨上肌群 位于舌骨和下颌骨之间,共 8 块。收缩时,可上提舌骨,下拉下颌骨。它们还参与构成口腔底。

3.舌骨下肌群 位于颈前部,舌骨的下方,覆盖在喉、气管和甲状腺的前方,共 8 块。它们收缩时可下降舌骨,也可使喉上升、下降,协助完成吞咽运动。

四、躯干肌

躯干肌包括背肌、胸肌、膈肌、腹肌及会阴肌(彩图 2、彩图 3)。

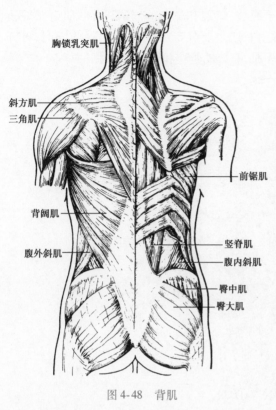

图 4-48 背肌

（一）背肌

背肌位于躯干背面，分浅、深两群（图 4-48）。

1.浅群　主要有两块，即斜方肌和背阔肌。

（1）斜方肌　是位于项背部的一对扁肌，一侧为三角形，两侧合在一起成斜方形。斜方肌起于枕骨、项韧带、第 7 颈椎和全部胸椎棘突，肌束向外，主要止于锁骨外侧部和肩胛冈。它的上部肌束收缩可上提肩胛骨；下部肌束收缩可下拉肩胛骨；整肌收缩时，牵拉肩胛骨向脊柱靠拢。若肩胛骨固定，两侧斜方肌同时收缩，可使头后仰。斜方肌瘫痪时，会出现"塌肩"。

（2）背阔肌　位于背下部和胸侧壁。它起于下 6 个胸椎棘突、全部腰椎棘突和髂嵴等处，止于肱骨小结节下方。该肌收缩时可使肱骨内收、旋内和伸。当上肢上举固定时，可上提躯干。

2.深群　主要有竖脊肌。它位于躯干背面、棘突两侧的沟内，从骶骨后面和髂嵴后部向上延伸到颅骨。收缩时，可使脊柱后伸和仰头，对维持人体的直立有重要作用。

（二）胸肌

胸肌主要有胸大肌、前锯肌和肋间肌。

1.胸大肌　呈三角形，位于胸前壁上部浅层（图 4-49）。它起自锁骨内侧半、胸骨和第1—6肋软骨，肌束向外上方集中，止于肱骨大结节下方。收缩时，可使肩关节内收、旋内和屈。当上肢上举固定时，胸大肌可上提躯干，与背阔肌共同完成引体向上的运动；也可提肋，助吸气。

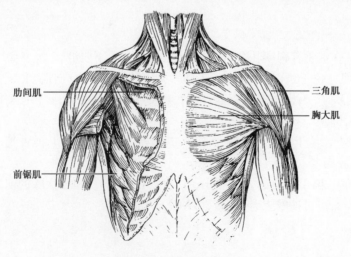

图 4-49　胸肌

2.前锯肌 紧贴于胸廓外侧壁,以肌齿起于第1—8肋,肌束斜向后上,止于肩胛骨内侧缘和下角。前锯肌下部肌束收缩时,牵引肩胛骨下角外旋,协助臂上举。

3.肋间肌 位于肋间隙,分浅、深两层。浅层称为**肋间外肌**,肌束行向前下方,收缩时可提肋助吸气;深层称为**肋间内肌**,肌束行向前上方,收缩时降肋助呼气。

(三)膈肌

膈肌 是分隔胸、腹腔的扁肌(图4-50)。它向上膨隆,周围为肌性部分,附于胸廓下口周围,肌束向膈肌的中央移行为腱膜,称为**中心腱**。膈肌有3个裂孔:位于脊柱前方的称为**主动脉裂孔**,有主动脉和胸导管通过;主动脉裂孔左前方是**食管裂孔**,有食管和迷走神经通过;在食管裂孔右前方,中心腱内有**腔静脉孔**,有下腔静脉通过。

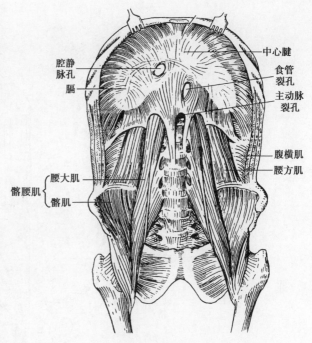

图 4-50 膈和腹后壁肌

膈肌是主要的呼吸肌,收缩时,膈肌的膨隆部下降,胸腔容积扩大,助吸气;舒张时,膈肌的膨隆部上升,胸腔容积缩小,助呼气。膈肌与腹肌同时收缩时,可使腹压增加,协助排便、咳嗽、呕吐、分娩等。

(四)腹肌

腹肌(图4-51)位于胸廓与骨盆之间,是腹壁的主要组成部分,包括腹前外侧壁的腹外斜肌、腹内斜肌、腹横肌和腹直肌,以及腹后壁的腰方肌。

1.腹外斜肌 为一宽阔的扁肌,位于腹前外侧壁的最浅层。大部分肌束由后上斜向前下,在靠近腹直肌外侧缘处移行为宽阔的腱膜,跨过腹直肌前面,至前正中线终于白线。腹外斜肌腱膜的下缘增厚,连于髂前上棘与耻骨结节之间,称为**腹股沟韧带**。在耻骨结节外上方,腱膜上形成一个三角形的裂孔,称为**腹股沟管浅环**。

2.腹内斜肌 是位于腹外斜肌深面的扁肌。肌束从后向前呈扇形展开,在腹直肌外侧缘移行为腱膜。腱膜分为两层,从前、后包绕腹直肌,终于白线。

3.腹横肌 是位于腹内斜肌深面的扁肌,肌束向前内横行,在腹直肌外侧缘移行为腱膜,经腹直肌后面终于白线。

4.腹直肌 位于前正中线两侧的腹直肌鞘内,呈带状。腹直肌起于耻骨联合及其外侧骨面,止于剑突和第5—7肋软骨前面,全长有3~4条横行的**腱划**。

在腹内斜肌和腹直肌鞘的深面,有一层深筋膜,称为腹横筋膜。

5.腰方肌 位于腹后壁脊柱两侧,呈长方形。

腹肌具有保护腹腔内脏器官的作用,也可使脊柱前屈、侧屈和旋转。

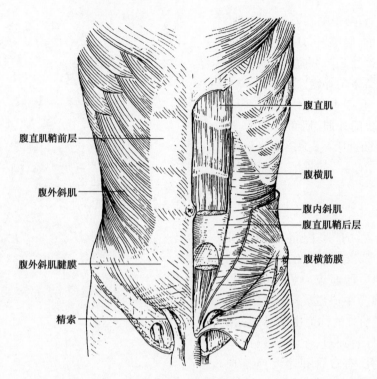

图 4-51 腹前外侧壁肌

腹直肌鞘前层
腹外斜肌
腹外斜肌腱膜
精索

腹直肌
腹横肌
腹内斜肌
腹直肌鞘后层
腹横筋膜

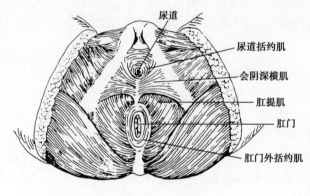

尿道
尿道括约肌
会阴深横肌
肛提肌
肛门
肛门外括约肌

图 4-52 会阴肌

(五)会阴肌

会阴肌是封闭小骨盆下口的肌肉。它主要有**肛提肌**、**会阴深横肌**和**尿道括约肌**等(图 4-52)。由会阴深横肌、尿道括约肌及表面覆盖的深筋膜共同构成**尿生殖膈**,封闭小骨盆下口的前部,男性有尿道通过,女性有尿道和阴道通过。由肛提肌及表面覆盖的深筋膜共同构成**盆膈**,封闭小骨盆下口的后部,中央有直肠通过。

(六)腹前外侧壁的局部结构

1.**白线** 位于前正中线上,由腹前外侧壁 3 对扁肌的腱膜交织而成,起于剑突止于耻骨联合。白线结构坚韧而血管稀少,可作为腹部手术入路。

2.**腹直肌鞘** 是由腹前外侧壁 3 层扁肌的腱膜构成的鞘状结构,包裹腹直肌,分前、后两层。

3.**腹股沟管** 为腹前外侧壁扁肌之间的一条斜行裂隙,位于腹股沟韧带内侧半的上方,长 4~5 cm。腹股沟管有内外两个口:内口称为**腹股沟管深环**(腹环),在腹股沟韧带中点上方 1.5 cm 处,由腹横筋膜形成;外口即**腹股沟管浅环**。腹股沟管在男性有精索通过;在女性有子宫圆韧带通过。腹股沟管是腹前外侧壁的薄弱处,腹腔内容物可由此突出,形成腹股沟疝。

五、四肢肌

四肢肌分上肢肌和下肢肌。上肢肌细小,适合精细活动;下肢肌粗大,适合行走和支撑体重。

(一)上肢肌

上肢肌根据所在部位,可分为肩肌、臂肌、前臂肌及手肌(图4-53)。

1.肩肌 位于肩关节周围,主要有三角肌(图4-53)。

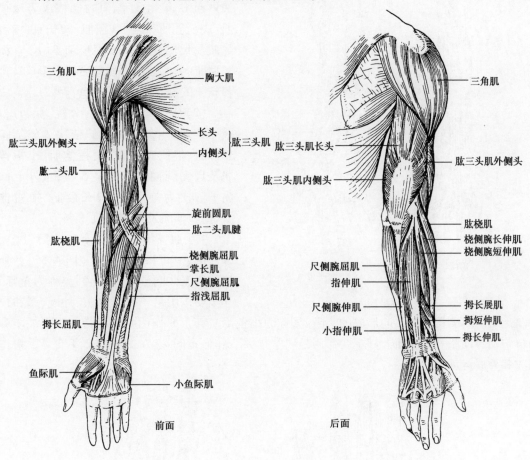

图4-53 上肢肌

三角肌起于锁骨的外侧份、肩峰和肩胛冈,止于肱骨三角肌粗隆。三角肌呈三角形,从前后和外侧三面包围肩关节,使肩部形成圆隆的外形。在肩关节脱位或腋神经损伤时,此圆隆消失。三角肌的主要作用是使肩关节外展。三角肌的肌质肥厚,无重要的血管及神经通过,是临床经常选用的肌内注射部位。

2.臂肌 位于肱骨周围(图4-53),分为前群的屈肌和后群的伸肌。

(1)前群 主要有**肱二头肌**。它位于臂前部浅层,上端有两个头,长头起于关节盂的上方,经肩关节囊内下降;短头起于喙突。两个头向下合成一个肌腹,肌腹向下移行为肌腱,止于桡骨上端内侧。肱二头肌的主要作用是屈肘关节,同时也有屈肩关节和使前臂旋后的作用。

(2)后群 主要有**肱三头肌**。它位于臂后部,起自关节盂下方和肱骨的后面,止于尺骨鹰嘴。

肱三头肌的主要作用是伸肘关节,同时也有伸肩关节的作用。

3.前臂肌 位于桡、尺骨周围,分为前后两群(图4-53)。前群主要是屈肌和旋前肌;后群主要是伸肌和旋后肌。肌的名称与肌的作用基本一致。

(1)前群 共9块,分浅、深两层。浅层肌6块,由外侧向内侧依次为**肱桡肌、旋前圆肌、桡侧腕屈肌、掌长肌、指浅屈肌及尺侧腕屈肌**。深层肌3块,有**拇长屈肌、指深屈肌和旋前方肌**(图4-54)。各长肌的腱在前臂远侧部可触及。

(2)后群 共10块,分浅、深两层。浅层5块,由外侧向内侧依次为**桡侧腕长伸肌、桡侧腕短伸肌、指伸肌、小指伸肌及尺侧腕伸肌**。深层5块,从外上向内下依次为**旋后肌、拇长展肌、拇短伸肌、拇长伸肌及示指伸肌**。

4.手肌 细小,数目众多,位于手掌,分外侧、中间和内侧3群(图4-55)。**外侧群诸肌共同形成的大隆起,称为鱼际**。其主要作用是使拇指内收、外展、屈和作

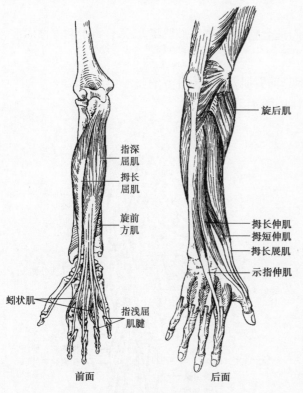

图4-54 前臂肌(深层)

对掌运动。**内侧群**诸肌共同形成的小隆起,称为**小鱼际**。其主要作用是使小指屈和外展。**中间群**包括**骨间肌和蚓状肌**。其主要作用是屈掌指关节和伸指间关节,并可使2,4,5等手指作内收和外展运动。

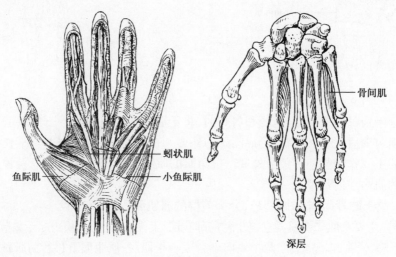

图4-55 手肌

（二）下肢肌

根据所在部位,将下肢肌分为髋肌、大腿肌、小腿肌及足肌(图4-56)。

1.髋肌 位于髋关节周围,分前后两群(图4-56)。

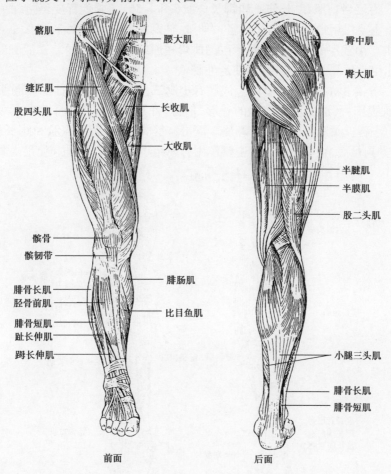

图 4-56 下肢肌

（1）前群 主要有髂腰肌。**髂腰肌**由髂肌和腰大肌组成。**髂肌**起于髂窝,**腰大肌**起于腰椎体侧面和横突,两肌向下会合,止于股骨小转子。髂腰肌的主要作用是使髋关节屈和旋外。

（2）后群 主要有臀大肌、臀中肌、臀小肌及梨状肌等。**臀大肌**位于臀部浅层,大而肥厚,它起自髂骨和骶骨后面,肌束斜向外下方,止于股骨上部的后面,作用是使大腿伸和旋外。臀大肌位置表浅,肌质肥厚,外上部无重要的血管及神经通过,是临床经常选用的肌内注射部位。**臀中肌**和**臀小肌**主要位于臀大肌深面。**梨状肌**位于臀部深层,可使髋关节旋外。

2.大腿肌 配布在股骨周围,分前群、内侧群和后群(图4-56)。

（1）前群 位于大腿前部,有缝匠肌和股四头肌。**缝匠肌**呈长带状,起于髂前上棘,斜向内下方,止于胫骨上端的内侧,作用是屈髋关节和膝关节。**股四头肌**是股部最强大的肌,上方有4个头,分别起于髂骨和股骨,肌束向下移行为肌腱,肌腱从前面和两侧包绕髌骨,止于胫骨粗隆。髌骨以下的股四头肌肌腱,称为**髌韧带**。股四头肌的主要作用是伸膝关节,还能屈髋关节。

（2）内侧群 位于大腿内侧部,主要有**长收肌**和**大收肌**。它们的主要作用是使髋关节内收。

（3）后群　位于大腿后部。其中，位于外侧的是**股二头肌**；位于内侧的是**半腱肌**和**半膜肌**。后群肌的作用是伸髋关节和屈膝关节。

3.小腿肌　分为前群、外侧群和后群。

（1）前群　有**胫骨前肌**、**趾长伸肌**和**踇长伸肌**（图4-56）。它们都要经过踝关节的前方到达足背或趾背，主要作用是伸踝关节（背屈）、伸趾、伸踇趾和使足内翻。

（2）外侧群　由浅层的**腓骨长肌**和深层的**腓骨短肌**组成（图4-56）。二肌腱经外踝后方到达足底，主要作用是屈踝关节（跖屈）和使足外翻。

（3）后群　分浅、深两层（图4-57）。浅层有**小腿三头肌**。它由浅面的**腓肠肌**和深面的**比目鱼肌**合成，肌腹膨大，形成小腿膨隆的外形，俗称"小腿肚"。肌束向下形成一条强大的跟腱，止于跟骨。小腿三头肌可使踝关节跖屈。深层有**胫骨后肌**、**趾长屈肌**和**踇长屈肌**，三肌的腱都经内踝后方到足底，止于足骨。其主要作用有屈距小腿关节、屈趾和使足内翻的作用。

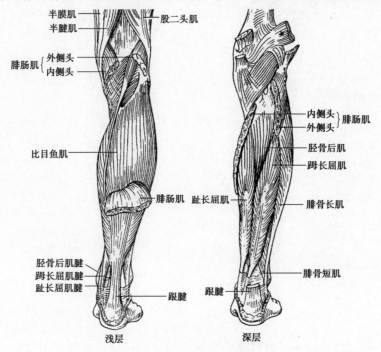

图4-57　小腿肌后群

4.足肌　位于足底，有屈趾间关节和维持足弓的作用。

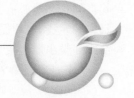

思考与探究

1.什么是翼点？骨折时会引起什么后果？

2.简述男性、女性骨盆的特点。

3.试说出腹股沟管的结构及意义。

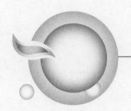

第五章

消化系统

消化系统由消化管和消化腺组成(图 5-1)。**消化管**包括口腔、咽、食管、胃、小肠(十二指肠、空肠、回肠)及大肠(盲肠、阑尾、结肠、直肠、肛管)。临床上,将口腔至十二指肠的消化管,称为**上消化道**;空肠至肛管的消化管,称为**下消化道**。**消化腺**包括消化管壁内的小消化腺和消化管外的大消化腺。大消化腺即 3 对唾液腺(腮腺、下颌下腺、舌下腺)、肝和胰。

消化系统的主要功能是摄取、消化食物,吸收营养,排出残渣。

消化系统的器官大部分位于胸、腹腔内,为了便于描述胸、腹腔脏器的位置和体表投影,人们确定了胸部标志线和腹部分区(图 5-2)。

(一)胸部标志线

1.前正中线   经身体前面正中的垂直线。

2.锁骨中线   经锁骨中点的垂直线。

3.腋前线   经腋前襞的垂直线。

4.腋中线   经腋窝中点的垂直线。

5.腋后线   经腋后襞的垂直线。

6.肩胛线   经肩胛骨下角的垂直线。

7.后正中线   经身体后面正中的垂直线。

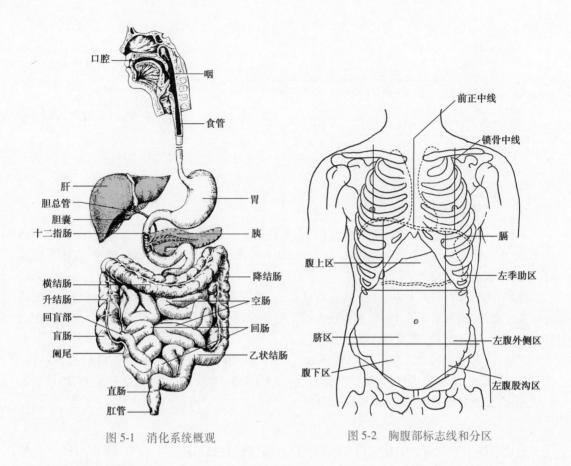

图 5-1 消化系统概观 　　　　　　　　图 5-2 胸腹部标志线和分区

（二）腹部分区

1.九分法　由两条横线（上横线为两侧肋弓最低点的连线；下横线为两侧髂结节的连线）和两条纵线（为经左右腹股沟韧带中点的垂线）将腹部划分成 9 个区域，即上腹部的左右季肋区和腹上区，中腹部的左右腹外侧区和脐区，下腹部的左右腹股沟区和腹下区。

2.四分法　临床上通过脐做一条垂直线和一条水平线，将腹部分为左右上腹和左右下腹 4个区。

第一节　消化管

一、消化管壁的一般结构

自咽到肛管的消化管壁由内向外分为黏膜、黏膜下层、肌层及外膜 4 层（图 5-3）。

（一）黏膜

黏膜由内向外分上皮、固有层和黏膜肌层。

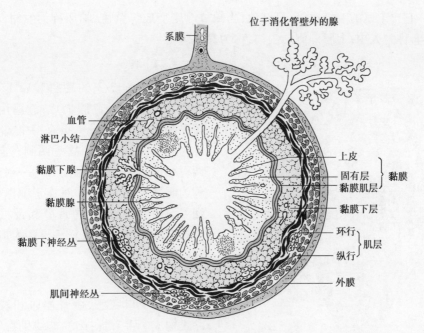

图 5-3 消化管微细结构模式图

1.上皮 大部分消化管为单层柱状上皮,以消化吸收功能为主,但口腔、咽、食管及肛门则为复层扁平上皮,有保护功能。

2.固有层 由疏松结缔组织构成,内含丰富的腺体、毛细血管、毛细淋巴管及淋巴组织等。

3.黏膜肌层 为薄层平滑肌,其收缩可使黏膜活动,有利于物质的消化和吸收。

(二)黏膜下层

黏膜下层为疏松结缔组织,内含较大的血管、淋巴管和黏膜下神经丛等。黏膜和黏膜下层向管腔内突起,形成**皱襞**,能扩大黏膜的表面积。

(三)肌层

口腔、咽、食管上段及肛门等处的肌层为骨骼肌,其余各部为平滑肌。平滑肌一般呈内环、外纵排列,两层间有肌间神经丛。某些部位的环行平滑肌增厚,形成括约肌。

(四)外膜

咽、食管和大肠末段的外膜为薄层结缔组织构成的**纤维膜**;其余大部分则为间皮和薄层结缔组织构成的**浆膜**。

二、口腔

口腔是消化管的起始部,其前壁为口唇,侧壁为颊,下壁为口腔底,上壁为腭。口腔向后借咽峡通咽,向前经口裂与外界相通。口腔借上下牙弓分为**口腔前庭**和**固有口腔**。当牙咬合时,口腔前庭与固有口腔之间仅借牙弓后方的间隙相通,临床上可经此间隙行插管术。

(一)口唇

口唇分为上下唇。两唇间的裂隙,称为**口裂**。口唇的游离缘为皮肤与口腔黏膜的移行部,称为**唇红**。它含丰富的毛细血管,呈红色,当缺氧时则变成绛紫色,临床称为发绀。上唇前面正中的浅沟,称为**人中**;上唇外侧的浅沟,称为**鼻唇沟**。

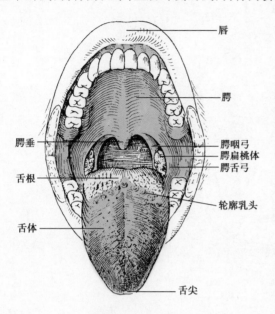

图 5-4　口腔和咽峡

唇

腭

腭垂

腭咽弓
腭扁桃体
腭舌弓

舌根

轮廓乳头

舌体

舌尖

（二）腭

腭可分前 2/3 的**硬腭**和后 1/3 的**软腭**。硬腭由骨腭覆盖黏膜而成;软腭由骨骼肌覆盖黏膜而成,其后缘中央有一个向下的突起,称为**腭垂**(悬雍垂)。腭垂两侧有向外下行的两对弓形的黏膜皱襞,前方的一对连于舌根,称为**腭舌弓**;后方的一对连于咽侧壁,称为**腭咽弓**。由腭垂、两侧腭舌弓和舌根共同围成的狭窄部,称为**咽峡**(图 5-4),为口腔与咽的分界处。

（三）舌

舌位于口腔底,由骨骼肌和表面覆盖的黏膜构成。舌有搅拌食物、协助吞咽、感受味道及辅助发音等功能。

1.舌的形态　舌分**舌根**和**舌体**两部分。舌的前 2/3 为舌体,后 1/3 为舌根。舌体的前端称为**舌尖**;舌的上面称为**舌背**。

2.舌黏膜　呈淡红色。舌背的黏膜有许多小的突起,称为**舌乳头**。按其形状,可分为丝状乳头、菌状乳头、轮廓乳头等。**丝状乳头**数量最多,呈白色丝绒状,具有一般感觉的功能。**菌状乳头**数量较少,为红色钝圆形的小突起,散在于丝状乳头之间。**轮廓乳头**最大,呈"∧"形排列在舌体背面后端。菌状乳头和轮廓乳头含**味蕾**,能感受酸、甜、苦、咸等味觉。在舌根背面的黏膜内有许多淋巴组织形成的突起,称为**舌扁桃体**。

舌下面正中有一条黏膜皱襞,称为**舌系带**。在舌系带根部的两侧有一对小的隆起,称为**舌下阜**,为下颌下腺和舌下腺的导管共同开口处。由舌下阜向后外侧延伸的黏膜隆起,称为**舌下襞**,其深面有舌下腺(图 5-5)。

3.舌肌　为骨骼肌,分舌内肌和舌外肌。舌内肌起止都在舌内,由纵横行和垂直的肌束交错排列,收缩时可改变舌的形状。舌外肌起于舌外,止于舌内,收缩时可改变舌的位置。其中,重要的为颏舌肌。**颏舌肌**起于下颌骨体后面正中线的两侧,肌束呈扇形向后外上方止于舌中线两侧。伸舌时,若一侧

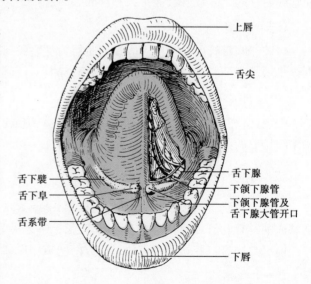

图 5-5　口腔底和舌下面的黏膜

上唇

舌尖

舌下腺
下颌下腺管
下颌下腺管及
舌下腺大管开口

下唇

舌下襞
舌下阜

舌系带

颏舌肌收缩,舌尖偏向对侧,两侧颏舌肌同时收缩,舌尖伸向前。

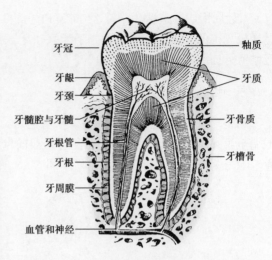

图 5-6 牙的纵切面

(四)牙

牙嵌于上下颌骨的牙槽骨内,可切断和磨碎食物,并对发音有辅助作用。

1.牙的形态和构造 每颗牙均分为**牙冠**、**牙根**和**牙颈**3 部分。其内部的空腔,称为**牙髓腔**(图 5-6)。每颗牙均由牙质、釉质、牙骨质及牙髓构成。**牙质**构成牙的主体;**牙骨质**被覆于牙根的表面;**釉质**被覆于牙冠的表面,呈乳白色,为人体最坚硬的组织;**牙髓**由结缔组织、神经、血管和淋巴管组成,充填于牙腔内。牙髓发炎时,可引起剧烈疼痛。

2.牙的种类和排列 人的一生有两套牙(图 5-7):第一套牙称为**乳牙**,可分为**切牙**、**尖牙**和**磨牙**3 类。乳牙共 20 颗,上下颌的左右侧各 5 颗,由前内向后外呈弓状排列的是乳中切牙、乳侧切牙、乳尖牙、第一乳磨牙及第二乳磨牙。第二套牙称为**恒牙**,分为**切牙**、**尖牙**、**前磨牙**及**磨牙**4 类。恒牙共 32 颗,上下颌的左右侧各 8 颗,由前内向后外呈弓状排列的是中切牙、侧切牙、尖牙、第一前磨牙、第二前磨牙、第一磨牙、第二磨牙及第三磨牙(又称迟牙或智齿)。临床上记录牙的方式,称为牙式。它是以被检查者的方位为准,将全部牙用"十"记号划分成 4 区,分别表示上下颌的左右侧牙,并用罗马数字 I—V 标示对应的乳牙,用阿拉伯数字 1—8 标示对应的恒牙。

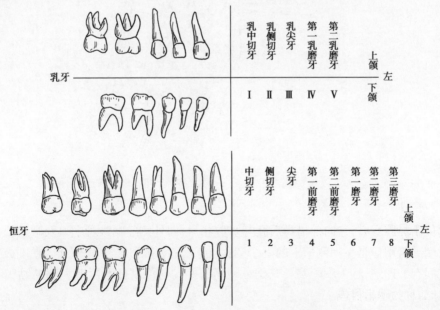

图 5-7 乳牙和恒牙的名称及符号

3.牙周组织 包括牙槽骨、牙周膜和牙龈3部分,对牙起固定、支持和保护作用。**牙槽骨**是牙根周围的骨质。**牙周膜**是介于牙根和牙槽骨之间的致密结缔组织。**牙龈**是紧贴在牙颈和牙槽弓外面的口腔黏膜,富含血管。

三、咽

咽是上宽下窄、前后略扁的漏斗形管道,长约12 cm。咽位于颈椎的前方,上端抵达颅底,下端至第6颈椎体下缘高度续于食管。咽前壁不完整,由上到下分别与鼻腔、口腔和喉腔相通。咽分为鼻咽、口咽和喉咽3部分(图5-8)。

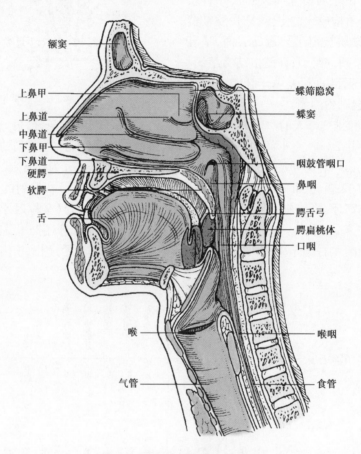

图5-8 头颈部的正中矢状切面

(一)鼻咽

鼻咽位于鼻腔后方,它向前借鼻后孔与鼻腔相通,向外侧经咽鼓管咽口及咽鼓管与中耳鼓室相通。**咽鼓管咽口**是鼻咽侧壁上的一个圆孔,位于下鼻甲后方约1 cm处。在咽鼓管咽口与咽后壁之间有一凹陷,称为**咽隐窝**。它是鼻咽癌的好发部位。鼻咽后壁上部的黏膜下有丰富的淋巴组织,称为**咽扁桃体**。

(二)口咽

口咽位于口腔后方,向前借咽峡与口腔相通。在咽侧壁腭舌弓和腭咽弓之间的窝内,容纳有腭扁桃体。

在鼻、口通咽处由咽扁桃体、腭扁桃体及舌扁桃体共同组成**咽淋巴环**。

（三）喉咽

喉咽位于喉的后方,向前借喉口与喉腔相通,向下与食管相通。在喉口两侧各有一梨形的窝,称为**梨状隐窝**。它是异物容易滞留的地方。

四、食管

（一）食管的形态和位置

食管是一个前后略扁的肌性管道。它位于脊柱前方,上端在第6颈椎下缘平面与咽相续,下端连于胃的贲门,全长约25 cm。它可分为颈部、胸部和腹部3段。食管全程有3处狭窄(图5-9):第一个狭窄位于食管起始处,距中切牙约15 cm;第二个狭窄位于食管与左主支气管交叉处,距中切牙约25 cm;第三狭窄位于食管穿膈肌处,距中切牙约40 cm。这些狭窄是异物容易滞留和肿瘤好发部位。

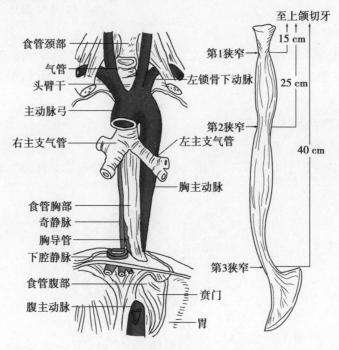

图5-9 食管的位置和3个狭窄

（二）食管壁的微细结构特点

食管上皮为复层扁平上皮。黏膜下层含有**食管腺**,分泌黏液,其导管穿过黏膜开口于食管腔。肌层在食管上1/3为骨骼肌,下1/3为平滑肌,中1/3由骨骼肌和平滑肌混合组成。外膜为纤维膜。

五、胃

胃是消化管的最膨大部分。它具有容纳和初步消化食物等功能。

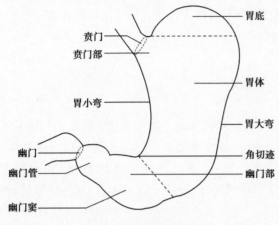

图 5-10　胃的形态和分部

（一）胃的形态和分部

胃有入、出两口，上下两缘和前后两壁（图 5-10）。胃的入口称为**贲门**，向上接食管；出口称为**幽门**，续于十二指肠；上缘凹向右上方称为**胃小弯**，其最低点称为**角切迹**；下缘凸向左下方称为**胃大弯**。

胃分为 4 部：**胃底**为贲门平面以上的膨出部分；**贲门部**是靠近贲门的部分；**胃体**是角切迹与胃底、贲门部之间的部分；**幽门部**为角切迹与幽门之间的部分。

（二）胃的位置和毗邻

胃中度充盈时，大部分位于左季肋区，小部分位于腹上区。胃前壁右侧与肝左叶邻近，左侧与膈相邻。胃前壁中间部在剑突下方，直接与腹前壁相贴，是临床上胃触诊的部位。胃后壁与胰、横结肠、左肾及左肾上腺相邻，胃底与膈和脾相邻。

（三）胃壁的微细结构特点

胃壁由黏膜、黏膜下层、肌层及浆膜构成。

1.黏膜　胃的内表面形成许多皱襞（图 5-11）。黏膜表面有大量针尖大小、不规则的凹陷，称为**胃小凹**。

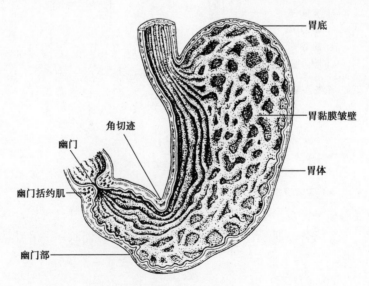

图 5-11　胃的黏膜

1)上皮 为单层柱状上皮(图 5-12),上皮细胞分泌的黏液覆盖黏膜表面,有重要的保护作用。

2)固有层 内有大量的腺体,根据腺体的位置和结构,可分为胃底腺、贲门腺和幽门腺。这些腺体均开口于胃小凹,其分泌物组成胃液。

(1)**胃底腺** 分布于胃底和胃体部,数量最多,为管状腺,可分为颈、体和底部。胃底腺主要由主细胞、壁细胞和颈黏液细胞等组成。

主细胞数量最多,主要分布于胃底腺的体、底部。细胞呈柱状,核圆形,位于基部,胞质嗜碱性。主细胞分泌胃蛋白酶原。

壁细胞在胃底腺的颈、体部较多。此细胞较大,多呈圆锥形,核圆而深染,胞质嗜酸性。壁细胞能分泌盐酸和内因子。盐酸能激活胃蛋白酶原,使胃蛋白酶原变成胃蛋白酶,对蛋白质进行初步分解;盐酸还有杀菌作用。内因子能促进维生素 B_{12} 吸收,有利于红细胞生成。

颈黏液细胞较少,位于胃底腺的颈部,分泌黏液。

(2)**贲门腺和幽门腺** 贲门腺位于贲门部,幽门腺位于幽门部,都分泌黏液。

2.肌层 由内斜、中环、外纵行的 3 层平滑肌构成。环行肌在幽门处增厚形成**幽门括约肌**,有控制胃内容物排空的作用。

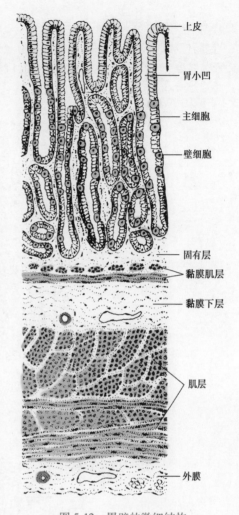

图 5-12 胃壁的微细结构

六、小肠

小肠是消化管中最长的一段,成人长 5~7 m。它是食物消化吸收的主要部位。小肠上端接幽门,下端连盲肠,可分为十二指肠、空肠和回肠 3 部分。

(一)十二指肠

十二指肠长约 25 cm,呈"C"形包绕胰头,分为上部、降部、水平部及升部(图 5-13)。

1.上部 约在第 1 腰椎的右侧起于幽门,行向右后。上部在近幽门处壁薄腔大,黏膜光滑无皱襞,称为**十二指肠球**。它是十二指肠溃疡的多发部位。

2.降部 沿第 1—3 腰椎右侧下行,至第 3 腰椎体下缘急转向左续为水平部。在降部下份的后内侧壁上有一圆形隆起,称为**十二指肠大乳头**。它为胆总管和胰管的共同开口处。

3.水平部 向左横过第 3 腰椎体的前方,移行为升部。

4.升部 斜向左上方,升至第 2 腰椎的左侧,向前下弯曲形成**十二指肠空肠曲**,续为空肠。在十二指肠空肠曲与腹后壁之间有**十二指肠悬韧带**。它是临床手术中确认空肠始端的重要标志。

（二）空肠和回肠

空肠位居腹腔的左上部,占空、回肠全长的2/5。它与回肠之间无明确分界。空肠管径较大,管壁较厚,血供较丰富,活体颜色较红(图5-14)。

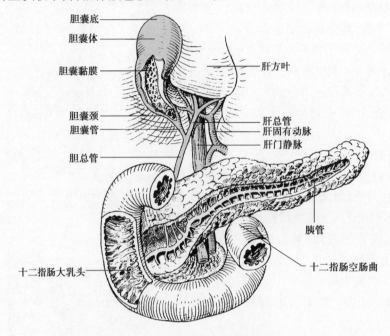

图5-13 胆道、十二指肠和胰

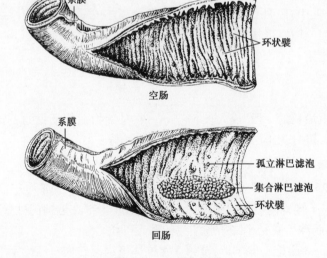

图5-14 空肠和回肠

回肠位居腹腔的右下部,占空、回肠全长的3/5。回肠管径较小,管壁较薄,血供较差,活体颜色较苍白(表5-1)。

（三）小肠壁的形态和微细结构特点

小肠由黏膜、黏膜下层、肌层及外膜构成。

表 5-1　空肠和回肠比较表

项　目	空　肠	回　肠
位置	腹腔左上部	腹腔右下部
长度	占空肠、回肠近侧的 2/5	占空肠、回肠远侧的 3/5
管径	大	小
管壁	厚	薄
血供	较丰富	较差
肠系膜中动脉弓	1~2 级	4~5 级
活体色泽	较红	较淡
环形皱襞	高而密	低而疏
淋巴滤泡	孤立	集合、孤立

1.环形皱襞　小肠的黏膜和黏膜下层向肠腔内突起形成**环形皱襞**。它扩大了小肠黏膜的表面积。

2.肠绒毛　小肠黏膜的上皮和固有层向肠腔内伸出的指状突起,称为**肠绒毛**(图 5-15)。它的表面是单层柱状上皮,中轴部的固有层内除有丰富毛细血管外,还有 1~2 条以盲端起始的纵行毛细淋巴管,称为**中央乳糜管**。肠上皮吸收的脂类物质进入中央乳糜管输送,而氨基酸、单糖等物质主要经毛细血管进入血液。肠绒毛为小肠特有,它扩大了小肠黏膜上皮的表面积。

小肠黏膜的单层柱状上皮主要由吸收细胞和杯状细胞组成。

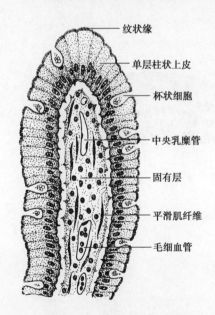

图 5-15　小肠绒毛纵切面

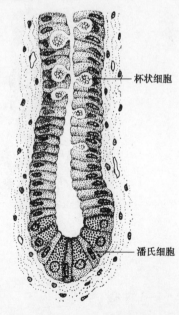

图 5-16　小肠腺纵切面

(1)**吸收细胞**　呈高柱状,核椭圆形,位于细胞基底部。吸收细胞游离面的胞膜和胞质向肠腔内突起形成微绒毛,扩大了吸收细胞游离面的表面积。大量微绒毛密集排列形成**纹状缘**。

环形襞、肠绒毛和微绒毛使小肠吸收表面积扩大 600 多倍,有利于营养物质的消化和吸收。

(2)**杯状细胞**　散在于吸收细胞间,分泌黏液,有润滑和保护作用。

3.小肠腺　肠绒毛根部的上皮内陷至固有层形成管状的**小肠腺**(图 5-16)。它直接开口于肠腔。组成小肠腺的细胞主要有柱状细胞、杯状细胞和潘氏细胞。**潘氏细胞**呈锥体形,位于小肠腺底部,常三五成群。潘氏细胞顶部胞质内充满粗大的嗜酸性颗粒,内含溶菌酶等。

4.淋巴滤泡　小肠黏膜的固有层内有淋巴滤泡(淋巴小结),十二指肠较少而小,向下逐渐增多。空肠内为散在的**孤立淋巴滤泡**,回肠除有大量孤立淋巴滤泡外,其末段还聚集形成较大的**集合淋巴滤泡**。

十二指肠的黏膜下层内有**十二指肠腺**,分泌黏液,可保护十二指肠免受胃酸的侵蚀。小肠的外膜,除部分十二指肠壁为纤维膜外,其余为浆膜。

七、大肠

大肠长约 1.5 m,包绕在空、回肠的周围,分为盲肠、阑尾、结肠、直肠及肛管 5 部分。其主要功能是吸收水分、维生素,并排出食物残渣。

盲肠和结肠具有以下 3 种特征性结构:

①**结肠带**由肠壁的纵行肌增厚形成,3 条结肠带平行于大肠的长轴排列,在盲肠的盲端汇集于阑尾根部。

②**结肠袋**是因结肠带短于肠管,使结肠皱缩而膨出的囊袋。

③**肠脂垂**是结肠带附近的脂肪突起(图 5-17)。

这 3 种结构是手术中区别大小肠的标志。

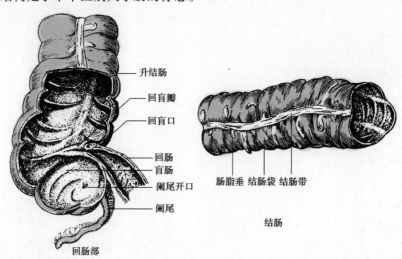

升结肠
回盲瓣
回盲口
回肠
盲肠
阑尾开口
阑尾
回肠部

肠脂垂　结肠袋　结肠带
结肠

图 5-17　结肠、盲肠和阑尾

(一)盲肠

盲肠为大肠的起始部,长 6~8 cm,位于右髂窝内。盲肠的起始部为盲端,向上续升结肠,回肠末端开口于盲肠,其开口处有上下两片黏膜皱襞,称为**回盲瓣**(图 5-17)。它可防止大肠内容物逆流入回肠。

(二) 阑尾

阑尾位于右髂窝,连于盲肠下端后内侧壁。阑尾是蚯蚓状盲管,长 6~8 cm。阑尾的盲端游离,位置不恒定。阑尾根部位置较恒定,附着于盲肠后内侧壁,3 条结肠带汇集于此,故手术中可沿结肠带向下寻找阑尾。阑尾根部的体表投影点又称**麦氏点**,即脐与右髂前上棘连线的中、外 1/3 交点处。急性阑尾炎时,该处可有压痛、反跳痛。

(三) 结肠

1.结肠位置和分部　**结肠**分为升结肠、横结肠、降结肠及乙状结肠,呈"M"形包绕在空、回肠周围。

①**升结肠**起于盲肠,沿腹后壁右侧上升至肝下方,向左弯曲形成**结肠右曲(肝曲)**,然后移行为横结肠。

②**横结肠**向左行至脾下方,向下弯曲形成**结肠左曲(脾曲)**,移行为降结肠。

③**降结肠**沿腹后壁的左侧下降,至左髂嵴处移行为乙状结肠。

④**乙状结肠**呈"乙"字形,至第 3 骶椎前面续为直肠(图 5-1)。

2.结肠的微细结构特点　结肠黏膜可见半月形皱襞。单层柱状上皮中有大量杯状细胞。大肠腺长且直,杯状细胞多。

(四) 直肠

直肠位于盆腔内,上端起于乙状结肠,沿骶骨和尾骨的前面下行,穿过盆膈后移行为肛管。直肠下部膨大,称为**直肠壶腹**。其内面有 2~3 条半月状的**直肠横襞**。直肠横襞中大而恒定的一条,距肛门约 7 cm。直肠并不直,矢状面上有两个弯曲(图 5-18):与骶骨的弯曲一致,凸向后的是**直肠骶曲**;绕过尾骨尖,凸向前的是**直肠会阴曲**。临床上进行直肠检查时,要注意直肠弯曲和直肠横襞,以免损伤。

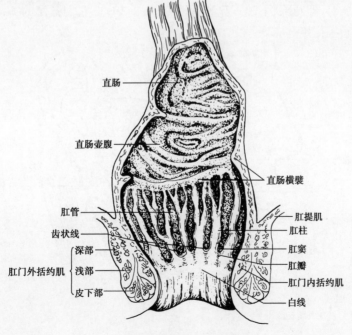

图 5-18　直肠和肛管内面观

(五)肛管

肛管上接直肠,下端终于肛门,长3~4 cm。肛管内面有6~10条纵行的黏膜皱襞,称为**肛柱**。相邻两个肛柱下端之间的半月形皱襞,称为**肛瓣**。每个肛瓣与相邻两个肛柱下端之间围成的开口向上的小窝,称为**肛窦**。各肛瓣与肛柱下端共同连成的锯齿状的环形线,称为**齿状线**。齿状线是皮肤和黏膜相互移行的分界线,齿状线上下的肠管在动脉来源、静脉回流以及神经支配等方面都各不相同。齿状线下方有约1 cm宽的环形区域,称为**肛梳**。肛梳和肛柱的深面有丰富的静脉丛,这些静脉丛如果淤血、扩张,并向肛管腔内突起,就形成了**痔**。在齿状线以上者称为**内痔**,以下者称为**外痔**。

肛管周围有肛门内、外括约肌。**肛门内括约肌**由直肠壁环行平滑肌增厚而成,收缩时能协助排便。**肛门外括约肌**是位于肛门内括约肌周围的环行骨骼肌,可随意括约肛门,控制排便,手术时损伤,会引起大便失禁。

附:胃肠道的内分泌细胞是指散在于胃、肠上皮和腺体中能分泌激素的细胞。它们种类繁多,数量庞大,其总量超过其他内分泌腺细胞的总和。它们分泌的激素统称为胃肠激素,可协调胃肠道自身的运动和分泌功能,还参与调节其他器官的活动。

第二节　消化腺

一、唾液腺

大唾液腺共3对,即腮腺、下颌下腺和舌下腺(图5-19)。它们分泌的唾液有湿润口腔、调和食物和分解淀粉等作用。

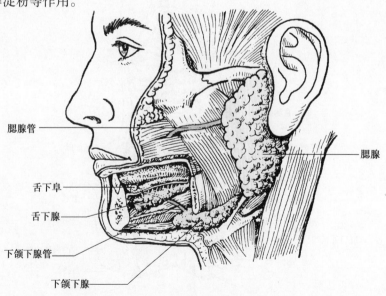

图 5-19　唾液腺

1.腮腺　**腮腺**是唾液腺中最大的一对,略呈三角形,位于耳郭前下方。腮腺前缘发出腮腺导管,向前横过咬肌的表面,至咬肌前缘向内穿过颊肌,开口于平对上颌第二磨牙的颊黏膜处。小儿麻疹早期可在导管开口周围出现灰白色的斑点。

2.下颌下腺　**下颌下腺**呈卵圆形,位于下颌骨体的深面,其导管开口于舌下阜。

3.舌下腺　**舌下腺**位于口腔底舌下襞的深面。舌下腺大导管与下颌下腺导管汇合,开口于舌下阜,数条小导管直接开口于舌下襞。

二、肝

肝是人体中最大的腺体,具有分泌胆汁、储存糖原、参与物质代谢、解毒及防御等功能。

(一)肝的形态和位置

肝血液供应丰富,呈红褐色,质软而脆,受暴力作用易破裂出血。肝呈楔形,可分为上下两面、前后两缘。肝上面膨隆,与膈相贴,又称**膈面**。膈面被镰状韧带分为左右两叶,**肝右叶**大而厚,**肝左叶**小而薄(图5-20)。肝下面凹凸不平,与腹腔脏器相邻,又称**脏面**。脏面有左右纵沟和一条横沟,其排列呈"H"形。横沟称为**肝门**,是肝门静脉、肝固有动脉、肝管、神经及淋巴管等出入肝的部位。右纵沟的前部容纳胆囊,后部有下腔静脉通过。在右纵沟后部的上端,有肝静脉注入下腔静脉。左纵沟的前部有**肝圆韧带**,后部有**静脉韧带**。它们分别由胎儿时期的脐静脉和静脉导管闭锁而成。肝下面被"H"形沟分为4叶:左纵沟的左侧为**左叶**;右纵沟的右侧为**右叶**;左右纵沟之间,横沟的前方为**方叶**;横沟的后方为**尾状叶**。肝的前缘锐薄,肝的后缘钝圆(图5-21)。

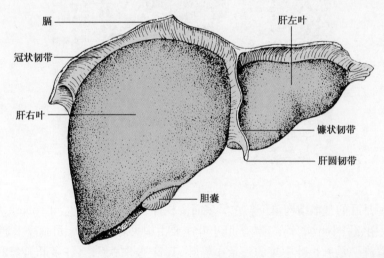

图5-20　肝的膈面

肝大部分位于右季肋区和腹上区,小部分位于左季肋区。肝上界与膈穹窿一致,右侧最高点相当于右锁骨中线与第5肋的交点,左侧最高点相当于左锁骨中线与第5肋间隙的交点。肝下界右侧与右肋弓一致,在腹上区可达剑突下约3 cm。7岁以下幼儿可低于右肋弓,但不超出2 cm。肝的位置随膈肌的运动而上下移动。平静呼吸时,肝可上下移动2~3 cm。

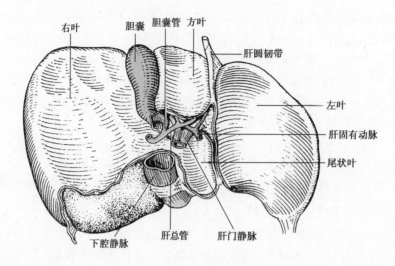

图 5-21　肝的脏面

(二)肝的微细结构

肝的表面包有由结缔组织和间皮构成的被膜。被膜的结缔组织在肝门处随肝血管的分支伸入肝内,将肝实质分隔成许多肝小叶(图 5-22)。

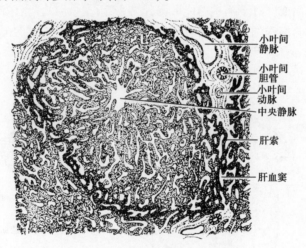

图 5-22　肝的微细结构(低倍)

1.**肝小叶**　是肝的基本结构单位。它呈多面棱柱体,高约 2 mm,宽约 1 mm。肝小叶之间结缔组织很少,故相邻肝小叶常分界不清。肝小叶主要由中央静脉、肝板、肝血窦及胆小管组成。

(1)**中央静脉**　是肝小叶中央的一条小静脉,其管壁不完整,有许多肝血窦的开口。

(2)**肝板**　是由单层肝细胞排列而成的板状结构。肝板凹凸不平,彼此连接成网,并以中央静脉为中心,呈放射状排列。肝板在切面上呈条索状,称为**肝索**。

肝细胞体积较大,呈多边形,核大而圆,位于细胞中央,细胞多为单核,也可有双核(图 5-23)。肝细胞质嗜酸性,含多种细胞器。肝细胞中丰富的线粒体,为肝细胞不断提供能量;粗面内质网为肝细胞合成多种蛋白质(如白蛋白、纤维蛋白原、凝血酶原及脂蛋白等);滑面内质网能合成胆汁,参与糖类、脂类、激素等多种物质的代谢,促使异物的生物转化等;发达的高尔基复合体主要与蛋白质的加工和胆汁的排泌有关;溶酶体对肝细胞结构的更新和细胞正常功能的维持十分重要。肝细胞内还含有脂滴和糖原。

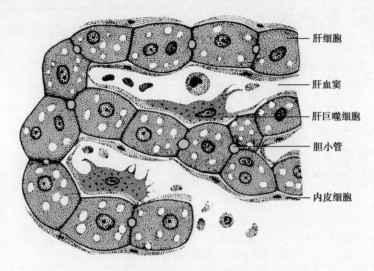

图 5-23　肝的微细结构(高倍)

（3）**肝血窦**　是肝板之间的毛细血管,腔大而不规则,窦壁由内皮细胞构成,内皮细胞有一些大小不等的孔,内皮细胞之间有较大的间隙,内皮外面无基膜。因此,肝血窦通透性较大,有利于肝细胞与血液进行物质交换。

肝血窦内皮细胞与肝细胞之间有一个狭小间隙,称为**窦周隙**。它是肝细胞与血液之间进行物质交换的场所。隙内充满来自肝血窦的血浆,肝细胞的微绒毛伸入窦周隙,浸于血浆之中。窦周隙内有一种散在的细胞,称为**贮脂细胞**。它具有储存维生素 A 和产生网状纤维和基质的功能。

肝血窦内有**肝巨噬细胞**,又称 Kupffer 细胞。其细胞形态不规则,有许多伪足,具有变形运动和活跃的吞噬能力。

（4）**胆小管**　是肝细胞之间的微细管道。它是由相邻两个肝细胞的细胞膜向各自的胞质内凹陷围成的,肝细胞分泌的胆汁直接进入胆小管。正常情况下,胆汁不会从胆小管溢出;当肝细胞发生变性、坏死或胆道堵塞时,胆小管的正常结构被破坏,胆汁则溢入窦周隙,进入肝血窦,出现黄疸。

2.**门管区**　在相邻几个肝小叶之间的结缔组织内,伴行有小叶间静脉、小叶间动脉和小叶间胆管,该区域称为**门管区**。小叶间静脉是肝门静脉的分支,壁薄,腔大而不规则,由内皮、少量散在平滑肌和结缔组织构成。小叶间动脉是肝固有动脉的分支,壁厚,腔小而圆,由内皮和数层环行平滑肌构成。小叶间胆管由胆小管汇集而成,其管壁由单层立方上皮构成,小叶间胆管在肝内反复汇集,最后形成肝左右管出肝。

3.**肝内血液循环**　肝的供血丰富,从肝门入肝的血管有肝门静脉和肝固有动脉。肝门静脉是肝的功能血管,在肝小叶之间分支形成小叶间静脉;肝固有动脉是肝的营养血管,在肝小叶之间分支形成小叶间动脉。小叶间动、静脉的血液都注入肝小叶边缘的肝血窦,然后从肝小叶四周流向中央,汇入中央静脉。数条中央静脉汇合成小叶下静脉,最后合成 2~3 支肝静脉出肝,注入下腔静脉(表5-2)。

表5-2　肝血液循环和胆汁产生及排出途径简表

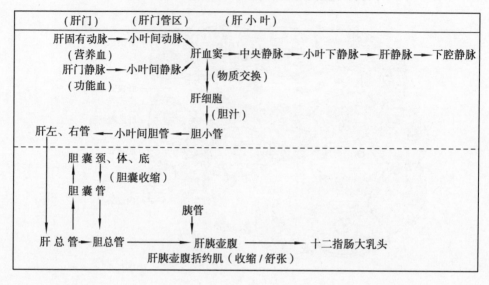

（三）肝外胆道

肝外胆道包括胆囊和输胆管道。

1.胆囊　略呈梨形,有储存和浓缩胆汁的作用。胆囊分为**胆囊底**、**胆囊体**、**胆囊颈**及**胆囊管**4部分。胆囊底的体表投影相当于右锁骨中线与右肋弓相交处。当胆囊发炎时,此处可有压痛。胆囊颈和胆囊管内的黏膜形成螺旋状的皱襞,能控制胆汁的出入。

2.输胆管道　**肝左管**和**肝右管**出肝门后汇合成肝总管。**肝总管**下行与胆囊管汇合成胆总管。**胆总管**长4~8 cm,在肝固有动脉右侧和肝门静脉前方下行,经十二指肠上部的后方,降至胰头后方进入十二指肠降部的后内侧壁,在此处与胰管汇合成**肝胰壶腹**,开口于十二指肠大乳头。在肝胰壶腹周围有由环行平滑肌增厚形成的**肝胰壶腹括约肌**(Oddi 括约肌)。

平时,因肝胰壶腹括约肌保持收缩状态,肝细胞分泌的胆汁进入胆小管,经小叶间胆管、肝左管和肝右管、肝总管、胆囊管进入胆囊储存和浓缩。进食蛋白和脂类食物后,胆囊收缩,肝胰壶腹括约肌舒张,使胆汁从胆囊经胆囊管、胆总管而排入十二指肠(表5-2),对脂类食物进行消化。

三、胰

胰是人体重要的消化腺。

（一）胰的形态和位置

胰位于胃的后方,平对第1,2腰椎体高度,横贴于腹后壁。胰可分为胰头、胰颈、胰体和胰尾4部分。各部之间无明显界线。**胰头**被十二指肠包绕。胰颈是胰头与胰体之间狭窄扁薄的部分。**胰体**为胰中间的大部分。**胰尾**较细,向左至脾门。胰实质内有一条**胰管**,纵贯胰全长,胰管与胆总管汇合成后,开口于十二指肠大乳头。

（二）胰的微细结构

胰腺表面覆以薄层结缔组织被膜,被膜的结缔组织伸入胰内将实质分隔成许多小叶。实

解剖学基础

质由外分泌部和内分泌部组成(图5-24)。

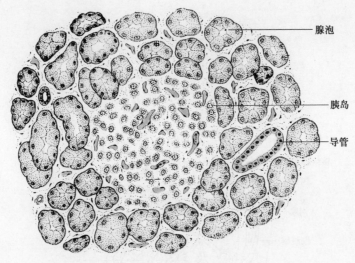

图5-24　胰的微细结构

1.外分泌部　分泌胰液,胰液含多种消化酶,能消化蛋白质、脂肪和糖。外分泌部包括腺泡和导管两部分。

腺泡由浆液性腺细胞组成。腺细胞呈锥体形,核圆,位于细胞基底部;胞质顶部含嗜酸性酶原颗粒,能分泌多种消化酶。

导管始于腺泡腔,逐渐汇合成小叶间导管,小叶间导管汇入胰管。随着导管管腔逐渐增大,管壁由单层扁平上皮或立方上皮,逐渐变为单层柱状上皮。

2.内分泌部　是分布于腺泡之间、大小不一的内分泌细胞团块,又称**胰岛**。它主要有以下3种细胞:

(1)A**细胞**　约占20%,细胞较大,多在胰岛周边部。它分泌高血糖素,使血糖升高。

(2)B**细胞**　约占70%,主要位于胰岛的中央部,分泌胰岛素,使血糖降低。

(3)D**细胞**　约占5%,散在于A,B细胞之间。它分泌生长抑素,调节A细胞、B细胞的分泌功能。

第三节　腹　膜

一、腹膜与腹膜腔

腹膜是覆盖在腹、盆腔壁内和腹、盆腔脏器表面的一层浆膜,薄而光滑,半透明状,由间皮和薄层结缔组织构成。根据覆盖的部位不同,腹膜分成两部分:衬于腹、盆腔壁内面的腹膜,称为**壁腹膜**;覆盖在腹、盆腔脏器表面的腹膜,称为**脏腹膜**。脏、壁腹膜相互移行所围成的腔隙,称为腹膜腔（图5-25）。男性腹膜腔是完全密闭的，而女性腹膜腔通过输卵管、子宫、阴道与外界相通。

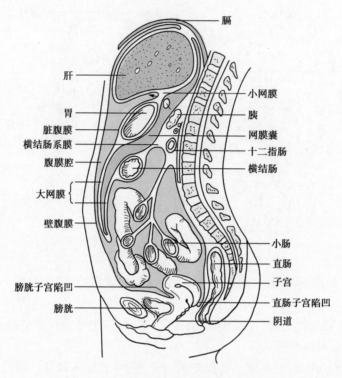

图 5-25　腹膜腔矢状切面示意图（女性）

腹膜有分泌、吸收、支持、保护、修复及防御等功能。正常情况下，腹膜不断分泌少量浆液，润滑脏器，减少脏器之间的摩擦；与此同时，腹膜又不断吸收浆液，使腹膜腔内的浆液维持动态平衡。因上腹部的腹膜吸收能力较强，故腹腔炎症或手术后的病人多采取半卧位，以减缓对有害物质的吸收。

二、腹膜与脏器的关系

根据腹、盆腔脏器被腹膜覆盖的情况，将腹、盆腔脏器分为以下3类：

（一）腹膜内位器官

表面几乎全被腹膜覆盖的腹、盆腔脏器为腹膜内位器官，如胃、十二指肠上部、空肠、回肠、盲肠、阑尾、横结肠、乙状结肠、脾、卵巢及输卵管等。

（二）腹膜间位器官

大部分或三面被腹膜覆盖的腹、盆腔脏器为腹膜间位器官，如肝、胆囊、升结肠、降结肠、直肠上部、子宫及充盈的膀胱等。

（三）腹膜外位器官

仅有一面被腹膜覆盖的腹、盆腔脏器为腹膜外位器官，如十二指肠降部和水平部、胰、肾、肾上腺、输尿管、直肠中段及空虚的膀胱等。

临床上,对腹膜外位器官(如肾和输尿管)和某些腹膜间位器官(如子宫颈)手术,常在壁腹膜外进行,以避免腹膜腔的感染和术后脏器的粘连。

三、腹膜形成的结构

壁腹膜与脏腹膜之间或脏腹膜与脏腹膜之间相互移行,形成了许多腹膜结构,如韧带、网膜、系膜和陷凹等。

(一)韧带

1.镰状韧带 是肝上面连于腹前壁上部和膈下面的双层腹膜结构,呈矢状位。

2.冠状韧带 是肝上面连于膈下面的双层腹膜结构,呈冠状位。

(二)网膜

1.小网膜 是连于肝门与胃小弯和十二指肠上部之间的双层腹膜结构(图5-26)。它可分为**肝胃韧带**和**肝十二指肠韧带**两部分。在肝十二指肠韧带的两层腹膜之间有肝门静脉、肝固有动脉和胆总管通过。胆总管在右前方,肝固有动脉在左前方,肝门静脉位于两者的后方。

2.大网膜 是连于胃大弯与横结肠之间的四层腹膜结构。它呈围裙状覆盖于小肠和结肠的前面。大网膜内含丰富的血管和脂肪。大网膜有重要的防御功能。当腹膜炎或胃肠穿孔时,它能移向病变处,包裹病灶,限制炎症蔓延。小儿的大网膜较短,当小儿下腹部炎症如阑尾炎穿孔时,容易形成弥漫性腹膜炎。

3.网膜囊 是位于小网膜和胃后方的一个扁窄的腹膜间隙。它是腹膜腔的一部分。网膜囊的前壁为小网膜、胃后壁;后壁为覆盖于胰、左肾、左肾上腺前面的腹膜和横结肠及其系膜;左侧壁为胃脾韧带、脾和脾肾韧带;向右则经肝十二指肠韧带后方的**网膜孔**与大腹膜腔相通。

(三)系膜

系膜是将肠管连于腹后壁的双层腹膜结构,在双层腹膜之间夹有血管、神经、淋巴管、淋巴结和脂肪等。凡有系膜的肠管,活动性较大。系膜分为**小肠系膜**、**阑尾系膜**、**横结肠系膜**及**乙状结肠系膜**等。其中,小肠系膜较长呈扇形,其附着于腹后壁的部分,称为小肠系膜根。小肠系膜根从第2腰椎左侧的十二指肠空肠曲开始,斜向右下,至右髂窝。

(四)陷凹

腹膜在盆腔脏器之间移行返折形成陷凹。男性有直肠与膀胱之间的**直肠膀胱陷凹**;女性有直肠与子宫之间的**直肠子宫陷凹**,还有膀胱与子宫之间的**膀胱子宫陷凹**。站立或半卧位时,直肠膀胱陷凹和直肠子宫陷凹是腹膜腔最低部位,故积液多存在于这些陷凹内。

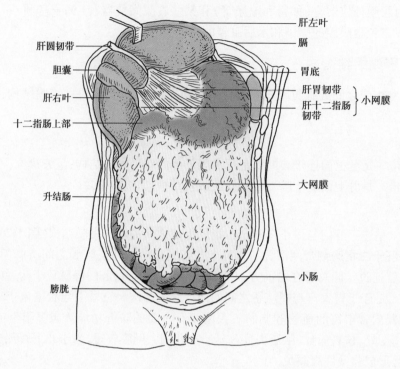

图 5-26　网膜

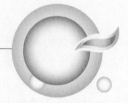

思考与探究

1.给牙关紧闭的病人插管洗胃依次经过哪些结构？并应注意哪些问题？

2.某4岁小孩左下颌第一乳磨牙发生龋齿,请正确记录该患牙。

3.手术中如何区别大小肠？如何区别空、回肠？

4.如何区别内外痔？用所学知识解释二者临床表现的异同。

5.胰液经输出管排入十二指肠的途径如何？

6.胃穿孔分别发生在前后壁,胃内容物将积聚在何处？

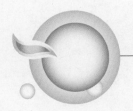

第六章

呼吸系统

　　呼吸系统由呼吸道和肺组成。呼吸道包括鼻、咽、喉、气管及主支气管。肺主要由肺内的各级支气管（支气管树）和肺泡组成（图6-1）。肺泡是气体交换的场所。临床上常将鼻、咽、喉称为**上呼吸道**；将气管、主支气管和肺内各级支气管称为**下呼吸道**。呼吸系统的主要功能是进行气体交换，即吸入氧，排出二氧化碳。

第一节　呼吸道

一、鼻

　　鼻是呼吸道的起始部，又是嗅觉器官。它可分为外鼻、鼻腔和鼻旁窦3部分。

（一）外鼻

　　外鼻以鼻骨和软骨为支架，外被皮肤内覆黏膜。它位于面部中央。外鼻上端与额相连的狭窄部为**鼻根**，鼻根向下延续为**鼻背**，鼻背的末端为**鼻尖**，鼻尖的两侧扩大为**鼻翼**，鼻翼的下方有**鼻孔**。呼吸困难时，鼻翼可出现明显的扇动。

（二）鼻腔

　　鼻腔是由骨性鼻腔和软骨为基础，内衬黏膜和皮肤构成。鼻腔被**鼻中隔**分成左右两半，每侧鼻腔又分为前部的鼻前庭和后部的固有鼻腔。鼻腔向前借鼻孔与外界相通，向后借鼻后孔通鼻咽。

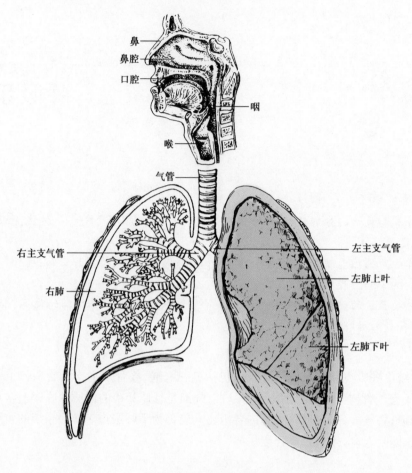

图 6-1 呼吸系统概观

1. 鼻前庭 为鼻翼围成的空腔，内衬皮肤，长有粗硬的鼻毛，富有皮脂腺和汗腺，是疖的好发部位。

2. 固有鼻腔 由骨性鼻腔被覆黏膜构成。其外侧壁上有**上鼻甲**、**中鼻甲**和**下鼻甲**。各鼻甲下方分别有**上鼻道**、**中鼻道**和**下鼻道**（图 6-2）。上鼻甲的后上方有**蝶筛隐窝**。上中鼻道有鼻旁窦的开口，下鼻道的前上部有鼻泪管开口。鼻腔的内侧壁为鼻中隔，由骨性鼻中隔和软骨覆以黏膜构成。其前下部血管丰富，称为**易出血区**。

鼻腔黏膜可分为嗅区和呼吸区。**嗅区**为上鼻甲及其相对应的鼻中隔以上的黏膜，内含嗅细胞，能感受嗅觉刺激。**呼吸区**为嗅区以外的黏膜，含有丰富的血管、腺体、杯状细胞和纤毛，对吸入的空气有加温、湿润和净化的作用。

（三）鼻旁窦

鼻旁窦由骨性鼻旁窦衬以黏膜而成，共有 4 对，都开口于鼻腔。其中，**上颌窦、额窦和筛窦**的前、中群开口于中鼻道；筛窦后群开口于上鼻道；**蝶窦**开口于蝶筛隐窝。由于鼻腔黏膜与鼻旁窦的黏膜相连，故鼻腔炎症可蔓延至鼻旁窦，引起鼻旁窦炎。由于上颌窦开口位置较高，故上颌窦炎时，常常因引流不畅而积液、积脓。鼻旁窦也能温暖、湿润、净化空气，并对发音有共鸣作用。

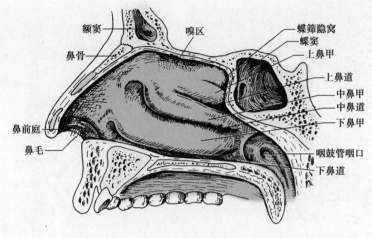

图 6-2 鼻腔外侧壁

二、咽

咽是气体和食物的共同通道。呼吸和发音时,咽内有气流通过。吞咽时,会厌封闭喉口,呼吸暂停,气流中止,让道于食物(见消化系统)。

三、喉

喉是气体进出的通道,又是发音器官。喉以软骨为基础,软骨之间借关节、韧带和喉肌相连,内面衬以黏膜。喉位于颈前部正中,成人喉相当于第 3—6 颈椎的高度。喉的位置可随吞咽及发音而上下移动。

(一)喉软骨及其连结

喉软骨主要有甲状软骨、环状软骨、杓状软骨及会厌软骨(图 6-3)。

1.**甲状软骨** 由两块方形软骨板在前方正中愈合而成,愈合处的上端向前突出,称为**喉结**。成年男性比较明显。甲状软骨后缘向上下各伸出一对突起,分别称为**上角**和**下角**。甲状软骨与舌骨之间借**甲状舌骨膜**相连。

2.**环状软骨** 位于甲状软骨的下方,形似指环,前窄后宽。环状软骨两侧的关节面与甲状软骨下角构成**环甲关节**。环状软骨与甲状软骨在前面正中处有**环甲正中韧带**相连。当急性喉阻塞时,可在此处进行穿刺或切开。环状软骨平对第 6 颈椎,是颈部重要体表标志之一。

3.**杓状软骨** 位于环状软骨后缘上方,左右各一。杓状软骨呈三棱锥形,尖朝上,底朝下,底与环状软骨的后部上缘构成**环杓关节**。在杓状软骨底前部与甲状软骨后面中央之间有**声韧带**,是发音的主要结构。

4.**会厌软骨** 形似树叶,上宽下窄,下端借韧带连于甲状软骨后面中央;上端游离,覆盖黏膜构成会厌。吞咽时,会厌有封闭喉口防止食物误入的作用。

(二)喉肌

喉肌为附着于喉软骨的细小骨骼肌。它分为两群:一群作用于环杓关节,使声门裂开大或缩小;另一群作用于环甲关节,使声带紧张或松弛。

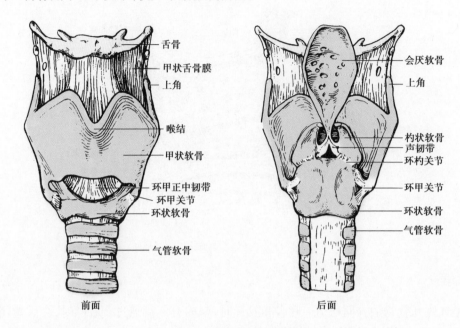

舌骨		会厌软骨
甲状舌骨膜		上角
上角		
喉结		杓状软骨
甲状软骨		声韧带
		环杓关节
环甲正中韧带		环甲关节
环甲关节		环状软骨
环状软骨		气管软骨
气管软骨		

前面　　　　　　　　　　　　　　后面

图 6-3　喉软骨及其连结

（三）喉腔

喉腔是喉壁围成的腔。它上借喉口通咽,下接气管。

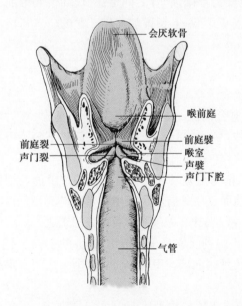
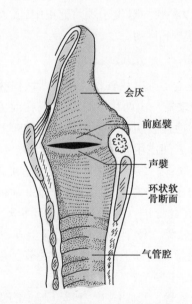

图 6-4　喉的冠状切面　　　　　图 6-5　喉的正中矢状切面

喉腔侧壁有两对呈矢状位的黏膜皱襞(图 6-4、图 6-5)。上方一对称为**前庭襞**,两侧前庭襞间的裂隙称为**前庭裂**;下方一对称为**声襞**,两侧声襞及两侧杓状软骨间的裂隙称为**声门裂**。

由声襞及其深面所覆盖的声韧带和声带肌共同构成声带。声门裂是喉腔最狭窄的部位,气体经过声门裂时使声带振动而发声。

喉腔分成喉前庭、喉中间腔和声门下腔 3 部。**喉前庭**位于喉口与前庭裂之间,上宽下窄。**喉中间腔**位于前庭裂与声门裂之间,它向两侧突出形成的隐窝,称为**喉室**。**声门下腔**位于声门裂与环状软骨下缘之间,上窄下宽,其黏膜下层组织疏松,炎症时易发生喉水肿,尤以婴幼儿更易因急性喉水肿而致喉阻塞,出现呼吸困难。

四、气管和主支气管

(一)气管

气管以 14～17 个气管软骨为支架,借平滑肌和结缔组织相连,内覆黏膜而成。**气管软骨**呈"C"形,缺口向后,由平滑肌和结缔组织封闭。气管上端接环状软骨,沿食管前面下行入胸腔,至胸骨角平面分为左右主支气管,分叉处称为**气管杈**(图 6-6)。

气管颈部短而表浅,在颈静脉切迹上方可以触及,临床上常在第 3—5 气管软骨处沿正中线做气管切开。

(二)主支气管

主支气管为气管杈与肺门之间的管道,左右各一。左主支气管细长,走行较水平;右主支气管粗短,走行较垂直。因此,异物容易坠入右主支气管及右肺。

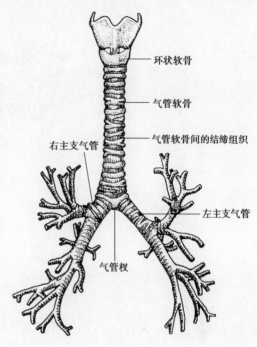

图 6-6 气管和主支气管

环状软骨
气管软骨
气管软骨间的结缔组织
右主支气管
左主支气管
气管杈

(三)气管和主支气管壁的微细结构

气管和主支气管的管壁均可分为黏膜、黏膜下层和外膜 3 层(图 6-7)。

1.黏膜 由上皮和固有层组成。上皮为假复层纤毛柱状上皮,在纤毛柱状细胞之间夹有杯状细胞。杯状细胞分泌的黏液黏附灰尘、细菌等异物。纤毛向喉口有节律地摆动,将黏液及吸附的异物推向喉部,形成痰。固有层结缔组织中含有较多的弹性纤维、小血管及散在的淋巴组织。

2.黏膜下层 为疏松结缔组织,含有血管、神经、淋巴管及混合性腺。

3.外膜 主要由疏松结缔组织和透明软骨构成。软骨之间以结缔组织相连,软骨的缺口处有平滑肌束和结缔组织。

与气管相比较,主支气管管径变细,管壁变薄,3 层分界不明显,管壁内软骨逐渐变成不规则碎片,平滑肌逐渐增多。

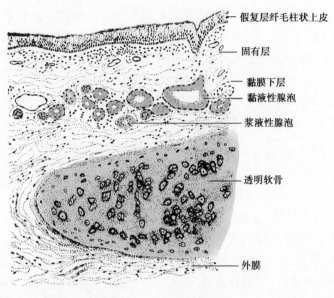

图 6-7　气管的微细结构

右侧标注（从上到下）：
假复层纤毛柱状上皮
固有层
黏膜下层
黏液性腺泡
浆液性腺泡
透明软骨
外膜

第二节　肺

肺是气体交换的器官,由肺内的各级支气管、肺泡、血管、神经、淋巴管及结缔组织等组成。

一、肺的位置和形态

肺左右各一(图 6-8),位于胸腔内纵隔的两侧。左肺窄长,右肺宽短。新生儿肺呈淡红色,成人肺因灰尘沉积变为暗红色或蓝黑色,吸烟者的肺可呈棕黑色。肺质地柔软,富有弹性,内含空气,呈海绵状,可浮于水面。胎儿的肺不含空气,比重大,入水下沉。

肺略呈半圆锥形,分为一尖、一底、两面及三缘。**肺尖**钝圆向上,超出胸廓上口,高出锁骨内侧 1/3 部 2~3 cm,到达颈根部。在锁骨上方穿刺时,切勿伤及肺尖,以免引起气胸。**肺底**凹向上,与膈肌上面邻贴。肺外侧面较凸隆,邻贴肋和肋间肌。肺内侧面与纵隔相贴,其中央椭圆形的凹陷为**肺门**(图 6-9、图 6-10),有肺动脉、肺静脉、主支气管、支气管动脉和静脉、神经及淋巴管等出入。出入肺门的结构被结缔组织和胸膜包绕构成**肺根**。肺的前缘和下缘锐利,后缘钝圆。左肺前缘的下部有一弧形凹陷,称为**心切迹**。

左肺被一条由后上斜向前下的**斜裂**分为上下两叶;右肺除有相应的斜裂外,尚有一条向前走行的**水平裂**,将其分为上、中、下 3 叶。

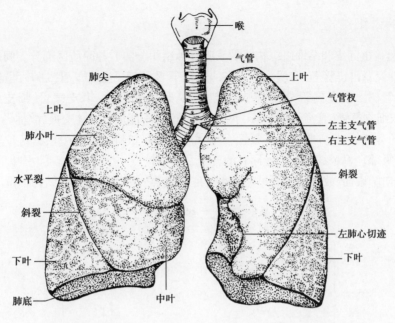

图 6-8　肺

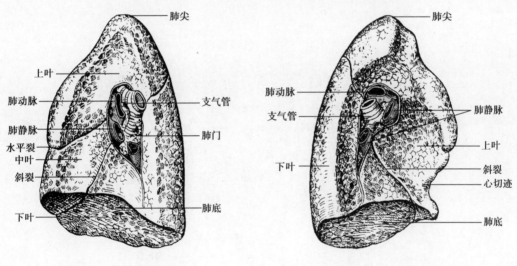

图 6-9　右肺(内侧面)　　　　　图 6-10　左肺(内侧面)

二、支气管肺段

主支气管在肺门处分出**肺叶支气管**,进入肺叶。肺叶支气管的分支为**肺段支气管**。每一支肺段支气管及其所属的肺组织,构成一个**支气管肺段**(简称肺段)。肺段呈圆锥形,尖朝向肺门,底达肺表面,相邻肺段之间有少量结缔组织分隔。肺段可作为独立的结构和功能单位,临床上常根据病变范围进行定位诊断和肺段切除。一般将右肺分为 10 个肺段,左肺分为 8 个或 10 个肺段。

三、肺的微细结构

肺表面覆盖由间皮和结缔组织构成的浆膜。肺组织分实质和间质两部分。**间质**为肺内结缔组织、血管、神经及淋巴管等；**实质**为肺内各级支气管及肺泡。主支气管入肺后呈树枝样逐级分支，称为**支气管树**。主支气管分出的肺叶支气管、肺段支气管、**小支气管**、**细支气管**（管径约1 mm）及**终末细支气管**（管径约0.5 mm）仅能通过气体，不能进行气体交换，故称导气部。终末细支气管以下的分支，包括呼吸性细支气管、肺泡管、肺泡囊和肺泡（图6-11、图6-12），能进行气体交换，称为呼吸部。每个细支气管连同它的分支及肺泡构成一个**肺小叶**。肺小叶呈锥体形，尖朝向肺门，底朝向肺表面，故在肺表面可见肺小叶底部轮廓。肺小叶是肺的结构单位。

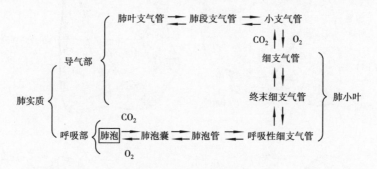

图6-11 肺的导气部和呼吸部

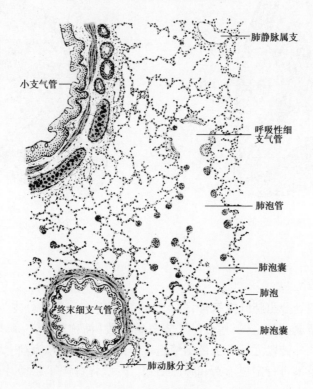

图6-12 肺的微细结构

（一）导气部

导气部随着管径逐渐变小，管壁逐渐变薄，管壁结构逐渐发生以下变化：上皮由假复层纤毛柱状上皮逐渐变为单层柱状上皮；纤毛、杯状细胞、腺体和软骨逐渐减少，最后消失；平滑肌相对增多，由分散排列逐渐形成完整的环行肌层。环行平滑肌的收缩或舒张，可调节出入肺泡的气流量。如果这些环行平滑肌痉挛性收缩，可造成呼吸困难，引发支气管哮喘。

（二）呼吸部

1. 呼吸性细支气管 是终末细支气管的分支。管壁不完整，有少量肺泡开口。在肺泡开口处，上皮由单层立方上皮过渡为单层扁平上皮。

2. 肺泡管 是呼吸性细支气管的分支。管壁上有大量肺泡开口，故管壁结构很少，切片上可见在相邻肺泡开口之间，有结节状膨大。

3. 肺泡囊 是肺泡管的分支。它是由许多肺泡开口围成的囊腔。因无管壁结构，故在相邻肺泡开口之间，无结节状膨大。

4. 肺泡 为多面形囊泡，肺泡壁很薄。它由单层肺泡上皮和基膜构成。

（1）肺泡上皮 由以下两种细胞组成（图6-13）：

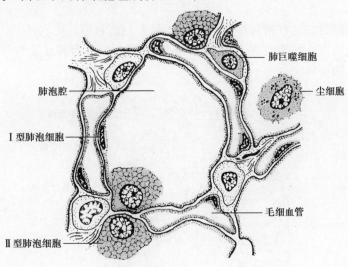

图6-13 肺泡与肺泡隔

Ⅰ型肺泡细胞：细胞扁平，占肺泡表面积的绝大部分，是进行气体交换的部位。

Ⅱ型肺泡细胞：细胞圆形或立方形，嵌于Ⅰ型肺泡细胞之间，并突向肺泡腔，仅占肺泡表面积的极小部分。Ⅱ型肺泡细胞分泌表面活性物质，涂于肺泡上皮表面，能降低肺泡表面张力（即肺泡回缩力），稳定肺泡大小。

（2）肺泡隔 是相邻肺泡之间的薄层结缔组织。肺泡隔内有密集的毛细血管网、丰富的弹性纤维和散在的**肺巨噬细胞**。

肺泡与肺泡隔内毛细血管之间进行气体交换所通过的结构，称为**气-血屏障**。它包括肺泡表面液体层、Ⅰ型肺泡细胞及其基膜、薄层结缔组织、毛细血管基膜及其内皮。

丰富的弹性纤维有助于保持肺泡的弹性。当病变破坏了弹性纤维，会使肺泡弹性减弱，肺泡扩大，导致肺气肿。

肺巨噬细胞广泛分布在肺间质内或游走在肺泡腔内,有吞噬、免疫功能。吞噬大量尘粒的肺巨噬细胞,又称尘细胞。

（三）肺的血管

肺有以下两套血管:

1.肺动脉和肺静脉　是肺的功能血管。肺动脉入肺后,经反复分支,形成肺泡隔内毛细血管网,血液在此与肺泡进行气体交换后,汇集成小静脉,最终汇合成肺静脉出肺。

2.支气管动脉和支气管静脉　是肺的营养血管。细小的支气管动脉与支气管伴行,沿途在支气管壁内及肺动、静脉壁内形成毛细血管,给肺组织提供营养。这些毛细血管小部分汇入肺静脉,大部分汇集形成支气管静脉出肺。

四、肺的体表投影

两肺前缘的体表投影均起自肺尖(图6-14—图6-16),向内下斜行,在胸骨角水平,两肺前缘相互靠拢,沿前正中线垂直下行。右肺前缘下行至第6胸肋关节处移行为下缘;左肺前缘因有左肺心切迹,下行至第4胸肋关节处,沿第4肋软骨转向外下,至第6肋软骨中点处移行为左肺下缘。

两肺下缘的体表投影,右侧起自第6胸肋关节,左侧起自第6肋软骨中点。两侧均向外下行,在锁骨中线处与第6肋相交,在腋中线处与第8肋相交,在肩胛线处与第10肋相交,在后正中线处平第10胸椎棘突。

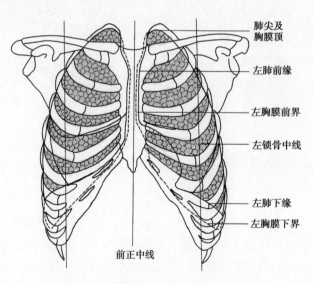

图6-14　肺和壁胸膜的体表投影(前面)

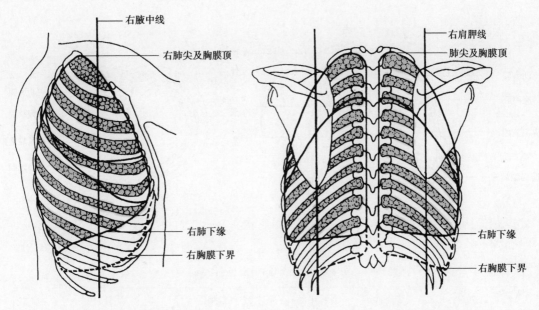

图 6-15　肺和壁胸膜的体表投影(右侧面)　　　图 6-16　肺和壁胸膜的体表投影(后面)

第三节　胸膜与纵隔

一、胸膜

(一)胸膜和胸膜腔

胸膜为浆膜,可分为脏、壁两层。脏胸膜被覆于肺的表面,与肺实质紧密结合;壁胸膜被覆于胸壁内面、膈肌上面和纵隔的两侧。壁胸膜分为 4 部分(图 6-17):**胸膜顶**突出于胸廓上口,呈圆顶状包在肺尖的上方;**肋胸膜**被覆于肋和肋间肌内面;**膈胸膜**覆盖于膈上面;**纵隔胸膜**被覆于纵隔的两侧。脏、壁胸膜在肺根处互相移行围成密闭的、潜在的腔隙,称为胸膜腔。胸膜腔内呈负压,还有少量浆液,可减少呼吸时脏、壁胸膜的摩擦。在肋胸膜与膈胸膜移行处,有一个半环形间隙,称为**肋膈隐窝**。即使在深吸气时,肺的边缘也不能伸入其中。人站立或坐立时,肋膈隐窝是胸膜腔最低的部位,胸膜炎症的渗出液常积聚于此。

(二)壁胸膜的体表投影

两侧壁胸膜前界的体表投影,与两肺前缘的体表投影基本一致。

两侧壁胸膜下界的体表投影,比两肺下缘的体表投影约低两肋(表 6-1)。右侧起自第 6 胸肋关节,左侧起自第 6 肋软骨,两侧均向外下行,在锁骨中线处与第 8 肋相交,在腋中线处与第 10 肋相交,在肩胛线处与第 11 肋相交,在后正中线平第 12 胸椎。

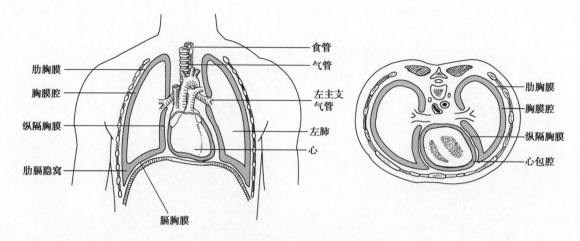

图 6-17　胸膜与胸膜腔示意图

表 6-1　肺和壁胸膜下界的投影

	锁骨中线	腋中线	肩胛线	后正中线
肺下界的投影	第 6 肋	第 8 肋	第 10 肋	第 10 胸椎棘突
壁胸膜下界的投影	第 8 肋	第 10 肋	第 11 肋	第 12 胸椎

二、纵隔

(一)纵隔的概念和境界

纵隔是两侧纵隔胸膜之间所有器官、结构和结缔组织的总称。纵隔的前界为胸骨,后界为胸椎体,两侧界为纵隔胸膜,上界为胸廓上口,下界为膈。

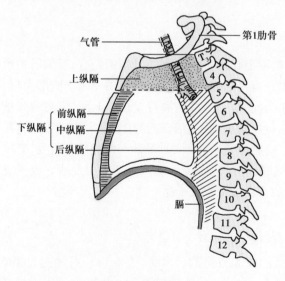

图 6-18　纵隔的分部

(二)纵隔的分部和内容

通常以胸骨角平面(平第 4 胸椎体下缘)将纵隔分为上下两部。下纵隔再以心包为界分为前、中、后 3 部(图 6-18)。

上纵隔内主要有胸腺、上腔静脉、头臂静脉、主动脉弓及其分支、气管、食管、胸导管、神经和淋巴结。

前纵隔为胸骨和心包前壁之间的部分,有少量结缔组织和淋巴结及胸腺下部。

中纵隔主要有心包、心及出入心脏的大血管根部、膈神经及淋巴结等结构。

后纵隔位于心包后壁和脊柱胸部之间,内有食管、主支气管、胸主动脉、胸导管、奇静脉、迷走神经、胸交感干及淋巴结等。

思考与探究

1. 比较左右肺在形态、结构上的异同。
2. 简述肋膈隐窝的位置及临床意义。
3. 胸膜腔穿刺多在何处进行? 由浅入深需经过哪些结构?
4. 胸部穿刺时损伤胸膜一定会发生气胸吗? 为什么?

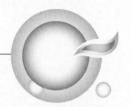

第七章

泌尿系统

教学内容和要求

了解:肾的血流特点;膀胱的毗邻。

理解:肾的被膜和剖面结构;肾的微细结构;膀胱形态、位置和分部;膀胱壁的结构。

掌握:泌尿系统的组成;肾的位置和形态;输尿管的狭窄;女性尿道的位置及形态特点;女性尿道外口的位置。

泌尿系统由肾、输尿管、膀胱及尿道组成(图7-1)。其主要功能是排出体内的代谢废物,维持体内水、电解质和酸碱平衡。人体在新陈代谢过程中产生的废物,如尿素、尿酸等,以及多余的水分随血液循环送入肾,在肾内生成尿,然后经输尿管送入膀胱储存,最后经尿道排出体外。

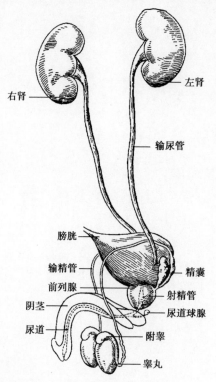

右肾　左肾　输尿管　膀胱　输精管　精囊　前列腺　射精管　阴茎　尿道球腺　尿道　附睾　睾丸

图 7-1　男性泌尿生殖系统概观

第一节 肾

一、肾的形态和位置

肾为成对的实质性器官,新鲜时呈红褐色。肾形似黄豆,分上下两端、前后两面和内外侧两缘(图7-2)。肾外侧缘凸隆;内侧缘中部凹陷,称为**肾门**,是肾动脉、肾静脉、肾盂、神经和淋巴管出入肾的部位。出入肾门的结构被结缔组织包裹形成**肾蒂**,右肾蒂较短,左肾蒂较长。由肾门向肾实质内凹陷形成的腔,称为**肾窦**。其内有肾盂、肾大盏、肾小盏、肾动脉的分支、肾静脉的属支和脂肪组织等填充。

肾位于腹后壁,脊柱两旁。因受肝的影响,右肾比左肾略低,左肾在第11胸椎体下缘至第2,3腰椎的椎间盘之间;右肾在第12胸椎体上缘至第3腰椎体上缘之间。左侧第12肋斜过左肾后面的中部,右侧第12肋斜过右肾后面的上部(图7-3)。一般来说,女性肾低于男性,儿童肾低于成人,新生儿肾则更低。肾门约在第1腰椎体平面。肾门在腰背部的体表投影点为竖脊肌外侧缘与第12肋的夹角处,称为**肾区**。当肾有病变时,叩击肾区常可引起疼痛。

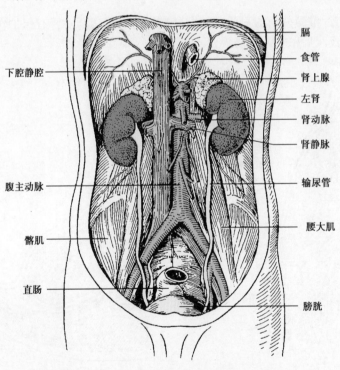

膈
食管
肾上腺
左肾
肾动脉
肾静脉
输尿管
腰大肌
膀胱

下腔静腔
腹主动脉
髂肌
直肠

图7-2 肾和输尿管的位置

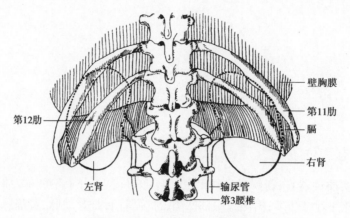

图 7-3　肾与脊柱和肋的位置关系

二、肾的被膜

肾表面包有 3 层被膜,由内向外依次为纤维囊、脂肪囊和肾筋膜(图 7-4、图 7-5)。

(一) 纤维囊

纤维囊由致密结缔组织及少量弹性纤维构成。它紧贴在肾实质表面。正常时,易剥离;病理状态下,则不易剥离。

(二) 脂肪囊

脂肪囊是位于纤维囊外面的囊状脂肪层,包裹肾和肾上腺,对肾有保护作用。临床上做肾囊封闭,即将药液经腹后壁注入脂肪囊内。

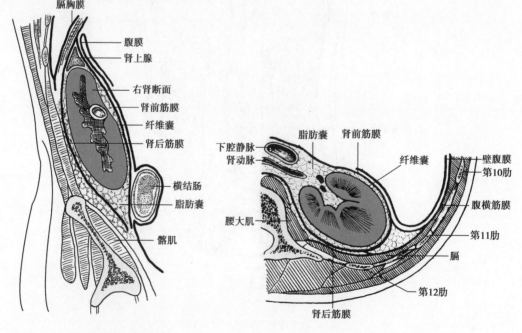

图 7-4　肾的被膜(矢状切面)　　　　　　图 7-5　肾的被膜(水平切面)

（三）肾筋膜

肾筋膜包于脂肪囊外面，分前后两层，前后两层在肾上腺上方和肾的外侧缘互相愈合，而在内侧和下方则形成开放的间隙。

肾的正常位置是靠肾的被膜、肾血管、肾的毗邻器官、腹内压和腹膜维持。当肾的固定装置不健全时，可形成肾下垂或游走肾。

三、肾的结构

（一）肾的剖面结构

肾实质分为**皮质**和**髓质**两部分。在肾的冠状切面上（图7-6），皮质呈红褐色，主要位于浅层；髓质位于深层，色较淡，由15~20个**肾锥体**组成；皮质伸入肾锥体之间的部分，称为**肾柱**。肾锥体呈圆锥形，底朝向皮质，尖朝向肾窦。肾锥体的尖呈钝圆形，称为**肾乳头**，有乳头管的开口。肾乳头外面包有漏斗形的**肾小盏**，收纳从肾乳头流出的尿液。2~3个肾小盏合成一个**肾大盏**，2~3个肾大盏合成一个扁漏斗形的**肾盂**。肾盂出肾门后逐渐缩细，移行为输尿管。

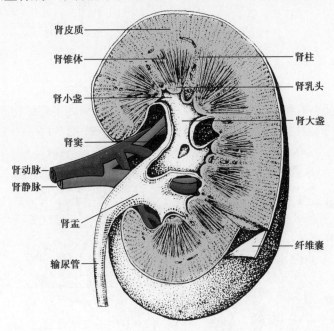

图7-6 肾的冠状切面

（二）肾的微细结构

肾实质由大量**泌尿小管**组成。其间有由少量结缔组织、血管和神经等构成的肾间质。泌尿小管包括肾单位和集合小管两部分（图7-7、图7-10）。

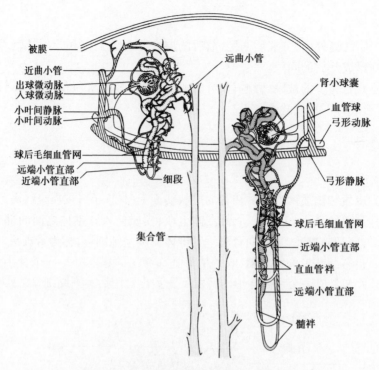

图 7-7　肾单位、集合管和肾血液循环模式图

1.肾单位　由肾小体和肾小管两部分组成。它是肾生成尿的主要结构和功能单位。

1)肾小体　位于皮质内。肾小体由肾小囊和血管球组成(图 7-8)。

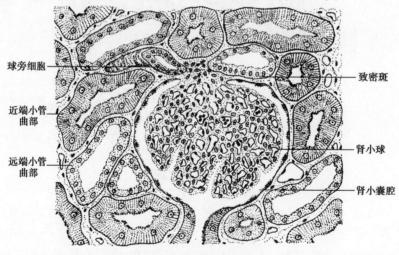

图 7-8　肾皮质的微细结构

(1)**血管球**　又称**肾小球**,是肾小囊内的一团盘曲的毛细血管网,一端与**入球微动脉相连**,另一端与**出球微动脉相连**。由于入球微动脉粗,出球微动脉细,故血管球内的血压较高。

电镜下,血管球内毛细血管的内皮有孔,基膜较厚。在血管球内相邻毛细血管之间,有不规则形的**球内系膜细胞**,能合成、修复基膜,以及吞噬、清除基膜上的沉积物,以维持基膜的通透性。在某些病理情况下(如肾炎),球内系膜细胞增生活跃,作用也增强。

(2)**肾小囊** 是肾小管的盲端膨大内陷而成的杯状双层囊,包在血管球外面。肾小囊分内外两层,外层为单层扁平上皮,内层为**足细胞**(图 7-9),两层间的狭窄腔隙称为**肾小囊腔**,与肾小管相通。足细胞从胞体伸出几个大的初级突起,初级突起再分成许多指状的次级突起,相邻的次级突起互相嵌合成栅栏状,紧贴在毛细血管的基膜外面。次级突起之间有**裂孔**,孔上覆盖一层**裂孔膜**。当血液流经血管球时,因毛细血管内血压较高,除大分子物质以外的血浆经有孔内皮、基膜和裂孔膜滤入肾小囊腔,形成原尿。原尿经过的毛细血管有孔内皮、基膜和裂孔膜这 3 层结构称为**滤过膜**(滤过屏障)。若滤过膜受损,血浆中的大分子蛋白质甚至血细胞均可漏出,出现蛋白尿或血尿。

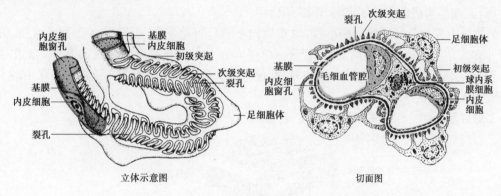

图 7-9　足细胞与毛细血管超微结构模式图

2)**肾小管** 是由单层上皮细胞围成的小管,有重吸收和排泄等作用。肾小管包括近端小管(又分为近端小管曲部和近端小管直部)、细段和远端小管(又分为远端小管直部和远端小管曲部)。近端小管直部、细段和远端小管直部三者构成"U"形的袢,称为**髓袢**(肾单位袢)。

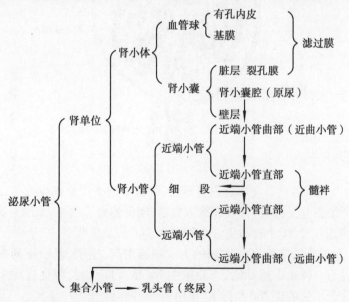

图 7-10　泌尿小管的组成

（1）**近端小管**　是肾小管中最长最粗的一段,管壁厚、腔小而不规则,腔面有由大量微绒毛密集排列而成的**刷状缘**。管壁上皮细胞为单层立方或锥体形,胞体较大,细胞分界不清,胞质染成红色,核圆位于基底部。近端小管是重吸收的主要场所,原尿中几乎全部葡萄糖、氨基酸和蛋白质,以及大部分水、离子和尿素等均在此重吸收。此外,还具有分泌氢离子、氨、肌酐等作用。

（2）**细段**　位于肾锥体内。管壁为单层扁平上皮,着色较浅,核椭圆,凸向管腔。因管壁很薄,管腔细小,有利于水和离子通过。

（3）**远端小管**　管壁较薄,腔大而规则,腔面微绒毛短而少,故无刷状缘。管壁为单层立方细胞,胞体较小,细胞分界较清楚,胞质着色浅淡,核圆位于中央。其远曲小管是离子交换的重要部位,细胞有吸收水、Na^+和排出 K^+等作用。

2.集合小管　起始端接远曲小管,由皮质向下直行到达髓质,至肾乳头改称**乳头管**,开口于肾小盏。集合小管由细逐渐变粗,管壁由单层立方上皮逐渐变为单层柱状上皮。上皮细胞分界清晰,胞质色淡而明亮,核圆,着色较深,位于细胞中央。集合小管有重吸收原尿中的水和离子交换的作用。

3.球旁复合体　由球旁细胞和致密斑等组成(图7-11)。

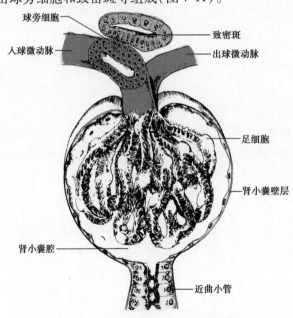

球旁细胞
入球微动脉
致密斑
出球微动脉
足细胞
肾小囊壁层
肾小囊腔
近曲小管

图 7-11　肾小体和球旁复合体模式图

（1）**球旁细胞**　入球微动脉在靠近血管球处,管壁中的平滑肌细胞发生了上皮样改变,称为**球旁细胞**。球旁细胞分泌肾素,肾素释放入血后,能促使血管收缩,血压升高;还可刺激肾上腺皮质分泌醛固酮,促进远端小管和集合小管对水、Na^+的重吸收。

（2）**致密斑**　远端小管靠近肾小体侧的上皮细胞增高、变窄,紧密排列成椭圆形斑块,称为**致密斑**。致密斑为一种离子感受器,当原尿中 Na^+浓度降低时,将促进球旁细胞分泌肾素,增强远端小管和集合小管的保 Na^+和排 K^+作用。

四、肾的血液循环

(一) 肾的血管

肾动脉从肾门入肾后经反复分支,最后移行为入球微动脉进入肾小体,形成血管球。血管球的毛细血管汇合成出球微动脉,离开肾小体后,再分支形成**球后毛细血管网**,分布于肾小管周围。靠近髓质的出球微动脉还发出分支,形成直小动脉在髓质中下行,然后返折为直小静脉上行。球后毛细血管网汇合成小静脉,最后形成肾静脉注入下腔静脉(图7-12)。

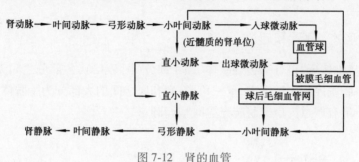

图 7-12　肾的血管

(二) 肾血液循环特点

肾血液循环有营养肾组织和生成尿的双重作用,故有以下特点:

①肾动脉直接起于腹主动脉,短而粗,血流量大,每4~5 min 流经肾的血量相当于体内血液总量。

②血管球的毛细血管两端皆为微动脉,入球微动脉管径比出球微动脉粗,使血管球内血流量大、血压高,有利于滤过。

③肾内两次形成毛细血管,即血管球和球后毛细血管网。血管球有利于血液滤过生成原尿,球后毛细血管有利于对原尿中物质的重吸收。

第二节　输尿管

输尿管是一对细长的肌性管道(图7-2),成人长 20~30 cm。输尿管上端接肾盂,在腹膜后方腰大肌表面下降至小骨盆上口处,越过髂血管的前方进入盆腔,在膀胱底处斜穿膀胱壁,开口于膀胱。女性在子宫颈外侧约2 cm 处,有子宫动脉越过输尿管的前方。手术中结扎子宫动脉时,勿损伤输尿管。

输尿管全长有3处狭窄:第一处狭窄在输尿管起始处;第二处狭窄在小骨盆上口越过髂血管处;第三处狭窄在斜穿膀胱壁内处。输尿管结石常滞留于这些狭窄处,可引起绞痛甚至肾积水。

第三节 膀　胱

膀胱是储尿的囊状器官,其大小、形状、位置可随其充盈程度而改变。膀胱的平均容量,成人为 300~500 mL。

一、膀胱的形态、位置和毗邻

膀胱空虚时呈锥体形,可分为尖、底、体、颈 4 部分(图 7-13),各部分之间无明显界限。**膀胱尖**朝向前上方;**膀胱底**朝向后下方,呈三角形;尖和底之间的大部分为**膀胱体**;膀胱的最下部缩细为**膀胱颈**,下端有尿道内口。膀胱充盈时呈卵圆形。

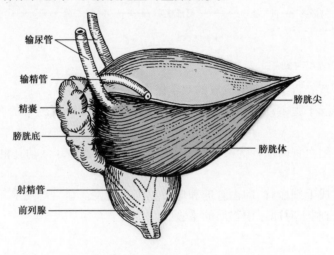

图 7-13　膀胱

成人膀胱位于小骨盆腔的前部,耻骨联合的后方。空虚的膀胱不超过耻骨联合上缘。充盈的膀胱可高出耻骨联合上缘,膀胱前壁直接与腹前壁下部相贴,此时在耻骨联合上方进行穿刺,可直达膀胱,而不必经过腹膜腔。膀胱底在男性与精囊、输精管末端和直肠相邻;在女性与子宫颈和阴道上部相邻。膀胱下方,男性邻接前列腺;女性邻接尿生殖膈。

二、膀胱壁的结构

膀胱壁由黏膜、肌层和外膜构成。

黏膜在膀胱空虚时形成许多皱襞,充盈时皱襞减少或消失。在膀胱底内面,左右输尿管口和尿道内口之间有一个三角形的区域,称为**膀胱三角**,为肿瘤和结核的好发部位。无论膀胱空虚还是充盈,此区黏膜均平滑无皱襞。

膀胱黏膜上皮为变移上皮。肌层由内纵、中环和外纵 3 层平滑肌组成。环行肌在尿道内口处增厚形成括约肌。外膜多为纤维膜,仅膀胱上面为浆膜。

第四节　尿　道

男性尿道有排尿和排精的双重功能,将在男性生殖器中叙述。

女性尿道长 3~5 cm,直径约 0.6 cm,易于扩张。女性尿道位于阴道的前方,它起自膀胱的尿道内口,向前下穿过尿生殖膈,终于阴道前庭的**尿道外口**。在尿生殖膈内,尿道和阴道周围有尿道阴道括约肌环绕,能随意控制排尿。在阴道前庭,女性尿道外口位于阴道口的前上方。由于女性尿道短、粗、直,因此,比较容易发生逆行感染。

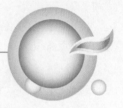

思考与探究

1.肾位于何处? 与椎骨和第 12 肋有什么关系? 肾有病时何处可有压痛?

2.请说出肾结石脱落时可能在哪些部位滞留。

3.为女性病人导尿时,应注意哪些问题?

第八章

生殖系统

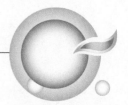

　　生殖系统具有产生生殖细胞、繁殖新个体和分泌性激素等功能。它分为**男性生殖系统**和**女性生殖系统**两部分。男、女性生殖系统的器官，均可分为两部分，即内生殖器和外生殖器，前者位于体内，后者暴露于体表。

第一节　男性生殖系统

　　男性内生殖器包括睾丸、附睾、输精管、射精管、男性尿道、前列腺、精囊及尿道球腺（图 8-1）。睾丸是男性的生殖腺，产生精子和分泌雄激素；附睾、输精管、射精管和男性尿道是输精管道，输送精子；前列腺、精囊和尿道球腺是附属腺，能分泌一些液体，参与精液的组成，并营养精子。男性外生殖器包括阴囊和阴茎。

一、睾丸

（一）睾丸的位置和形态

　　睾丸位于阴囊内，左右各一。睾丸呈扁卵圆形，分上下两端、前后两缘和内外侧两面。睾丸表面包有**睾丸鞘膜**，鞘膜分脏、壁两层，脏层贴于睾丸和附睾的表面，壁层衬贴于阴囊的内面，两者之间的潜在性腔隙称为**睾丸鞘膜腔**。鞘膜腔内有少量浆液，起润滑作用。炎症时，液体增多，可形成鞘膜积液。

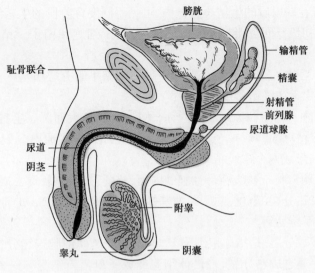

图 8-1 男性生殖系统概观

（二）睾丸的微细结构

睾丸表面覆以致密结缔组织构成的**白膜**，白膜在睾丸后缘增厚形成**睾丸纵隔**。睾丸纵隔发出结缔组织小隔伸入睾丸实质，将睾丸实质分隔成许多**睾丸小叶**，每一睾丸小叶内有 1~4 条**生精小管**。生精小管在近睾丸纵隔处变直，进入睾丸纵隔后吻合形成**睾丸网**。睾丸网发出 8~12 条小管，穿出睾丸进入附睾（图 8-2）。

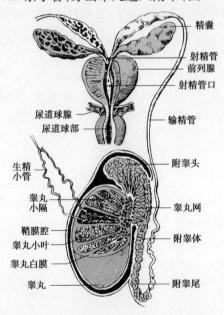

图 8-2　睾丸、附睾的结构和排精途径

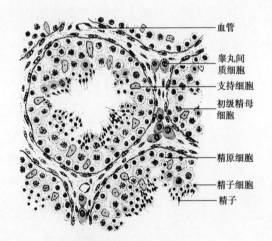

图 8-3　睾丸的微细结构

生精小管是精子发生的管道，管壁的上皮由生精细胞和支持细胞组成（图 8-3）。生精小管之间的疏松结缔组织，称为**睾丸间质**。

1.**生精细胞** 青春期以后的生精小管壁内,可见不同发育阶段的生精细胞,由基底部至腔面依次是精原细胞、初级精母细胞、次级精母细胞、精子细胞和精子。精子的发生大约需要64天。

(1)**精原细胞** 紧贴基膜,圆形或椭圆形。精原细胞不断分裂增殖,一部分继续作为干细胞,另一部分增殖分化为初级精母细胞。

(2)**初级精母细胞** 位于精原细胞的内面,体积较大,核大而圆。生精小管的切面中可见处于分裂期中的初级精母细胞。一个初级精母细胞完成第一次成熟分裂(同源染色体分离,染色体数目减半)后,形成两个次级精母细胞。

(3)**次级精母细胞** 位于初级精母细胞的内面,核圆形,染色较深。次级精母细胞在短期内很快完成第二次成熟分裂(着丝点断裂,两姊妹染色单体分离,DNA的量减半),形成两个精子细胞,故在切面中不易见到。

成熟分裂又称减数分裂,是指生殖细胞DNA复制一次而细胞连续分裂两次,使染色体数目减半的细胞分裂。通过成熟分裂,二倍体细胞变成了单倍体细胞。一个初级精母细胞(核型为46,XY),经过二次成熟分裂形成4个精子细胞(核型为23,X或23,Y)。

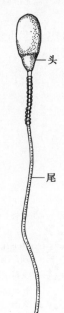

(4)**精子细胞** 更靠近管腔,核圆,染色质致密。细胞不再分裂,变形后成为精子。

(5)**精子** 形似蝌蚪,分头、尾两部(图8-4)。头部主要有细胞核,并覆盖顶体。顶体内含有多种水解酶,参与受精。尾部是精子的运动装置。

2.**支持细胞** 呈长锥体形,基底面紧贴基膜,游离面达管腔,侧面和游离面嵌有不同发育阶段的生精细胞。支持细胞在光镜下轮廓不清,核呈椭圆或不规则形,核染色浅,核仁明显。支持细胞对生精细胞起支持和营养作用。

3.**睾丸间质细胞** 常三五成群分布在睾丸间质中,细胞较大,呈圆形或多边形,胞质嗜酸性,核圆而着色浅。睾丸间质细胞分泌**雄激素**。雄激素的作用主要有:促进男性生殖器官的发育和精子的发生,维持男性第二性征和性功能。

二、附睾

附睾紧贴于睾丸的上端和后缘,由弯弯曲曲的管道构成。附睾呈新月形,可分为头、体、尾3部分,尾部急转向上移行为输精管。附睾有输送和储存精子的功能,还能分泌液体供给精子营养,促进精子继续发育成熟,并增强精子的运动能力。附睾为男性生殖器结核的好发部位。

三、输精管和射精管

图8-4 精子的形态

输精管是附睾的直接延续,长约50 cm,为一对壁厚腔小的肌性管道,活体扪及时,有稍硬的圆索状手感。输精管的行程较长,初沿睾丸后缘及附睾内侧上升,参与组成精索,经腹股沟管进入盆腔,沿盆壁弯向后内下方至膀胱底部,两侧输精管逐渐靠拢,其末端与精囊排泄管汇合成射精管。输精管在附睾头以上至腹股沟管浅环之间,位置表浅易触及,是输精管结扎的常用部位。

射精管是由输精管末端与精囊排泄管汇合成的一对细小管道,从后外上斜向前内下,穿过前列腺实质,开口于尿道前列腺部。

精索是介于睾丸上端与腹股沟管深环之间的圆索状结构,由输精管、睾丸动脉、蔓状静脉丛、神经及淋巴管等外包被膜而构成。

四、附属腺

(一)精囊

精囊位于膀胱底后方,输精管末端的外侧,是一对长椭圆形的囊状器官(图8-1、图8-2)。精囊的排泄管与输精管末端汇合成射精管。精囊分泌淡黄色液体参与精液的组成。

(二)前列腺

前列腺是一个实质性器官,由腺组织、平滑肌和结缔组织构成。前列腺似前后稍扁的栗子,上部宽大,下端尖细,后面较平坦,其正中有一纵行的浅沟称为**前列腺沟**,临床可经直肠指诊触及前列腺和前列腺沟(图8-1、图8-2、图8-6)。

前列腺位于膀胱颈与尿生殖膈之间,后邻直肠壶腹。前列腺内有尿道和射精管穿行。前列腺的排泄管开口于尿道前列腺部的后壁,分泌的乳白色液体是精液的主要组成部分。

老年人前列腺的腺组织逐渐退化,结缔组织增生而引起的前列腺肥大,可压迫尿道造成排尿困难甚至尿潴留。

(三)尿道球腺

尿道球腺是一对豌豆大小的球形器官,位于尿生殖膈内,其排泄管开口于尿道球部(图8-1、图8-2)。尿道球腺的分泌物参与组成精液,并润滑尿道。

精液由大量精子和输精管道、附属腺的分泌物组成,呈乳白色,弱碱性。成年男子每次射精2~5 mL,含精子3亿~5亿个。

五、阴囊

阴囊是位于阴茎后下方由皮肤和肉膜构成的囊袋。阴囊的皮肤薄而柔软;**肉膜**是阴囊的浅筋膜,含有平滑肌纤维,可随外界温度变化而收缩舒张,以调节阴囊内的温度,有利于精子的发育和生存。肉膜在阴囊正中形成**阴囊中隔**,将阴囊分为左右两半,分别容纳左右的睾丸、附睾和输精管等。

六、阴茎

阴茎是男性的性交器官,悬于耻骨联合的前下方。阴茎分为3部分:后端为**阴茎根**,藏于阴囊和会阴部皮肤的深面,固定于耻骨弓;中部呈圆柱形,为**阴茎体**;前端膨大为**阴茎头**,有尿道外口(图8-5)。

阴茎由3条海绵体外包筋膜和皮肤构成。两条**阴茎海绵体**位于阴茎的背侧;一条**尿道海绵体**位于阴茎的腹侧,中央有尿道穿过。尿道海绵体前端膨大成阴茎头,后端膨大成**尿道球**。海绵体内部有大量网状腔隙,直接与血管通连,充血时使阴茎变粗、变长、变硬而勃起。3条海绵体外面是筋膜,筋膜外面是皮肤。阴茎的皮肤薄而柔软,富于伸展性,包绕阴茎头形成的双层环形皱襞,称为**阴茎包皮**。包皮与尿道外口下方之间形成的纵行皮肤皱襞,称为**包皮系带**。临床做包皮环切手术时,应注意勿损伤包皮系带。

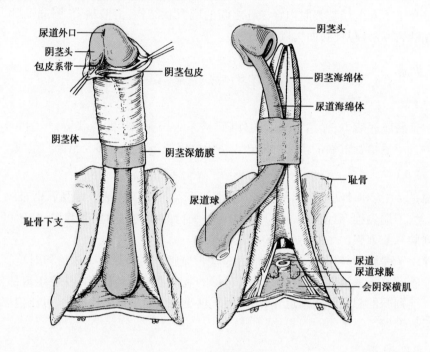

图 8-5　阴茎的外形和结构

七、男性尿道

成年**男性尿道**长 16~22 cm,有排尿和排精的功能。男性尿道始于膀胱的**尿道内口**,终于阴茎头的**尿道外口**(图 8-6),全长可分为以下 3 个部分:

1.**前列腺部**　为尿道通过前列腺内的一段,其后壁上有一对射精管以及许多细小的前列腺排泄管的开口。

2.**膜部**　为尿道穿过尿生殖膈的一段,为男性尿道最短的一部,周围有由骨骼肌形成的**尿道膜部括约肌**环绕。此部位置比较固定,管径狭窄,外伤时易断裂。

3.**海绵体部**　为尿道通过尿道海绵体的一段。其中,尿道球内的尿道称为**尿道球部**,有尿道球腺的开口。临床上将海绵体部称为**前尿道**,将前列腺部和膜部称为**后尿道**。

男性尿道有 3 处狭窄,分别是尿道内口、尿道膜部和尿道外口。其中,尿道外口最狭窄。尿道结石常易停留于这些狭窄处。

阴茎自然下垂时,尿道全长有两个弯曲。**耻骨下弯**位于耻骨联合下方,凸向后下方,此弯曲固定不变;**耻骨前弯**位于耻骨联合的前下方,凸向前上方,阴茎勃起或将阴茎向上提起时,此弯曲消失。临床上男性尿道插入导管时,应注意尿道的狭窄和弯曲,以免损伤尿道。

解剖学基础

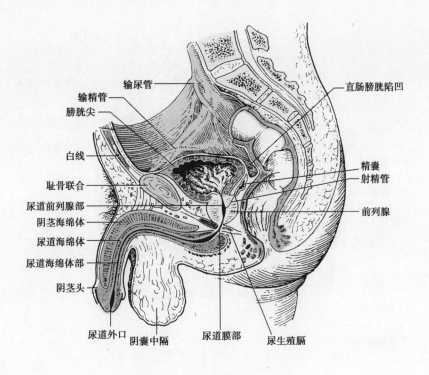

图 8-6　男性盆腔正中矢状切面

左侧标注（从上到下）：输尿管、输精管、膀胱尖、白线、耻骨联合、尿道前列腺部、阴茎海绵体、尿道海绵体、尿道海绵体部、阴茎头

右侧标注（从上到下）：直肠膀胱陷凹、精囊、射精管、前列腺

下方标注（从左到右）：尿道外口、阴囊中隔、尿道膜部、尿生殖膈

第二节　女性生殖系统

女性内生殖器包括卵巢、输卵管、子宫、阴道及前庭大腺（图 8-7、图 8-8）。卵巢是女性的生殖腺，产生卵子和分泌女性激素；输卵管是输送卵子的管道，也是受精的场所；子宫是孕育胎儿和产生月经的器官；阴道是女性的性交器官，也是胎儿娩出和月经血流出的通道。前庭大腺为附属腺体。女性外生殖器即女阴（图 8-7）。

一、卵巢

（一）卵巢的位置和形态

卵巢左右各一，位于盆腔侧壁，髂内外动脉的夹角内。卵巢呈扁卵圆形，分上下两端、前后两缘和内外侧两面。卵巢后缘游离；前缘附于子宫阔韧带的后层，并有血管、淋巴管和神经等出入；上端与输卵管伞邻近；外侧面紧贴骨盆侧壁；内侧面朝向盆腔。

幼女的卵巢较小，表面光滑；性成熟时卵巢最大；以后因多次排卵，卵巢表面凹凸不平；绝经后，卵巢逐渐萎缩。

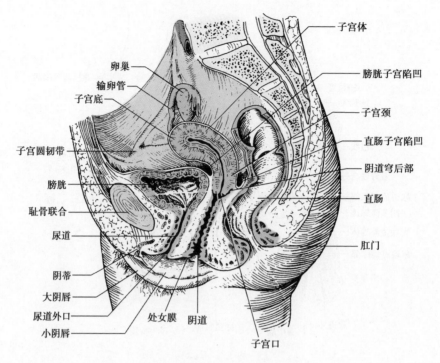

图 8-7　女性盆腔正中矢状切面

卵巢
输卵管
子宫底
子宫圆韧带
膀胱
耻骨联合
尿道
阴蒂
大阴唇
尿道外口
小阴唇
处女膜
阴道
子宫口
子宫体
膀胱子宫陷凹
子宫颈
直肠子宫陷凹
阴道穹后部
直肠
肛门

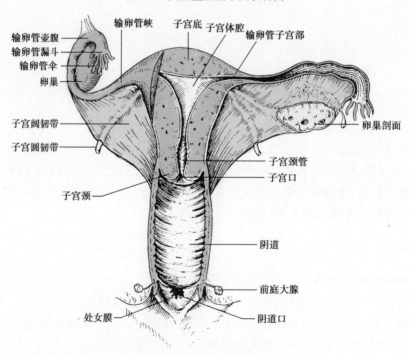

图 8-8　女性内生殖器

输卵管壶腹
输卵管漏斗
输卵管伞
卵巢
子宫阔韧带
子宫圆韧带
子宫颈
输卵管峡
子宫底
子宫体腔
输卵管子宫部
卵巢剖面
子宫颈管
子宫口
阴道
前庭大腺
处女膜
阴道口

解剖学基础

（二）卵巢的微细结构

卵巢表面覆盖一层间皮，间皮下为致密结缔组织构成的**白膜**，白膜深面是卵巢实质。实质的外周部分较厚，称为**皮质**，由结缔组织和不同发育阶段的卵泡等构成；中央为**髓质**（图8-9），由疏松结缔组织、血管和淋巴管等构成。

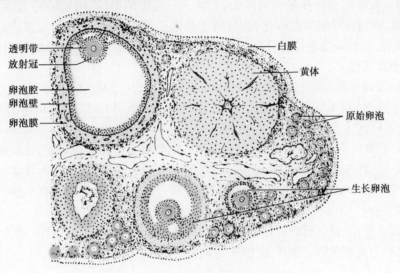

图 8-9 卵巢的微细结构

卵泡由卵母细胞和卵泡细胞组成。卵泡的数目在胚胎时已经确定，出生时有 100 万～200万个，以后逐渐减少，青春期时仅存 4 万个左右。青春期以前卵泡不发育，处于一种休眠状态。青春期以后，每个月约有十几个原始卵泡同时开始发育，但一般只有一个卵泡能够发育成熟并排卵。女性左右卵巢交替排卵，一生中共排出 400～500 个卵，其余卵泡均于不同年龄、不同发育阶段先后退化。

1.卵泡的发育与成熟 卵泡发育是个连续的过程，一般可分为原始卵泡、生长卵泡和成熟卵泡 3 个发育阶段。

（1）**原始卵泡** 位于皮质浅部，体积小，数量多。原始卵泡中央是一个较大的**初级卵母细胞**，周围是一层小而扁平的**卵泡细胞**。初级卵母细胞是幼稚的卵细胞，停留在第一次成熟分裂的前期。卵泡细胞具有支持和营养卵母细胞的作用。

（2）**生长卵泡** 青春期后，在垂体分泌的促性腺激素的影响下，原始卵泡开始发育，形成生长卵泡。在这个阶段，初级卵母细胞体积增大；卵泡细胞增生，由扁平状变为立方形或柱状，由单层变为多层；在初级卵母细胞和卵泡细胞之间出现一层嗜酸性膜，称为**透明带**；随着卵泡细胞层数增多，细胞间出现一些小腔隙，并逐渐融合成一个大的**卵泡腔**，腔内有**卵泡液**；由于卵泡腔扩大和卵泡液增多，将初级卵母细胞、透明带和部分卵泡细胞挤压到卵泡的一侧，并突向卵泡腔形成**卵丘**；紧贴于透明带外面的一层高柱状卵泡细胞呈放射状排列，称为**放射冠**；其余卵泡细胞构成卵泡壁；在卵泡生长过程中，卵泡周围的结缔组织逐渐密集形成**卵泡膜**。

（3）**成熟卵泡** 是卵泡发育的最后阶段。成熟卵泡体积显著增大，卵泡壁变薄，并向卵巢表面突出。初级卵母细胞在排卵前 36～48 h 完成第一次成熟分裂（同源染色体分离，染色体数目减半），形成一个大的**次级卵母细胞**（核型为 23，X）和一个很小的**第一极体**（核型为 23，

X)。次级卵母细胞随即进入第二次成熟分裂,停止于分裂中期。

卵泡发育过程中,卵泡壁和卵泡膜的细胞协同作用,合成**雌激素**。雌激素能促进女性生殖器官的发育,促进子宫内膜的增生,激发和维持女性第二性征。

2.排卵　成熟卵泡破裂,次级卵母细胞连同透明带和放射冠,随卵泡液自卵巢排出的过程,称为排卵。排卵时间约在月经周期的第 14 天。排出的卵,经腹膜腔进入输卵管后,若在 24 h 内不受精,次级卵母细胞即退化;若与精子相遇受精,次级卵母细胞即完成第二次成熟分裂(着丝点断裂,两姊妹染色单体分离,DNA 的量减半),形成一个大的**卵细胞**(核型为 23,X)和一个小的**第二极体**。

一个初级卵母细胞(核型为 46,XX),DNA 复制一次,经过两次成熟分裂,形成一个大的卵细胞(核型为 23,X)和 3 个很小的极体(核型为 23,X),染色体减半,由二倍体细胞变为单倍体细胞。

3.黄体的形成和退化　排卵后,残留在卵巢内的卵泡壁和卵泡膜塌陷,在黄体生成素的作用下,发育成一个体积大且富含血管的内分泌细胞团,新鲜时呈黄色,称为**黄体**。黄体分泌大量**孕激素**(孕酮)及少量雌激素。孕激素能抑制子宫平滑肌收缩,促进子宫内膜增生和腺体分泌,促进乳腺发育。

卵细胞若未受精,黄体仅维持两周,称为**月经黄体**;卵细胞若受精,黄体继续发育增大,可维持 6 个月,称为**妊娠黄体**。黄体退化后,逐渐被结缔组织取代。

二、输卵管

(一)输卵管的位置和形态

输卵管位于盆腔内子宫底两侧,是一对细长弯曲的肌性管道,长 10～14 cm,由内侧向外侧分为以下 4 部分:

1.输卵管子宫部　为贯穿子宫壁的部分,内侧端以**输卵管子宫口**通子宫腔。

2.输卵管峡　为子宫底外侧的一段,短而直,壁厚腔窄。输卵管结扎术多在此部进行。

3.输卵管壶腹　壁薄腔大,长而弯曲,卵子常在此部受精。

4.输卵管漏斗　为输卵管的外侧端,借**输卵管腹腔口**通腹膜腔。该部管腔扩大呈漏斗状,漏斗的周缘有许多细长的指状突起,称为**输卵管伞**,是手术时辨认输卵管的标志。

(二)输卵管的微细结构

输卵管壁由黏膜、肌层和浆膜组成。

黏膜由单层柱状上皮和固有层构成,并向腔面形成许多皱襞。上皮游离面有纤毛,纤毛向子宫方向摆动,有助于卵的运送并阻止病菌进入腹膜腔。肌层由内环和外纵两层平滑肌组成。浆膜为脏腹膜。

三、子宫

子宫是一壁厚腔小的肌性器官,为孕育胎儿和产生月经的场所。其形状、结构及位置随年龄、月经周期和妊娠情况而变化。

(一)子宫的形态

成年未孕的子宫,呈前后略扁、倒置的梨形。子宫分为 3 部分:两侧输卵管子宫口上方的圆凸部分,称为**子宫底**;下部细圆的部分称为**子宫颈**,子宫颈下部被阴道包绕,称为**子宫颈阴道部**,阴道以上的部分,称为**子宫颈阴道上部**;底与颈之间的部分称为**子宫体**。子宫体与子宫颈交界处稍狭细,称为**子宫峡**。妊娠时,子宫峡逐渐伸展变长,产科可在此部进行剖腹取胎。

子宫内腔较狭窄,分为上下两部,上部位于子宫体内,称为**子宫腔**;下部在子宫颈内,称为**子宫颈管**。子宫腔呈前后扁平的三角形,底朝上,尖朝下,底的两侧通输卵管。子宫颈管呈梭形,上口通子宫腔,下口与阴道相通,称为**子宫口**。未产妇子宫口为圆形,分娩后变成横裂状。

(二)子宫的位置

子宫位于小骨盆的中央,在膀胱和直肠之间,下端接阴道。成年女性子宫呈前倾前屈位,前倾是指子宫与阴道之间形成向前开放的钝角;前屈是指子宫体与子宫颈之间形成向前开放的钝角。临床把位于子宫两侧的输卵管和卵巢称为**子宫附件**。

(三)子宫的固定装置

子宫的固定装置主要有盆底肌和子宫的韧带。它们对子宫有承托、牵拉、固定作用,共同保持子宫的正常位置。如果子宫的固定装置薄弱或受损伤,可导致子宫位置异常或脱垂。子宫的韧带有:

1.**子宫阔韧带** 是连于子宫两侧与骨盆侧壁之间的双层腹膜皱襞。它上缘游离,包有输卵管,后层包被卵巢。它限制子宫向两侧移动。

2.**子宫圆韧带** 呈条索状,由平滑肌和结缔组织构成。它起于子宫底输卵管附着处的下方,在子宫阔韧带前层覆盖下,走向骨盆的前外侧壁,经过腹股沟管,止于阴阜及大阴唇的皮下,维持子宫的前倾位。

3.**子宫主韧带** 由结缔组织和平滑肌构成。它连于子宫颈两侧与骨盆侧壁之间。其主要作用是固定子宫颈,防止子宫脱垂。

4.**骶子宫韧带** 由平滑肌和结缔组织构成。它起于子宫颈后面的上外侧,向后绕过直肠,附在骶骨前面,牵引子宫颈向后上,维持子宫前屈位。

(四)子宫壁的微细结构

子宫壁分为内膜、肌层和外膜3层(图8-10)。

1.**内膜** 由单层柱状上皮和固有层组成。固有层较厚,有大量管状的**子宫腺**,还有呈螺旋状走行的**螺旋动脉**。

子宫底和子宫体部的内膜可分为两层:**功能层**较厚,位于内膜浅层,自青春期开始,在卵巢激素的作用下发生周期性脱落和出血,形成**月经;基底层**较薄,位于内膜深层,有修复内膜的功能。

2.**肌层** 较厚,由平滑肌组成,分层不明显,富含血管。妊娠时肌层增厚,分娩后恢复正常。

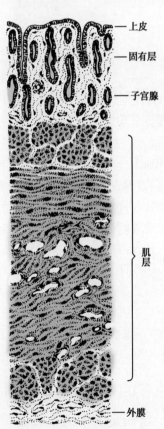

图 8-10 子宫壁的微细结构

3.外膜　在子宫底、体部为浆膜,其余部分为纤维膜。

(五)子宫内膜的周期性变化

自青春期起,在卵巢分泌的雌激素和孕激素的作用下,子宫底、体部内膜的功能层出现周期性变化,每28天左右发生一次脱落、出血、修复和增生(图8-11),称为**月经周期**。每个月经周期是从月经的第1天起至下次月经来潮的前一天止。月经周期分3期,即月经期、增生期和分泌期。

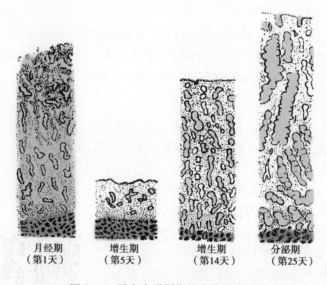

月经期　　　增生期　　　增生期　　　分泌期
(第1天)　　(第5天)　　(第14天)　　(第25天)

图8-11　子宫内膜周期性变化示意图

1.月经期　为月经周期的第1~4天。由于排出的卵未受精,月经黄体退化,血中雌激素和孕激素含量骤然下降,螺旋动脉持续性收缩,导致功能层组织缺血坏死。随后,螺旋动脉又骤然短暂扩张,大量血液涌入功能层,使内膜表层脱落、出血,直至功能层全部脱落。坏死脱落的组织和血液一起,经子宫腔、阴道排出,形成月经。此期末,基底层子宫腺残端的细胞分裂增生,覆盖内膜表面,内膜上皮被修复而进入增生期。

2.增生期　为月经周期的第5~14天。此期卵巢内有一批卵泡正在生长,故称卵泡期。在卵泡分泌的雌激素作用下,子宫内膜增生变厚,子宫腺逐渐增长弯曲,腺腔逐渐扩大,螺旋动脉也逐渐伸长弯曲。此期末,卵巢内的卵泡成熟而排卵,子宫内膜由增生期转入分泌期。

3.分泌期　为月经周期的第15~28天。此时卵巢内黄体形成,故称黄体期。子宫内膜在黄体分泌的孕激素的作用下继续增厚,螺旋动脉增长并更加弯曲;子宫腺进一步增长弯曲,腺腔进一步扩大并充满腺细胞分泌的营养物质;固有层组织液增多,富含营养,这一切都为受精卵进入子宫内膜发育成胎儿做好了准备。若排出的卵未受精,则月经黄体退化,孕激素和雌激素水平下降,内膜功能层又坏死脱落,进入下一个月经周期。

四、阴道

(一)阴道的形态和位置

阴道为前后略扁的肌性管道,位于盆腔内,前邻膀胱底和尿道,后与直肠相邻,向下穿过尿

解剖学基础

生殖膈,以**阴道口**开口于阴道前庭。处女的阴道口周缘有**处女膜**,破裂后形成处女膜痕。阴道上端较宽阔,包绕子宫颈阴道部,二者间形成环状的**阴道穹**。阴道穹后部较深,与直肠子宫陷凹相邻,两者之间仅隔以阴道壁和一层腹膜。当直肠子宫凹陷有积液时,可经阴道穹后部进行穿刺引流。

(二)阴道黏膜的结构特点

阴道壁由黏膜、肌层和外膜组成。黏膜向管腔内突起形成许多环行皱襞。黏膜上皮为复层扁平上皮,细胞内含大量糖原,细胞脱落后,糖原在阴道杆菌作用下转变为乳酸,能防止病菌侵入子宫。老年或其他原因导致雌激素水平下降时,阴道上皮细胞内的糖原减少,使病菌容易生长繁殖,发生阴道感染。

五、前庭大腺

前庭大腺位于阴道口两侧的大阴唇皮下,左右各一,形如豌豆,其排泄管向内侧开口于阴道前庭,分泌黏液润滑阴道口。

六、女性外生殖器

女性外生殖器包括阴阜、大阴唇、小阴唇、阴道前庭及阴蒂等(图8-12)。

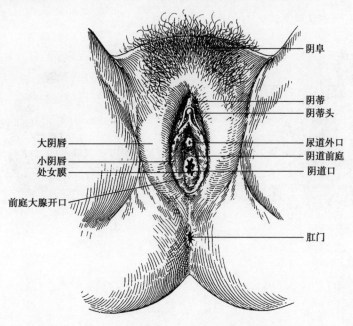

图8-12 女性外生殖器

1.**阴阜** 是耻骨联合前方的皮肤隆起,皮下脂肪较多,青春期后长有阴毛。

2.**大阴唇** 是一对纵行隆起的皮肤皱襞。

3.**小阴唇** 是大阴唇内侧的一对较薄的皮肤皱襞,表面光滑。

4.**阴道前庭** 是两侧小阴唇之间的裂隙,其前部有尿道外口,后部有阴道口,阴道口两侧有前庭大腺的开口。

5.阴蒂 位于尿道外口的前上方,主要由两条**阴蒂海绵体**构成。阴蒂海绵体相当于男性的阴茎海绵体,也能勃起。阴蒂海绵体后部附着于耻骨弓;前端露出体表的部分,称为**阴蒂头**,神经末梢丰富,感觉敏锐。

第三节　乳房和会阴

一、女性乳房

女性乳房于青春期后开始发育,妊娠后期和哺乳期的乳房明显增大并有分泌活动,老年妇女乳房萎缩。

(一)女性乳房的形态和位置

乳房位于胸前部胸大肌表面(图 8-13)。成年未哺乳的乳房呈半球形,紧张而富有弹性。乳房中央有**乳头**,乳头周围色素较深的环形区为**乳晕**。乳头和乳晕的皮肤比较薄,易受损伤,在哺乳期应注意清洁,以防感染。

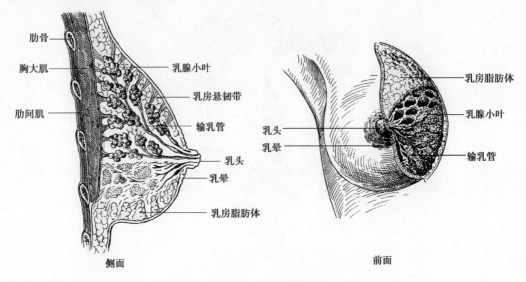

肋骨
胸大肌
肋间肌
乳腺小叶
乳房悬韧带
输乳管
乳头
乳晕
乳房脂肪体
侧面

乳房脂肪体
乳腺小叶
输乳管
乳头
乳晕
前面

图 8-13　女性乳房

(二)女性乳房的结构

乳房由皮肤、乳腺和脂肪组织构成。乳腺组织被脂肪组织分隔成 15~20 个**乳腺叶**,每个乳腺叶有一**输乳管**,开口于乳头。乳腺叶和输乳管均以乳头为中心呈放射状排列,乳房手术时应做放射状切口,以减少乳腺叶和输乳管的损伤。在乳腺与皮肤及胸肌筋膜之间连有许多结缔组织束,称为**乳房悬韧带**(Cooper 韧带),对乳腺起支持作用。当乳腺癌细胞侵及此韧带时,韧带缩短,牵拉皮肤内陷而呈"酒窝征",为乳腺癌早期体征之一。

二、会阴

会阴有广义和狭义之分。

广义的会阴是指盆膈以下封闭小骨盆下口的所有软组织,呈菱形。通常以两侧坐骨结节之间的连线为界,将广义的会阴分为两个三角区(图 8-14):前为**尿生殖区**,男性有尿道通过,女性有尿道和阴道通过;后为**肛区**,中央有肛管通过。

临床狭义的会阴是指肛门与外生殖器之间的软组织,产妇分娩时易于撕裂,应注意保护。

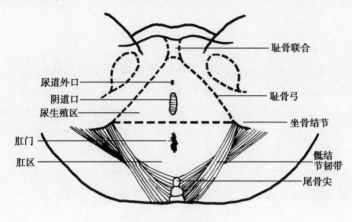

图 8-14 会阴的分区

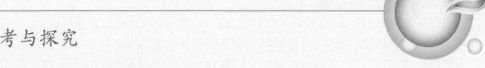

思考与探究

1.临床上常在何处结扎输精管?

2.给男性病人导尿须注意哪些问题? 导尿管经过哪些结构?

3.受精和输卵管结扎的部位各在何处?

4.女性腹膜腔通过哪些结构与外界相通?

第九章

脉管系统

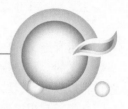

教学内容和要求

了解：心包；腹主动脉发出的不成对脏支动脉；脾的微细结构；胸腺。

理解：心壁的微细结构；心的传导系；心的血管；大、中、小动脉管壁的结构特点；毛细血管；肝门静脉的组成和主要属支；颈内动脉和椎动脉；颈外动脉的分支；上下肢动脉主干；上下腔静脉的组成和收集范围；肝门静脉与上下腔静脉的吻合；淋巴结的微细结构；脾的形态和位置；淋巴导管。

掌握：脉管系统的组成；体循环和肺循环的概念；心的位置、外形及心腔结构；心尖的体表投影；主动脉的行程和分部；主动脉弓的分支；上下肢浅静脉的位置和注入部位。

脉管系统是一套封闭的、连续的管道系统。它可分为心血管系统和淋巴系统两部分。心血管系统内流动着血液，淋巴系统内主要流动着淋巴。淋巴最终注入心血管系统。

脉管系统的主要功能是物质运输。脉管系统还有防御功能和维持人体内环境稳定的功能。此外，脉管系统还有内分泌功能。

心血管系统是脉管系统的主要部分。它由心、动脉、静脉及毛细血管组成。

心是一个中空的肌性器官，借房间隔和室间隔分为左右两半心。左右两半心互不相通，左半心内流动的是动脉血，右半心内流动的是静脉血。每侧心又分为心房和心室两部分，同侧的心房和心室相通。心共有4个腔，即左心房、左心室、右心房和右心室。**动脉**是运送血液离心的一系列血管。它由心室发出后，经反复分支，管径愈分愈细，最后移行为毛细血管。**静脉**是运送血液回心的一系列血管。它起于毛细血管，经反复汇合，管径愈合愈粗，最后汇合成大静脉连于心房。**毛细血管**是小动脉与小静脉之间的微细血管，它是血液与组织之间进行物质交换的场所。

心是脉管系统的动力器官。心收缩时，将心腔内的血液射入动脉；心舒张时，将静脉内的血液吸回心腔，从而促使血液在心血管系统内周而复始地流动，这种流动称为血液循环。根据循环途径的不同，血液循环可分为体循环和肺循环两部分。两种循环同时进行，相互连续（图9-1）。

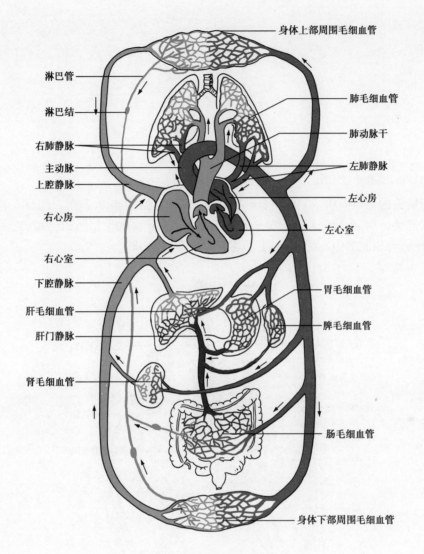

身体上部周围毛细血管

淋巴管
淋巴结
右肺静脉
主动脉
上腔静脉
右心房
右心室
下腔静脉
肝毛细血管
肝门静脉
肾毛细血管

肺毛细血管
肺动脉干
左肺静脉
左心房
左心室
胃毛细血管
脾毛细血管
肠毛细血管

身体下部周围毛细血管

图 9-1　脉管系统示意图

　　心收缩时,富含氧和营养物质的动脉血由左心室射出,经主动脉及各级分支到达全身毛细血管,与组织细胞进行物质和气体交换,血液将氧和营养物质交给组织细胞,组织细胞将二氧化碳和代谢产物交给血液。其交换的结果是,动脉血变成了静脉血,静脉血再经各级静脉返回右心房。这条血液流动的途径称为**体循环**或大循环。体循环的行程长,范围广。其主要功能是营养全身的组织细胞,并将代谢产物运回心。

　　心收缩时,含二氧化碳多的静脉血由右心室射出,经肺动脉干及各级分支到达肺泡周围的毛细血管,与肺泡进行气体交换,血液将二氧化碳交给肺泡,肺泡将氧交给血液,交换的结果是,静脉血变成了动脉血,动脉血再经肺静脉返回左心房。这条血液流动的途径称为**肺循环**或小循环。肺循环的行程短,范围窄。其主要功能是进行气体交换。

第一节　心血管系统

一、心

(一)心的形态和位置

心位于胸腔的中纵隔内,约 2/3 位于人体正中矢状面的左侧,1/3 在右侧。心前面大部分被肺和胸膜遮盖,只有小部分与胸骨体下部和左侧第 4—6 肋软骨相贴;心后方与食管和胸主动脉相邻;下方与膈肌的中心腱相贴;上部连有大血管(图 9-2)。

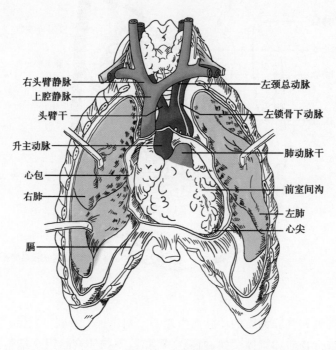

右头臂静脉 —— 左颈总动脉
上腔静脉 ——
头臂干 —— 左锁骨下动脉
升主动脉 ——
心包 —— 肺动脉干
右肺 —— 前室间沟
—— 左肺
—— 心尖
膈 ——

图 9-2　心的位置

心似一个倒置的圆锥体,有一尖、一底、两面、三缘。**心尖**朝向左前下方,在左侧第 5 肋间隙,左锁骨中线内侧 1~2 cm 处,可摸到心尖的搏动。**心底**朝向右后上方,与出入心的大血管相连。心的前面朝向胸骨和肋软骨,称为**胸肋面**(图 9-3)。心的下面与膈相贴,称为**膈面**(图 9-4)。心**右缘**由右心房构成,**左缘**主要由左心室构成,**下缘**由右心室和心尖构成。心表面有环形的**冠状沟**。它是心房和心室在心表面的分界。心胸肋面有**前室间沟**,膈面有**后室间沟**。这两条沟是左右心室在心表面的分界。冠状沟和前后室间沟内充填有脂肪和心的血管。

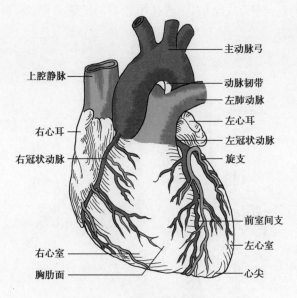

图 9-3 心的外形和血管(前面)

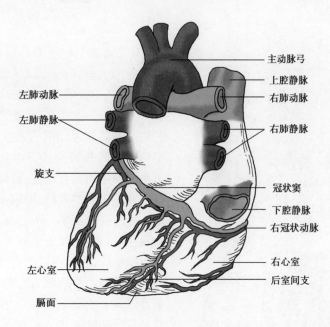

图 9-4 心的外形和血管(后面)

(二)心腔

心的 4 个腔中,左右心房之间有**房间隔**分隔,左右心室之间有**室间隔**分隔。

1.**右心房** 位于心的右上部。它向左前方突出的部分,称为**右心耳**(图 9-5)。右心房有 3 个入口,即**上腔静脉口**、**下腔静脉口**和**冠状窦口**。它们分别收集人体上半身、下半身和心壁的静脉血。右心房的出口为**右房室口**,通向右心室。在右心房房间隔的下部有一卵圆形的浅窝,称为**卵圆窝**。它是胚胎时期的卵圆孔闭锁后的遗迹。

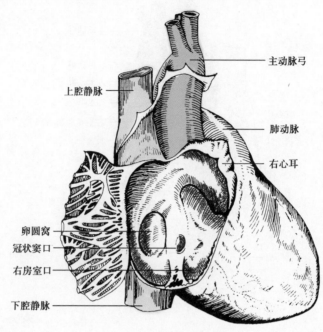

图 9-5　右心房

2.右心室　位于右心房的左前下方。右心
室有一个入口,一个出口(图 9-6)。入口即右
房室口,其周缘附有 3 片三角形瓣膜,称为三尖
瓣。三尖瓣的底附着于房室口周围的纤维环,
三尖瓣的游离缘朝向右心室腔,并借**腱索**与心
室壁上的**乳头肌**相连。心室收缩时,3 片瓣膜
借血流的推动相互靠拢,封闭右房室口;又由于
腱索和乳头肌的牵拉,瓣膜不致翻向心房,从而
阻止血液返流回右心房。故三尖瓣、腱索和乳
头肌在结构和功能上是一个整体。右心室的出
口为**肺动脉口**,其周缘附有 3 片半月形瓣膜,称
为**肺动脉瓣**。肺动脉瓣与肺动脉壁之间形成 3
个开口向上的袋状结构。当右心室收缩时,血
液冲开肺动脉瓣进入肺动脉干;当右心室舒张
时,由于肺动脉干内血液返流,3 个袋状结构因
血液灌注而充盈,使 3 片瓣膜相互紧贴,从而封
闭肺动脉口,阻止血液返流回右心室。

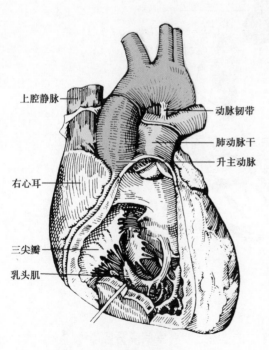

图 9-6　右心室

3.**左心房**　构成心底的大部分。它向右前方突出的部分,称为**左心耳**(图 9-7)。左心房有 4 个入口,一个出口,4 个入口均为**肺静脉口**,出口为**左房室口**。

4.**左心室**　位于右心室的左后下方。左心室有一个入口,一个出口(图 9-7)。入口即左房室口,口的周缘附有两片三角形瓣膜,称为**二尖瓣**。其形态与三尖瓣相似,也借腱索与乳头肌相连。其功能是阻止血液返回左心房。出口为**主动脉口**,口的周缘有**主动脉瓣**。其形态与肺动脉瓣相似。其功能是阻止血液返回左心室。

室间隔的大部分由心肌构成,称为**肌部**;在接近心房处有一缺乏心肌的卵圆形区域,称为**膜部**,是室间隔缺损的常见部位。

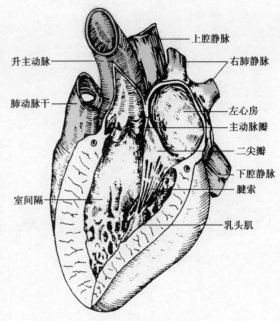

图 9-7　左心房和右心室

(三)心壁的微细结构

心壁分为 3 层,由内向外依次为心内膜、心肌膜和心外膜(图 9-8)。

1.**心内膜**　由内皮及深面的结缔组织构成。心内膜折叠构成心瓣膜。

2.**心肌膜**　主要由心肌构成,是心壁 3 层中最厚的一层。心房肌较薄,心室肌较厚,左心室肌最发达。心房肌与心室肌被心纤维骨骼等分开,故心房肌和心室肌可以不同时收缩。**心纤维骨骼**是围绕在房室口和动脉口周围的结构,由致密结缔组织构成。

3.**心外膜**　属于浆膜,由间皮和少量结缔组织构成。

(四)心的传导系统

心的传导系统由特殊分化的心肌细胞构成,主要有窦房结、房室结、房室束及其分支等(图 9-9)。

1.**窦房结**　位于上腔静脉与右心房交界处前方的心外膜深面,呈长椭圆形。它是心的正常起搏点。

2.**房室结**　位于冠状窦口前上方的心内膜深面,呈扁椭圆形。它的主要功能是将窦房结的兴奋传向心室。

3.**房室束及其分支**　房室束起自房室

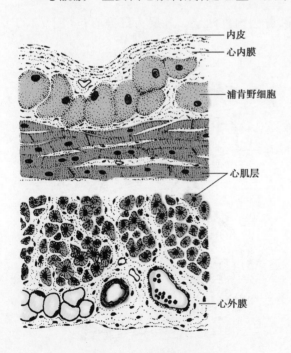

图 9-8　心壁的微细结构

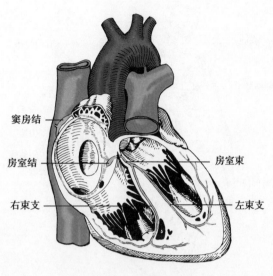

图9-9 心的传导系统

结,沿室间隔膜部下降,至室间隔肌部上缘分为**左束支**和**右束支**。左右束支分别沿室间隔两侧下行,最后分为细小的**浦肯野纤维**(Purkinje 纤维)分布于心室肌。

(五)心的血管

1.动脉 营养心的动脉为左、右冠状动脉,均起自升主动脉根部(图9-3、图9-4)。

(1)**右冠状动脉** 沿冠状沟向右下行,绕过心的右缘至心的膈面,移行为**后室间支**,行于后室间沟。右冠状动脉主要分布于右心房、右心室、左心室后壁、室间隔后下部、窦房结及房室结。

(2)**左冠状动脉** 向左前方行至冠状沟,分为前室间支和旋支。**前室间支**沿前室间沟走行,主要分布于左心室前壁、右心室前壁的小部分和室间隔前上部。**旋支**沿冠状沟向左行至心的膈面,主要分布于左心房、左心室侧壁和后壁。

2.静脉 心的静脉大多数与动脉伴行,最后汇合成**冠状窦**,再经冠状窦口注入右心房(图9-4)。

(六)心包

心包是包裹在心和大血管根部的膜性囊,分为内外两层。外层为**纤维心包**(图9-10),由坚韧的结缔组织构成。纤维心包的上部与出入心的大血管外膜相延续,下部附于膈的中心腱。内层为**浆膜心包**,薄而光滑。浆膜心包又分脏、壁两层,脏层即心外膜,壁层衬于纤维心包内面。浆膜心包的脏层和壁层在出入心的大血管根部相互移行,围成**心包腔**。心包腔内含少量浆液,可减少心搏动时的摩擦。

(七)心的体表投影

心在胸前壁的体表投影可用下列4点及其连线表示:

①左上点,在左侧第2肋软骨下缘,距胸骨左缘约1.2 cm。

②右上点,在右侧第3肋软骨上缘,距胸骨右缘约1 cm。

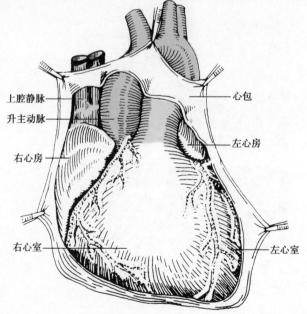

图9-10 心包

③左下点,在左侧第5肋间,距前正中线7~9 cm。

④右下点,在右侧第7胸肋关节处。

将上述4点用线连结,即心在胸前壁的体表投影(图9-11)。

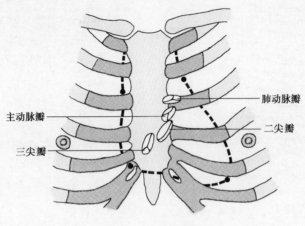

图9-11 心的体表投影

二、血管

(一)血管概述

血管分动脉、静脉和毛细血管3类。动脉和静脉又都分为大、中、小3级,但在形态结构上,3级血管之间并无截然的界线。**大动脉**是指接近心的动脉,管径大,如主动脉和肺动脉等;管径小于1 mm的动脉为**小动脉**,其中与毛细血管相连的小动脉称为**微动脉**;管径介于大小动脉之间,凡在解剖学中有名称的动脉为**中动脉**,如肱动脉,桡动脉等。**大静脉**的管径大于10 mm,并靠近心,如上下腔静脉和肺静脉等;管径小于1 mm的静脉为**小静脉**,其中与毛细血管相连的小静脉称为**微静脉**;管径介于大小静脉之间,凡在解剖学中有名称的静脉为**中静脉**,如肘正中静脉、大隐静脉等。

人体的血管除借动脉、毛细血管、静脉相连通外,各种血管在体内的不同部位普遍存在吻合现象,形成血管的吻合。如毛细血管吻合成毛细血管网,动脉之间的吻合有动脉弓、动脉网和动脉环,静脉之间的吻合有静脉网(弓)和静脉丛,小动脉和小静脉之间有动静脉吻合等。血管的吻合对保证器官的血液供应、维持血液循环的正常进行有重要作用。

此外,有些血管主干在其行程中常发出与主干平行的侧副支,该侧副支与同一主干或另一主干的侧副支相互吻合,称为**侧支吻合**。在正常情况下,侧副支的管径较细小,通过的血液亦较少。当血管主干血流受阻时,侧副支管径逐渐变粗,通过的血液逐渐增多,血液经扩大的侧支吻合到达受阻部位以下的血管主干,代替血管主干运送血液称为**侧支循环**。侧支循环的建立,对于保证器官在病理状态下的血液供应有重要意义。

(二)血管壁的微细结构

除毛细血管外,动脉和静脉的管壁都由内向外分为3层,即内膜、中膜和外膜。

1.动脉 大动脉、中动脉和小动脉的管壁结构的差别主要在内膜和中膜(图9-12、图9-13、

图 9-16)。

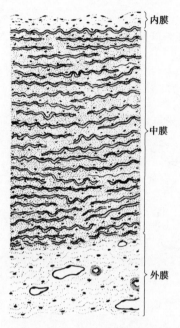

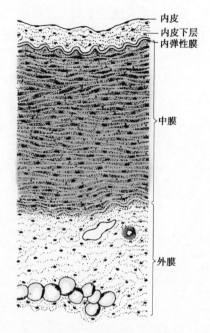

图 9-12　大动脉的微细结构　　　　　　图 9-13　中动脉的微细结构

（1）内膜　最薄,由内向外分成内皮、内皮下层和**内弹性膜**。内皮游离面光滑,可减少血流阻力。内皮下层为薄层结缔组织。中动脉的内弹性膜比较明显,而大动脉和小动脉则不明显。

（2）中膜　是动脉管壁中最厚的一层,由平滑肌和弹性纤维等构成。大动脉的中膜以弹性纤维为主,管壁有较大的弹性,故将大动脉称为**弹性动脉**。中动脉和小动脉的中膜以环形排列的平滑肌为主,故将中动脉、小动脉称为**肌性动脉**。小动脉平滑肌的舒缩,不仅可改变血管的口径,影响器官、组织的血流量,而且可改变血流的外周阻力,影响血压。

（3）外膜　由疏松结缔组织构成,内含血管和神经。

2.静脉　与各级相应的动脉比较,静脉管径较大,管壁较薄,3 层之间分界不明显(图 9-14—图 9-16)。静脉的内膜最薄,由内皮和结缔组织构成。中膜稍厚,有分布稀疏的环形平滑肌。外膜最厚,由结缔组织构成,内有血管和神经。大静脉的外膜内还有较多的纵行平滑肌。

3.毛细血管　分布广,并相互连成网状;管腔细,大多毛细血管只允许血细胞呈单行通过;管壁薄,主要由一层内皮和基膜构成(图 9-17)。毛细血管内皮细胞之间有 10～20 nm 宽的间隙,有的毛细血管内皮有孔或基膜不完整,甚至基膜缺失,这些特点都利于血液与组织之间进行物质交换。分布于肝、脾、骨髓和一些内分泌腺中的毛细血管管腔较大,形态不规则,内皮细胞间隙较大,这些毛细血管又称**血窦**。

解剖学基础

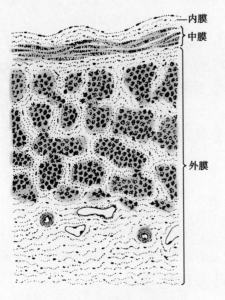

图 9-14 大静脉的微细结构

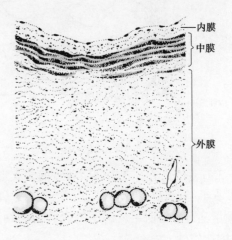

图 9-15 中静脉的微细结构

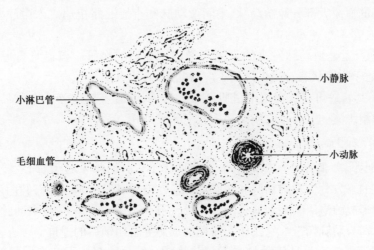

图 9-16 小动脉和小静脉的微细结构

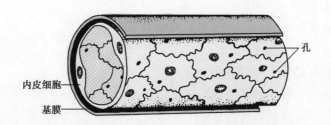

图 9-17 毛细血管结构模式图

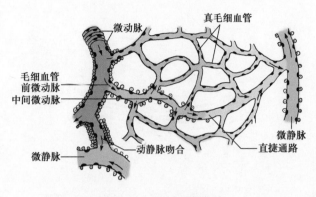

图9-18 微循环模式图

图中标注：真毛细血管、微动脉、毛细血管前微动脉、中间微动脉、微静脉、动静脉吻合、直捷通路

（三）微循环

微循环是指从微动脉到微静脉之间的血液循环。它是血液循环的基本功能单位。它由下面6个部分组成（图9-18）：

1.**微动脉**　管壁平滑肌的舒缩活动可调节进入微循环的血流量，起着"总闸门"的作用。

2.**毛细血管前微动脉和中间微动脉**　微动脉的分支称为毛细血管前微动脉。后者的分支称为中间微动脉。

3.真毛细血管　是中间微动脉的分支形成的相互吻合的毛细血管网，即通常说的毛细血管。真毛细血管行程迂回曲折，血流缓慢，是物质交换的主要部位。在真毛细血管的起始部，有少量环行平滑肌组成的毛细血管前括约肌，可调节进入真毛细血管的血流量，起着"分闸门"的作用。

4.直捷通路　是中间微动脉与微静脉之间的毛细血管，管径较粗，走行较直。机体在静息状态时，微循环的血流大部分经微动脉、中间微动脉和直捷通路快速流入微静脉，仅有少量血液流经真毛细血管。

5.动静脉吻合　是微动脉发出的直接与微静脉相通的血管。该血管管壁厚，肌层发达。动静脉吻合多处于收缩状态。当机体处于应激状态时，则开放。

6.**微静脉**　其管壁可有散在的平滑肌纤维。另外，其管壁对大分子物质具有相当高的通透性，在血液和组织液的大分子物质交换中具有重要作用。

（四）肺循环的血管

1.肺循环的动脉　肺循环动脉的主干是肺动脉干。**肺动脉干**起于右心室，向左后上方斜行，至主动脉弓的下方分为**左肺动脉**和**右肺动脉**。左右肺动脉分别经左右肺门入肺，在肺内经多次分支，最后形成肺泡周围毛细血管网。在肺动脉干分叉处稍左侧与主动脉弓下缘之间有一结缔组织索，称为**动脉韧带**。它是胎儿时期的动脉导管闭锁后的遗迹。

2.肺循环的静脉　肺循环静脉的主干是肺静脉。**肺静脉**起始于肺泡周围的毛细血管网，在肺内经反复汇合，最后每侧肺各形成两条肺静脉，经肺门出肺，注入左心房。

（五）体循环的动脉

体循环的动脉在人体中的分布有以下基本规律：

①大多动脉呈左右对称分布。

②人体每一大局部都有1~2条动脉主干。

③动脉主干多走行于身体的深部和四肢的屈侧。

④躯干部动脉分为壁支和脏支。

⑤动脉管径的大小与器官的功能相适应。

体循环动脉的主干是**主动脉**（彩图4）。它起于左心室，先行向右前上方，继而呈弓形弯向左后方，再沿胸椎体下行，经膈肌的主动脉裂孔入腹腔，沿腰椎体前方下行，到第4腰椎体下缘平面分为**左右髂总动脉**。主动脉以胸骨角平面分为 3 段,即**升主动脉**、**主动脉弓**和**降主动脉**。降主动脉又以膈肌的主动脉裂孔为界,分为**胸主动脉**和**腹主动脉**(图 9-19)。

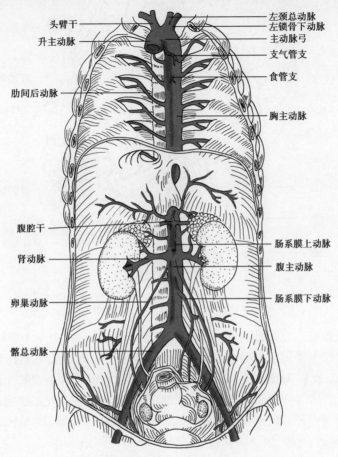

图 9-19　躯干后壁的动脉

升主动脉的起始部发出左右冠状动脉。

主动脉弓位于胸骨柄后方,在它的凸侧向上发出 3 个分支,从右向左依次为**头臂干**、**左颈总动脉**和**左锁骨下动脉**。头臂干向右上斜行,到右胸锁关节的后方分为**右颈总动脉**和**右锁骨下动脉**。主动脉弓壁内有压力感受器。主动脉弓下方有 2~3 个粟粒状小体,称为**主动脉小球**,属化学感受器。

1.头颈部的动脉　头颈部的动脉主干是左右颈总动脉(图 9-20)。颈总动脉沿食管、气管和喉的外侧上行,至甲状软骨上缘平面分为颈外动脉和颈内动脉。颈总动脉末端和颈内动脉起始处略膨大,称为**颈动脉窦**。窦壁内有压力感受器。当血压升高时,可反射性地引起心跳减慢,血管扩张,血压下降。在颈总动脉分叉处的后方有一扁椭圆形小体,称为**颈动脉小球**,是化学感受器,可感受血液中氧和二氧化碳分压的高低。当血液中氧分压降低或二氧化碳分压升高时,可反射性地引起呼吸加深加快。

1)颈外动脉　在胸锁乳突肌深面上行至腮腺实质内分为颞浅动脉和上颌动脉两个终支。颈外动脉的主要分支有:

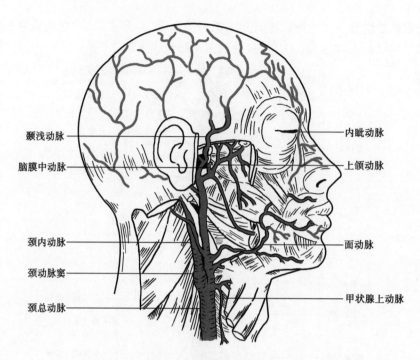

图 9-20 头颈部的动脉

颞浅动脉 脑膜中动脉 内眦动脉 上颌动脉 颈内动脉 颈动脉窦 颈总动脉 面动脉 甲状腺上动脉

（1）**甲状腺上动脉**　在颈外动脉的起始部发出，行向前下方，分布于甲状腺和喉。

（2）**面动脉**　经下颌下腺深面前行，在咬肌前缘与下颌体下缘交界处至面部，再经口角、鼻翼外侧到达内眦，改称**内眦动脉**。面动脉分布于腭扁桃体、下颌下腺和面部等处。在咬肌前缘与下颌体下缘交界处可摸到面动脉搏动，当面部出血时，可在此处压迫止血。

（3）**颞浅动脉**　经外耳门前方上行，分支分布于腮腺和额、颞、顶部软组织。在颧弓根部可摸到颞浅动脉搏动，当额、颞、顶部出血时，可在此处压迫止血。

（4）**上颌动脉**　经下颌支深面行向前内，分支分布于口腔、鼻腔和硬脑膜等处。其中，分布于硬脑膜的分支称为**脑膜中动脉**。它向上经棘孔入颅腔，分前后两支。前支经过翼点内面，颞部骨折时易受损伤，引起硬膜外血肿。

2）**颈内动脉**　颈部无分支，在咽的外侧垂直上行，经颈动脉管入颅腔，分支分布于脑和视器等处。

2.锁骨下动脉和上肢的动脉（彩图4）

1）**锁骨下动脉**　发出后先向外到达颈根部，呈弓状经胸膜顶的前方，穿斜角肌间隙，至第一肋外缘移行为腋动脉。上肢出血时，可在锁骨中点上方，将锁骨下动脉向后下方压向第一肋，进行止血。锁骨下动脉的主要分支有：

（1）**椎动脉**　向上经上6个颈椎横突孔及枕骨大孔入颅腔，分支布于脑和脊髓。

（2）**胸廓内动脉**　沿胸骨外缘1 cm处的肋软骨后面下行，分支分布于胸前壁、心包、膈及乳房等处。它穿过膈后移行为**腹壁上动脉**，分布于腹直肌等处。

2）上肢的动脉

（1）**腋动脉**　是上肢的动脉主干，在腋窝内行向外下，至臂部移行为肱动脉。腋动脉的分支分布于肩部、胸前外侧壁和乳房等处。

解剖学基础

（2）**肱动脉**　沿肱二头肌内侧缘下行,至肘窝分为桡动脉和尺动脉。肱动脉沿途分支分布于臂部和肘关节。在肘窝稍上方的肱二头肌腱内侧,可触到肱动脉的搏动,是测量血压时的听诊部位。

（3）**桡动脉**和**尺动脉**　分别沿前臂前面的桡侧和尺侧下行,经腕部至手掌形成掌浅弓和掌深弓。桡动脉在腕掌侧面上方位置表浅,可触及其搏动,是临床触摸和计数脉搏的常用部位。

（4）**掌浅弓**和**掌深弓**　由桡动脉和尺动脉的末端与桡动脉和尺动脉的分支相互吻合而成,弓上发出分支分布于手掌和手指。

3.胸部的动脉　胸部的动脉主干是**胸主动脉**。它发出两种分支。

（1）壁支　主要有**肋间后动脉**和**肋下动脉**,分布于胸壁、腹壁上部、脊髓及背部等处(图9-21)。

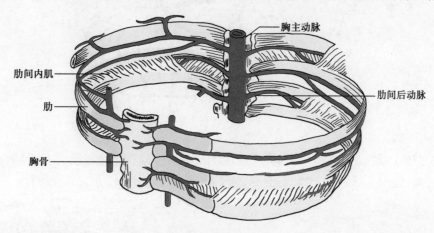

图9-21　胸壁的动脉

（2）脏支　有支气管支、食管支和心包支,分布于气管、支气管、食管及心包。

4.腹部的动脉　腹部的动脉主干是**腹主动脉**,它也发出两种分支。

1)壁支　主要有 4 对**腰动脉**,分布于腹后壁和脊髓等处(图9-19)。

2)脏支　分成对脏支和不成对脏支两种。成对的有肾动脉和睾丸动脉;不成对的有腹腔干、肠系膜上动脉和肠系膜下动脉,三者均由腹主动脉前壁发出。

（1）**肾动脉**　约平第1,2腰椎体高度起于腹主动脉侧壁,经肾门入肾(图9-19)。

（2）**睾丸动脉**　又称**精索内动脉**,在肾动脉起始处稍下方起于腹主动脉前壁,沿腰大肌前面向外下走行,穿过腹股沟管,分布于睾丸和附睾。在女性该动脉称为**卵巢动脉**,分支布于卵巢和输卵管。

（3）**腹腔干**　自主动脉裂孔稍下方从腹主动脉前壁发出,立即分为胃左动脉、肝总动脉和脾动脉(图9-22),主要分布于胃、十二指肠、肝、胆、脾、胰和大网膜。

胃左动脉:向左上方行至胃的贲门部,沿胃小弯向右行,分布于食管腹段、贲门和胃小弯的胃壁。

肝总动脉:向右走行,分为肝固有动脉和胃十二指肠动脉。**肝固有动脉**行于肝十二指肠韧带内,在肝门附近分为左右支,分别进入肝左右叶。肝固有动脉分支分布于肝、胆囊和胃小弯的胃壁。**胃十二指肠动脉**分支分布于胃大弯的胃壁、大网膜、十二指肠及胰头。

脾动脉:沿胰的上缘左行,经脾门入脾,分布于脾、胰、大网膜、胃大弯及胃底的胃壁。

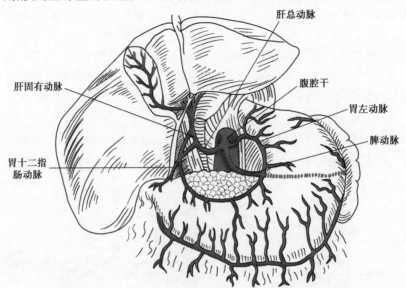

图 9-22　腹腔干及其分支

（4）**肠系膜上动脉**（图 9-23）　自腹腔干稍下方由腹主动脉前壁发出,向下经胰头和十二指水平部之间,进入小肠系膜,走向右髂窝,分支分布于结肠左曲以上大部分肠管。

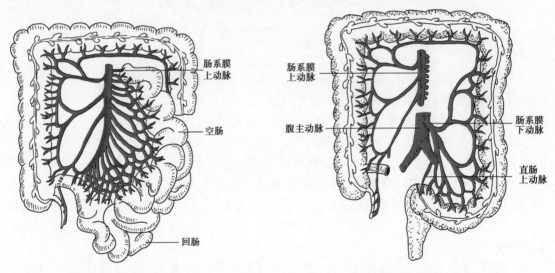

图 9-23　肠系膜上动脉

图 9-24　肠系膜下动脉

（5）**肠系膜下动脉**（图 9-24）　约在第 3 腰椎平面由腹主动脉前壁发出,沿腹后壁行向左下方,分布于降结肠、乙状结肠和直肠上部。其中,分布于直肠上部的分支,称为**直肠上动脉**。

5.髂总动脉　行向外下,至骶髂关节的前方分为髂内动脉和髂外动脉。**髂外动脉**经腹股沟韧带中点的后方进入股前部,移行为股动脉。

6.盆部的动脉　盆部的动脉主干是**髂内动脉**。它也发出两种分支（图 9-25）。

1）壁支　有闭孔动脉、臀上动脉和臀下动脉。

解剖学基础

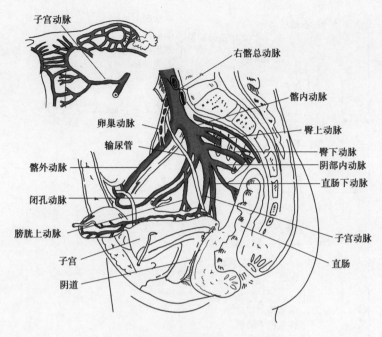

图 9-25　盆部的动脉（女性、右侧）

（1）**闭孔动脉**　分布于大腿内侧群肌和髋关节。

（2）**臀上动脉和臀下动脉**　分布于臀肌和髋关节等。

2）脏支　主要有膀胱上下动脉,直肠下动脉,子宫动脉和阴部内动脉。

（1）**膀胱上下动脉**　分布于膀胱、前列腺和精囊等。

（2）**直肠下动脉**　分布于直肠下部、前列腺等处。

（3）**子宫动脉**　分布于子宫、阴道、输卵管和卵巢。

（4）**阴部内动脉**　分布于肛门、会阴部和外生殖器。

7.下肢的动脉　下肢的动脉主干是股动脉(彩图4)。

1）股动脉　先在大腿前内下行,逐渐转向后进入腘窝,移行为腘动脉。股动脉的分支主要分布于大腿和髋关节。在腹股沟韧带中点下方,可触及股动脉搏动,当下肢出血时,可在此处向后压迫止血。

2）腘动脉　沿腘窝正中下行,分支分布于膝关节及附近的肌肉。腘动脉在腘窝下部分为胫前动脉和胫后动脉。

（1）**胫前动脉**　在小腿前群肌之间下行,经踝关节前方移行为足背动脉。胫前动脉分支分布于小腿前群肌。**足背动脉**的分支主要分布于足背和趾背。在踝关节前方,内外踝连线中点处可触及足背动脉的搏动。

（2）**胫后动脉**　沿小腿后群肌浅、深两层之间下行,到内踝的后下方,分为**足底内侧动脉**和**足底外侧动脉**。胫后动脉的分支主要分布于小腿后群肌和外侧群肌、足底和足趾。

足背动脉的分支与足底外侧动脉的分支还要形成足底弓。

体循环动脉的主要分支可归纳如图9-26所示。

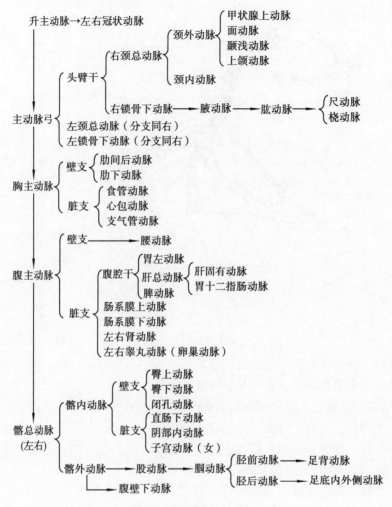

图 9-26　体循环动脉的主要分支

（六）体循环的静脉

静脉与动脉比较,主要有以下特点:

①腔大壁薄,数量多。

②分浅、深两种,浅静脉位于皮下,有独立的名称和走行,是临床上输液、输血、取血、注射和插入导管的部位;深静脉多与同名动脉伴行,静脉的收集范围与伴行动脉的分布范围基本相同。

③吻合多,浅静脉吻合成网,深静脉常常在器官周围或壁内吻合成丛。

④腔内有**静脉瓣**,可阻止血液逆流。

体循环的静脉分上腔静脉系、下腔静脉系和心静脉系(已述于心)。

1.上腔静脉系　上腔静脉系的主干是**上腔静脉**。上腔静脉由**左、右头臂静脉**汇合而成,沿升主动脉右侧下行,注入右心房。上腔静脉系主要收集头颈、上肢和胸部(心除外)的静脉血。

1)头颈部的静脉　头颈部的静脉主干是颈内静脉(图9-27)。

(1)**颈内静脉**　上端在颈静脉孔处与颅内乙状窦相续,先后伴颈内动脉和颈总动脉下行,最后与**锁骨下静脉**汇合成头臂静脉。汇合处的夹角称为**静脉角**。颈内静脉的颅内属支收集脑、脑膜、颅骨、视器和前庭蜗器的静脉血,颅外属支主要收集面部和颈部的部分静脉血。其中,重要的颅外属支有面静脉。

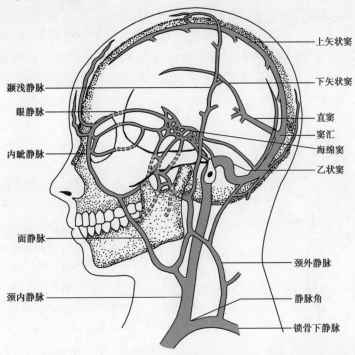

图 9-27　头颈部的静脉

面静脉起自**内眦静脉**,与面动脉伴行,至舌骨平面注入颈内静脉,收集面前部的静脉血。面静脉在口角以上部分无静脉瓣,并通过内眦静脉、眼静脉与颅内的海绵窦相通。故通常将两侧口角至鼻根间的三角区称为"危险三角"。此处发生化脓性感染时,不可挤压,以防化脓性细菌逆流进入颅内,引起颅内感染。

(2)**颈外静脉**　是颈部最大的浅静脉,主要收集头皮和面部的静脉血。颈外静脉在胸锁乳突肌表面下行,穿深筋膜注入锁骨下静脉。它位置表浅而恒定,是临床静脉穿刺、静脉插管常用的血管。

2)上肢的静脉　上肢的静脉主干是**腋静脉**,它向内上走行,在第一肋外侧移行为锁骨下静脉。腋静脉的属支有深、浅两种,深静脉与同名动脉伴行,浅静脉(图 9-28、图 9-29)主要有:

(1)手背静脉网　位于手背皮下,临床上常在此进行静脉穿刺输液(图 9-28)。

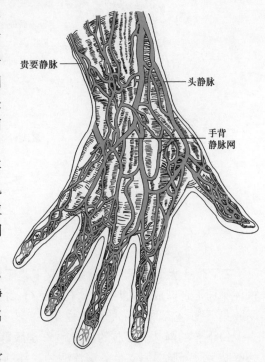

图 9-28　手背浅静脉

（2）**头静脉** 起于手背静脉网的桡侧,沿上肢的前外侧上行,注入腋静脉或锁骨下静脉。

（3）**贵要静脉** 起于手背静脉网的尺侧,沿前臂前内侧上行,注入**肱静脉**或腋静脉。

（4）**肘正中静脉** 在肘窝处连于头静脉和贵要静脉之间,是临床取血、输液的常用血管。

3）胸部的静脉 胸部的静脉主干是奇静脉。**奇静脉起于右腰升静脉**,沿胸椎体右前方上行,在第4胸椎体高度,向前跨过右肺根的上方,注入上腔静脉。奇静脉是沟通上下腔静脉系的一个重要通道。它主要收集胸壁、食管、气管及支气管等处的静脉血(图9-30)。

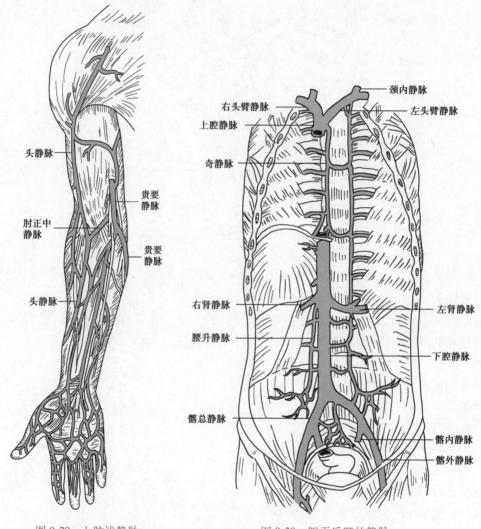

图 9-29 上肢浅静脉   图 9-30 躯干后壁的静脉

2.下腔静脉系 下腔静脉系的主干是**下腔静脉**。下腔静脉由**左右髂总静脉**在第4—5腰椎体平面汇合而成,沿腹主动脉右侧上行,穿膈肌的腔静脉孔入胸腔,注入右心房。下腔静脉系收集下肢、盆部和腹部的静脉血。

1）下肢的静脉 下肢的静脉主干是**股静脉**,与股动脉伴行,经腹股沟韧带后方延续为**髂外静脉**。股静脉的属支也分深浅两种。深静脉与同名动脉伴行;浅静脉主要有大隐静脉和小隐静脉(图9-31、图9-32)。

（1）**大隐静脉**　起于**足背静脉弓**内侧,经内踝前方,沿下肢内侧上行,在腹股沟韧带的下方注入股静脉。

（2）**小隐静脉**　起于足背静脉弓外侧,经外踝后方,沿小腿后面上行至腘窝,注入**腘静脉**。

2）盆部的静脉　盆部的静脉主干是**髂内静脉**。髂内静脉及其属支与同名动脉伴行,静脉的收集范围与伴行动脉的分布范围基本相同。髂内静脉的属支分壁支和脏支两种。脏支有**直肠下静脉**、**阴部内静脉**和**子宫静脉**等。它们分别起于**直肠静脉丛**、**膀胱静脉丛**和**子宫静脉丛**。髂内静脉与髂外静脉在骶髂关节前方汇合成髂总静脉。

3）腹部的静脉　腹部的静脉主干是下腔静脉。间接注入下腔静脉的是肝门静脉。直接注入下腔静脉的属支分壁支和脏支两种(图9-30)。壁支主要有4对**腰静脉**,与同名动脉伴行。脏支主要有:

（1）**肾静脉**　与肾动脉伴行。

（2）**睾丸(卵巢)静脉**　右侧注入下腔静脉,左侧向上注入左肾静脉。

（3）**肝静脉**　有2~3条,包埋于肝实质内。

4）**肝门静脉**　由**肠系膜上静脉**和**脾静脉**在胰头和胰体交界处的后方汇合而成(图9-33),向上经肝十二指肠韧带至肝门,分左右两支入肝。它收集腹盆腔内大多数不成对器官的静脉血。它的特点为:起止端均为毛细血管;腔内无瓣膜,血液可逆流。

肝门静脉的属支除肠系膜上静脉和脾静脉外,还有**肠系膜下静脉**、**胃左静脉**和**附脐静脉**等。

肝门静脉的属支与上下腔静脉之间有丰富的吻合,其中重要的有以下3处(图9-34):

（1）**食管静脉丛**　位于食管下段壁内。它一端汇合成食管静脉入奇静脉,另一端与胃左静脉吻合,从而构成肝门静脉与上腔静脉之间的吻合。

（2）**直肠静脉丛**　位于直肠下段壁内。它一端借直肠下静脉汇入髂内静脉,另一端与直肠上静脉吻合,从而构成肝门静脉与下腔静脉之间的吻合。

（3）**脐周静脉网**　位于脐周皮下组织内。借胸壁和腹壁的静脉分别注入腋静脉和股静脉,从而构成肝门静脉与上下腔静脉之间的吻合。

正常情况下,上述3处的吻合支细小,血流量较少。当肝门静脉血流受阻时(如肝硬化),血液可经上述吻合形成侧支循环,分别经上下腔静脉回流入心。此时,可使食管静脉丛、直肠静脉丛和脐周静脉网曲张,甚至破裂,造成呕血和(或)便血。

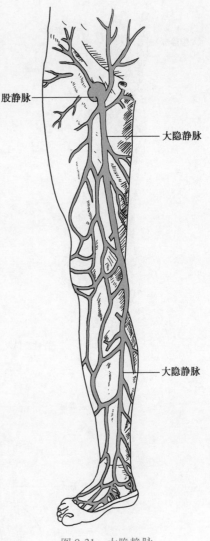

图9-31　大隐静脉

股静脉

大隐静脉

大隐静脉

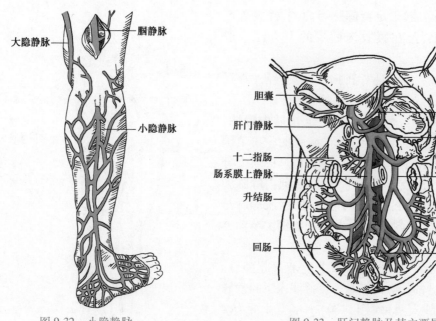

图 9-32　小隐静脉

图 9-33　肝门静脉及其主要属支

左侧标注（图9-32）：
大隐静脉
腘静脉
小隐静脉

图9-33标注：
胆囊
肝门静脉
十二指肠
肠系膜上静脉
升结肠
回肠
胃左静脉
脾静脉
肠系膜下静脉
降结肠
直肠上静脉

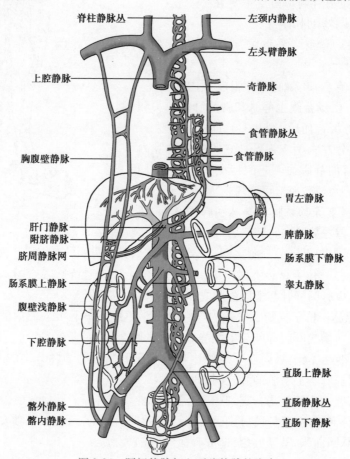

图 9-34　肝门静脉与上下腔静脉的吻合

图9-34标注：
脊柱静脉丛
左颈内静脉
上腔静脉
左头臂静脉
奇静脉
食管静脉丛
食管静脉
胸腹壁静脉
胃左静脉
肝门静脉
脾静脉
附脐静脉
脐周静脉网
肠系膜下静脉
肠系膜上静脉
睾丸静脉
腹壁浅静脉
下腔静脉
直肠上静脉
直肠静脉丛
髂外静脉
直肠下静脉
髂内静脉

解剖学基础

体循环静脉的主要属支可归纳如图 9-35 所示。

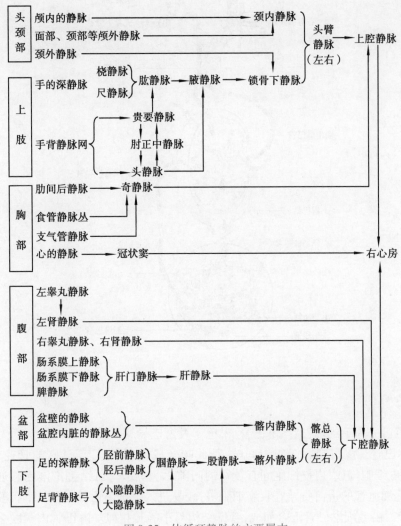

图 9-35　体循环静脉的主要属支

第二节　淋巴系统

淋巴系统由淋巴管道、淋巴器官和淋巴组织组成。血液流经毛细血管动脉端时，一些成分透过毛细血管壁进入组织间隙，形成组织液。组织液与细胞进行物质交换后，大部分在毛细血管静脉端被吸收入血，小部分进入毛细淋巴管成为淋巴。淋巴沿淋巴管道流动，途经淋巴组织和淋巴器官，最后汇入静脉。淋巴组织和淋巴器官具有滤过淋巴、产生淋巴细胞和抗体等功能。故淋巴系统不仅有协助静脉引导体液回心的功能，而且也有重要的免疫、防御功能（图 9-36、图 9-37）。

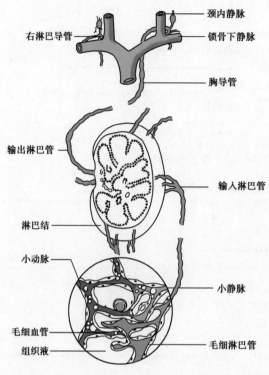

图 9-36　淋巴生成与回流示意图

一、淋巴管道

淋巴管道可分为毛细淋巴管、淋巴管、淋巴干及淋巴导管。

1.毛细淋巴管　以盲端起于组织间隙,彼此吻合成网,分布广泛。它的管径较毛细血管粗,管壁由内皮细胞构成,内皮细胞间有较宽的间隙,无基膜。因此,毛细淋巴管通透性大,一些不易透过毛细血管的蛋白质、细菌、癌细胞等,较易进入毛细淋巴管,经淋巴管道转移。

2.淋巴管　由毛细淋巴管汇合而成,管壁结构与小静脉相似。淋巴管内瓣膜多,使淋巴管的外观呈串珠状。许多淋巴管与淋巴结相连(图 9-37)。

3.淋巴干　由淋巴管汇合而成,全身共有 9 条,即**左右颈干、左右锁骨下干、左右支气管纵隔干、左右腰干**及 1 条**肠干**(图 9-37)。

4.淋巴导管　全身 9 条淋巴干最后汇合成两条淋巴导管,即胸导管和右淋巴导管(图 9-37)。

(1)**胸导管**　是人体最粗大的淋巴管道,在第一腰椎前方由左右腰干和肠干汇合而成,起始部常膨大,称为**乳糜池**。胸导管向上穿主动脉裂孔入胸腔,沿脊柱前方上行至左颈根部,接纳了左颈干、左锁骨下干和左支气管纵隔干后,注入左静脉角。胸导管收集人体下半身和左侧上半身的淋巴。

(2)**右淋巴导管**　由右颈干、右锁骨下干和右支气管纵隔干汇合而成,很短小,注入右静脉角。右淋巴导管收集人体右侧上半身的淋巴。

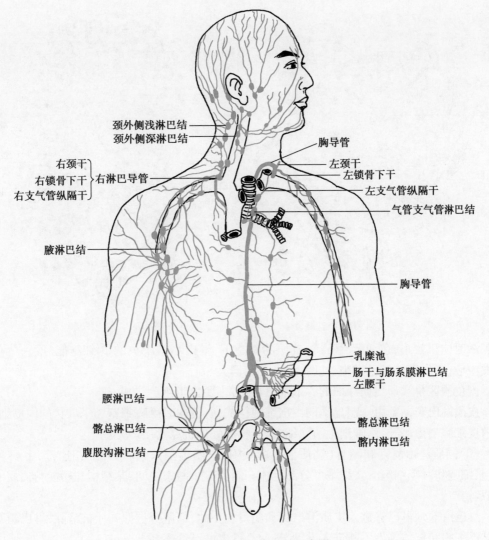

图9-37　全身淋巴管、淋巴结示意图

二、淋巴器官

淋巴器官主要由淋巴组织构成,包括淋巴结、脾和胸腺等。

(一)淋巴结

淋巴结为大小不等的扁椭圆形小体,质软,色红。它一侧隆凸,有数条**输入淋巴管**进入;另一侧凹陷,称为**淋巴结门**,有**输出淋巴管**、血管、神经相连(图9-38)。

1.淋巴结的微细结构　淋巴结表面有致密结缔组织构成的被膜,被膜和门部的结缔组织伸入淋巴结内形成小梁。小梁在淋巴结内分支并互相连接成网,构成淋巴结的支架。淋巴结实质分为皮质和髓质两部分(图9-38、图9-39)。

(1)皮质　位于被膜下,由浅层皮质、副皮质区和皮质淋巴窦构成。

浅层皮质包括淋巴小结及小结间的弥散淋巴组织,主要由 B 细胞构成。淋巴小结未经抗

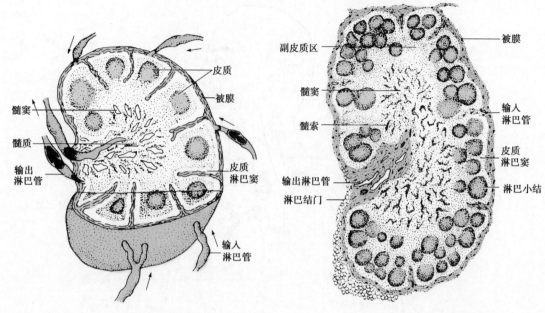

图 9-38　淋巴结结构模式图　　　　　　　　　图 9-39　淋巴结的微细结构

原刺激时体积较小,在细菌、病毒等抗原的刺激下,淋巴小结中央的 B 细胞能分裂、分化形成**生发中心**,产生新的淋巴细胞,此时,淋巴小结增大。

副皮质区是浅层皮质深面的弥散淋巴组织,主要由 T 细胞构成。

皮质淋巴窦的壁由一层扁平的内皮细胞构成,窦腔内有巨噬细胞和呈星状的内皮细胞,星状内皮细胞支撑窦腔,巨噬细胞清除细菌、异物和处理抗原物质。

(2)髓质　由髓索和髓窦(髓质淋巴窦)构成。**髓索**呈条索状,并互相连接,主要含 B 细胞、浆细胞和巨噬细胞。浆细胞可分泌抗体。**髓窦**位于髓索之间,其结构和功能与皮质淋巴窦相似。

淋巴由输入淋巴管进入皮质淋巴窦和髓窦。在此,细菌等抗原物质被清除,淋巴组织产生的淋巴细胞和抗体等也不断进入淋巴,然后经输出淋巴管离开淋巴结。

淋巴结具有产生淋巴细胞、过滤淋巴和参与免疫的功能。

2.人体各部主要的淋巴结　淋巴结大多沿血管成群分布在人体的一定部位,收纳一定器官或部位的淋巴(图 9-37)。局部的炎症或肿瘤可引起相应部位淋巴结的肿大或疼痛。因此,熟悉淋巴结的位置及收纳范围有一定的临床意义。

1)头颈部的淋巴结　主要分布于头、颈交界处和颈内、外静脉的周围。其中,沿颈内静脉周围排列的是**颈外侧深淋巴结**。它们收纳头颈部的淋巴,其输出淋巴管汇合成颈干。

2)上肢的淋巴结　主要有**腋淋巴结**。它们位于腋窝内,主要收纳上肢、乳房、胸前外侧壁和脐以上腹壁浅层的淋巴,其输出淋巴管汇合成锁骨下干。

3)胸部的淋巴结　位于胸骨、气管、主支气管旁边,肺门附近,以及纵隔等处,主要收纳胸腔脏器、乳房内侧和脐以上胸腹壁深层的淋巴。其输出淋巴管汇合成支气管纵隔干。

4)腹部的淋巴结　主要沿腹部血管排列。

(1)**腰淋巴结**　沿腹主动脉和下腔静脉排列,收纳腹后壁、腹腔内成对器官的淋巴以及髂总淋巴结的输出淋巴管。腰淋巴结的输出淋巴管汇合成左右腰干。

（2）**腹腔淋巴结**和**肠系膜上下淋巴结**　它们均位于同名动脉起始处的周围,收纳同名动脉分布区域内的淋巴。它们的输出淋巴管汇合成肠干。

5）盆部的淋巴结　主要有**髂总淋巴结**、**髂内淋巴结**和**髂外淋巴结**。它们分别位于同名血管的周围,主要收纳盆部和下肢的淋巴。髂内外淋巴结的输出淋巴管注入髂总淋巴结。

6）下肢的淋巴结　主要有腹股沟浅、深淋巴结。腹股沟浅淋巴结位于腹股沟韧带和大隐静脉末端的周围,**腹股沟深淋巴结**位于股静脉末端周围。它们收纳腹前壁下部、臀部、会阴、外生殖器及下肢的淋巴,其输出淋巴管注入髂外淋巴结。

（二）脾

脾是人体最大的淋巴器官。

1.脾的形态和位置　脾为扁椭圆形的实质器官,色暗红,质软而脆,受暴力打击易破裂。脾分膈、脏两面,膈面光滑隆凸,与膈相贴;脏面凹陷,中央处为**脾门**,有血管、神经和淋巴管出入。脾位于左季肋区,第9—11肋深面,其长轴与第10肋一致,正常时在左肋弓下不能触及(图9-40)。

2.脾的微细结构　脾的表面是致密结缔组织和平滑肌构成的被膜,被膜表面覆盖一层间皮。被膜的结缔组织和平滑肌伸入脾内形成小梁,小梁互相连接成网,构成脾的支架。脾的实质可分为白髓和红髓两部分(图9-41)。

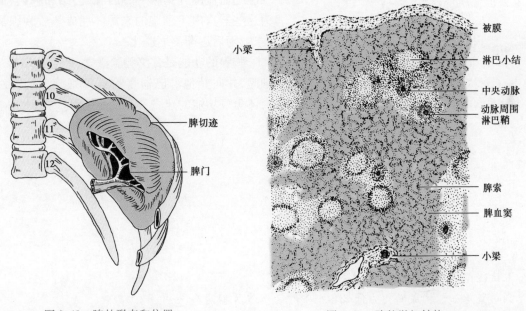

图9-40　脾的形态和位置　　　　图9-41　脾的微细结构

（1）**白髓**　在新鲜脾切面上,白髓呈灰白色点状,散布于红髓之中。白髓主要包括两种结构,即**动脉周围淋巴鞘**和淋巴小结。动脉周围淋巴鞘的中央是一条小动脉,称为**中央动脉**。动脉的周围主要是密集排列的T细胞。淋巴小结位于动脉周围淋巴鞘的一侧,主要由B细胞构成。

（2）**红髓**　由脾索和脾血窦组成,因含大量的红细胞,在新鲜脾切面上呈红色。**脾索**是条

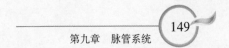

索状的淋巴组织,并交织成网,主要由 B 细胞、网状细胞、巨噬细胞及浆细胞构成。**脾血窦**位于脾索之间,为不规则的腔隙,也互相交织成网。在构成窦壁的内皮细胞的外面,有许多巨噬细胞。

3.脾的功能　主要有以下 4 种:

(1)造血　脾能产生淋巴细胞,成年后,脾内仍保留有少量造血干细胞,可恢复造血功能。

(2)滤血　巨噬细胞能吞噬随血液进入脾索内的异物、细菌、衰老的血细胞等。成人每天约有一半的血量经脾过滤。

(3)储血　红髓可储存血液,当机体需要时再释放入循环血液。

(4)参与免疫　当细菌等抗原物质侵入机体时,可引起脾内 T 细胞和 B 细胞的免疫应答。

(三)胸腺

成人胸腺位于胸骨柄后方,分为不对称的左右两叶(图 9-42)。胸腺实质主要由胸腺上皮细胞和早期 T 细胞构成。**胸腺上皮细胞**分泌胸腺素和胸腺生成素,它们能使从骨髓迁移来的淋巴干细胞分裂、分化成 T 细胞。发育成熟的 T 细胞随血流离开胸腺,播散到淋巴结和脾内,成为这些器官内 T 细胞的来源。性成熟后胸腺最发达,随后逐渐萎缩退化。

胸腺的功能是分泌胸腺激素、产生和培育 T 细胞,并向其他淋巴器官输送 T 细胞。胸腺对人体免疫功能的建立具有重要作用。

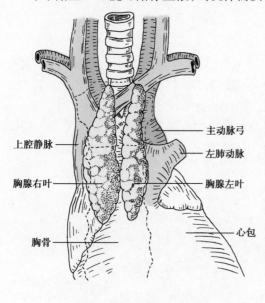

上腔静脉

胸腺右叶

胸骨

主动脉弓

左肺动脉

胸腺左叶

心包

图 9-42　胸腺的形态和位置

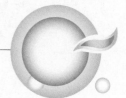

思考与探究

1.试述体循环和肺循环的途径。

2.心壁是如何构成的? 为什么各个心腔的壁厚薄不同?

3.正常情况下,心内血流方向是怎样的? 并说出保证心内血液定向流动的各个瓣膜所起的作用。

4.在全身各部可以摸到哪些动脉的搏动?

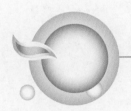

第十章

感觉器官

教学内容和要求

了解:感觉器官的组成;视觉及听觉的形成过程。

理解:皮肤的组成;表皮的基本层次;视器和前庭蜗器的结构。

掌握:视器、前庭蜗器的分部;眼球;鼓室壁。

感觉器官由感受器和附属结构组成。**感受器**是感觉神经元的末梢部分,是感觉器官的主要部分,它能够接受机体内外环境的刺激,并将刺激转化为神经冲动,再经感觉神经传入中枢而产生感觉。一个感觉器官内有许多感受器。附属结构对感受器起着支持和保护作用。

一般来说,一种感受器只对一种适宜的刺激敏感,如视觉感受器只对光敏感,听觉感受器只对声波敏感,而两者均对冷热的刺激不敏感。

感受器广泛分布于人体全身各部,根据所在位置不同可分为两类:

外感受器分布于皮肤、黏膜、视器和听器等,感受来自外界的切割、温度、触、压、光、声等理化刺激。

内感受器分布于内脏、心血管、肌、肌腱、关节及内耳的位觉器等,接受体内环境的理化刺激,如渗透压、离子浓度等的刺激,或者接受机体运动和平衡变化所产生的刺激。

本章介绍视器、前庭蜗器和皮肤。

第一节 视 器

视器又称眼,由眼球和眼副器组成。**眼球**是视器的主要部分,它的功能是接受光刺激,并将光刺激转变为神经冲动,传至大脑形成视觉。眼副器对眼球起支持、保护和运动作用。

一、眼球

眼球位于眼眶内,近似球形,由眼球壁和内容物组成(图 10-1、图 10-2)。

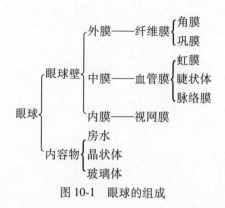

图 10-1　眼球的组成

（一）眼球壁

眼球壁从外向内依次分为外膜、中膜和内膜 3 层。

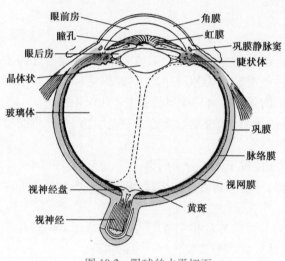

图 10-2　眼球的水平切面

1.外膜　又称**纤维膜**,由致密结缔组织构成,厚而坚韧,具有支持、保护作用。它分为角膜和巩膜。

（1）**角膜**　占外膜的前 1/6,无色透明,无血管,但有丰富的神经末梢,感觉敏锐。角膜前层为复层扁平上皮,损伤后修复较快,且不留疤痕;中层有大量胶原纤维,损伤后常形成白色瘢痕,影响视力;后层为单层扁平上皮,损伤后不能再生。角膜有屈光作用。

（2）**巩膜**　占外膜的后 5/6,呈乳白色。巩膜与角膜交界处的深面有一环形血管,称为**巩膜静脉窦**,是房水流出的通道。巩膜变黄是黄疸的重要体征。

2.中膜　又称**血管膜**,富含血管和色素细胞,呈棕黑色。它由前向后分为虹膜、睫状体和脉络膜。

（1）**虹膜**　为中膜的最前部,呈圆盘形,中央有圆形的瞳孔。虹膜与角膜交界处形成的环形夹角,称为**虹膜角膜角**或前房角。虹膜内含有两种平滑肌,呈环形排列的称为**瞳孔括约肌**,收缩时使瞳孔缩小;呈放射状排列的称为**瞳孔开大肌**,收缩时使瞳孔开大。瞳孔在强光下或看近物时缩小,在弱光下或看远物时开大。

（2）**睫状体**　位于巩膜内面,是中膜最肥厚的部分。睫状体内有**睫状肌**,可调节晶状体的曲度。睫状体还有产生房水的作用。

（3）**脉络膜**　占中膜的后 2/3,位于巩膜的内面,有营养视网膜和遮光的作用。

3.内膜　又称**视网膜**。在视网膜中央稍偏鼻侧处,有一圆形白色隆起,称为**视神经盘**。盘中心有**视网膜中央动、静脉**穿过,并分支分布于视网膜。视神经盘处无视细胞,没有视觉功能,故称生理性盲点。在视神经盘颞侧约 3.5 mm 稍偏下方,有一黄色小斑,称为**黄斑**。其中央凹陷称为**中央凹**,是感光、辨色最敏锐的部位（图 10-2、图 10-9）。

解剖学基础

视网膜分两层,外层为色素上皮层,内层为神经层(图 10-3)。

(1)色素上皮层　是视网膜的外层,紧贴脉络膜,为单层矮柱状细胞,内含黑色素,可以吸收强光,保护视细胞。

(2)神经层　是视网膜的内层,它从外向内由 3 层细胞组成,即视细胞层、双极细胞层和神经节细胞层。

视细胞包括两种细胞:一种是**视锥细胞**,感受强光和颜色;另一种是**视杆细胞**,感受弱光。

双极细胞在视细胞和神经节细胞之间起传导神经冲动的作用。

神经节细胞的树突连结双极细胞,轴突向视神经盘集中穿过眼球后壁组成视神经。

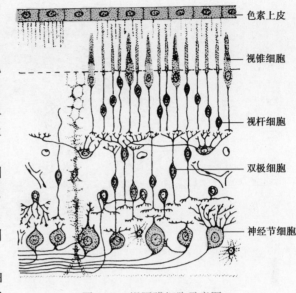

图 10-3　视网膜细胞示意图

（二）眼球内容物

眼球内容物包括房水、晶状体和玻璃体。它们透明无血管,具有屈光作用。

1.房水　房水是眼房内无色透明的液体。**眼房**是位于角膜和晶状体之间的间隙(图 10-2),被虹膜分隔为眼前房和眼后房,两者借瞳孔相通。房水由睫状体产生,先进入眼后房,然后经瞳孔至眼前房,再经虹膜角膜角渗入巩膜静脉窦,最后汇入眼静脉。房水循环受阻可使眼内压增高,导致青光眼。房水有营养角膜和晶状体的作用,还有维持眼压和折光的作用。

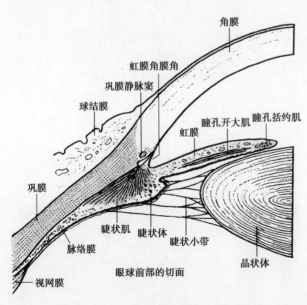

图 10-4　晶状体、睫状体和虹膜角膜角

2.**晶状体**　位于虹膜与玻璃体之间,呈双凸透镜状,无色透明,无血管和神经,富有弹性。晶状体借**睫状小带**连于睫状体(图 10-4、图 10-5)。视近物时,睫状肌收缩,睫状体向前内移动靠近晶状体,睫状体小带松弛,晶状体借本身的弹性而变凸,屈光力度加强;看远物时,与此相反,晶状体变扁平,屈光力度减弱。如晶状体因疾病或创伤变浑浊,称为白内障。

3.**玻璃体**　充填于晶状体与视网膜之间,由无色透明的胶状物质构成,有屈光和支撑视网膜的作用。

二、眼副器

眼副器包括眼睑、结膜、泪器和眼球外肌等(图 10-5)。

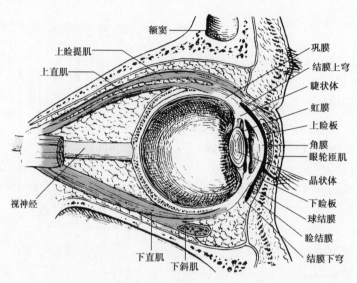

图 10-5　眼眶矢状切面

（一）眼睑

眼睑位于眼球前方,是保护眼球的屏障,分上睑和下睑(图 10-6)。睑的游离缘称为睑缘,长有睫毛。如睫毛长向角膜,称为倒睫。睫毛毛囊或其附属腺体感染,称为麦粒肿。上下睑缘之间的裂隙,称为睑裂。睑裂的内侧角和外侧角分别称为内眦和外眦。在上下睑缘近内眦处各有一小孔,称为**泪点**。

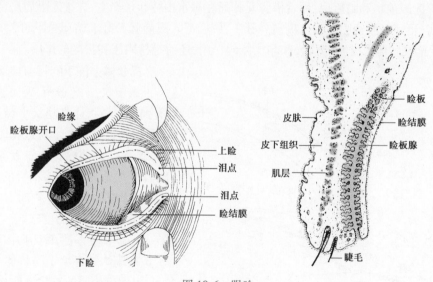

图 10-6　眼睑

眼睑由浅入深分为以下 5 层:

①皮肤薄而柔软。

②皮下组织薄而疏松,易发生水肿。

③肌层主要为眼轮匝肌,在上睑还有上睑提肌。

④睑板呈半月形,由致密结缔组织构成,内含**睑板腺**,腺管开口于睑缘,其分泌物有润滑睑

缘的作用,如腺管阻塞形成的囊肿,称为霰粒肿。

⑤睑结膜是衬覆于上、下睑内面的黏膜。

(二)结膜

结膜是一层薄而透明的黏膜,分为睑结膜、球结膜和结膜穹隆。**睑结膜**衬覆于睑内面;**球结膜**覆盖在眼球前面;**结膜穹隆**是睑结膜与球结膜之间的返折部,它又分为结膜上穹和结膜下穹。当上下睑闭合时,整个结膜围成的囊状间隙,称为**结膜囊**。

(三)泪器

泪器包括泪腺和泪道(图 10-7)。泪腺分泌泪液,泪道排出泪液。

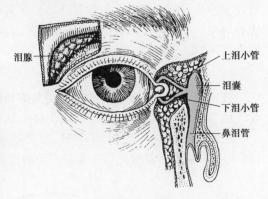

图 10-7　泪器

泪腺位于泪腺窝内,其排泄管开口于结膜上穹的外侧份。泪腺分泌的泪液可湿润角膜,冲洗角膜表面的异物,还有灭菌作用。

泪道包括泪点、泪小管、泪囊及鼻泪管。**泪小管**分上下泪小管,起于上下泪点,先垂直向上下行走,继而转向内侧并汇合,开口于泪囊上部。**泪囊**位于泪囊窝,上端为盲端,下端移行为鼻泪管。**鼻泪管**向下开口于下鼻道。

(四)眼球外肌

眼球外肌有 7 块,均为骨骼肌,它们以位置和功能命名(图 10-8)。**上睑提肌提上睑,内直**

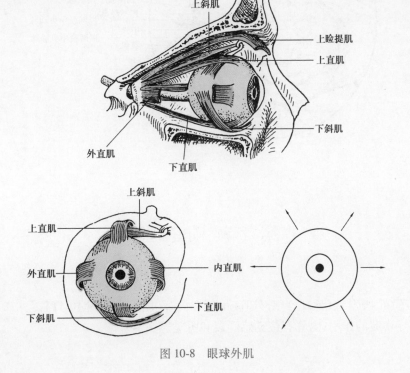

图 10-8　眼球外肌

肌使眼球转向内侧,**外直肌**使眼球转向外侧,**上直肌**使眼球转向上内,**下直肌**使眼球转向下内,**上斜肌**使眼球转向下外,**下斜肌**使眼球转向上外。

三、眼的血管

(一)动脉

眼的血液供应来自眼动脉。眼动脉是颈内动脉在颅腔内发出的分支,随视神经进入眼眶,分布于眼球、器泪、眼球外肌和眼睑等处。其中,最重要的分支为视网膜中央动脉。**视网膜中央动脉**穿行于视神经内,在视神经盘处分为视网膜鼻侧上下动脉和视网膜颞侧上下动脉 4 支,营养视网膜。

(二)静脉

视网膜中央静脉及其属支均与同名的动脉伴行,收集视网膜的静脉血,它穿出视神经后,注入眼静脉。眼静脉收集眼球和眶内其他结构的静脉血,在眶内向后入颅腔与海绵窦相通。

视网膜的这些小动脉和小静脉,以及视神经盘、黄斑等结构在活体都可通过眼底镜观测到(图 10-9),临床上常借此作为某些疾病的辅助诊断检查。

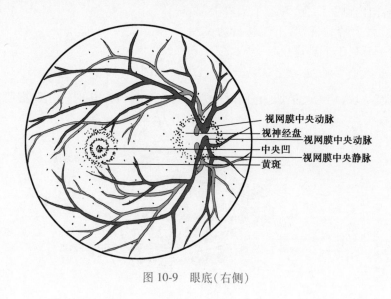

图 10-9　眼底(右侧)

第二节　前庭蜗器

前庭蜗器(位听器)又称耳,可分外耳、中耳和内耳(图 10-10、图 10-11)。外耳和中耳有收集声波和传导声波的作用;内耳有位觉感受器和听觉感受器。

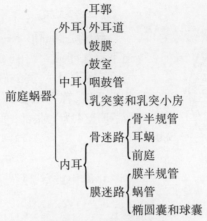

图 10-10　前庭蜗器组成

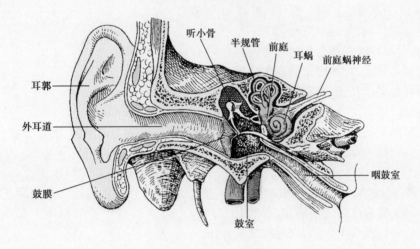

图 10-11　前庭蜗器概观

一、外耳

外耳包括耳郭、外耳道和鼓膜。

（一）耳郭

耳郭以弹性软骨为支架,表面覆盖皮肤。耳郭下部无软骨的部分,称为**耳垂**。它是临床常用的采血部位。耳郭外侧面中部有外耳门。耳郭有收集声波的作用。

（二）外耳道

外耳道是外耳门至鼓膜的管道,呈 S 形弯曲。外耳道外侧 1/3 为软骨部,内侧 2/3 为骨性部。观察成人鼓膜,应将耳郭拉向后上方,使外耳道变直。婴幼儿外耳道短直,鼓膜近似水平位,检查时应将耳郭拉向后下方。

外耳道的皮肤含有毛囊、皮脂腺及耵聍腺。耵聍腺分泌黏稠液体,有保护作用。外耳道皮肤较薄,紧贴软骨膜或骨膜,感觉神经末梢丰富,发生疖肿时疼痛剧烈。

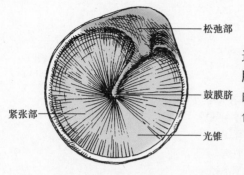

图 10-12 鼓膜

松弛部

鼓膜脐

光锥

紧张部

（三）鼓膜

鼓膜是椭圆形半透明的薄膜（图 10-12），与外耳道下壁之间成 45°角。鼓膜中央向内凹陷，称为**鼓膜脐**。在活体上检查鼓膜时，可见鼓膜前下部有锥形的反光区，称为**光锥**。鼓膜上 1/4 为松弛部，呈粉红色；下 3/4 为紧张部，呈灰白色。

二、中耳

中耳由鼓室、咽鼓管、乳突窦及乳突小房组成。

（一）鼓室

鼓室是颞骨岩部内的含气小腔，位于鼓膜与内耳之间。鼓室有 6 个壁，室内有听小骨等。

1.鼓室 6 壁　分别是上、下、前、后、外侧和内侧壁。

上壁：为一薄骨板，与颅中窝相邻。

下壁：为颈静脉壁，与颈内静脉相邻。

前壁：为颈动脉壁，与颈内动脉相邻。壁上有咽鼓管开口。

后壁：为乳突壁，与乳突窦和乳突小房相通。

外侧壁：即鼓膜。

内侧壁：即内耳的外侧壁。此壁后上部有一卵圆形的孔，称为**前庭窗**，被镫骨底封闭；后下部有一圆形的孔，称为**蜗窗**，被第二鼓膜封闭。前庭窗的后上方有一弓形隆起，有面神经管通过。

2.听小骨　有 3 块，即锤骨、砧骨和镫骨。它们的形态与它们的名称基本相同（图10-13）。**锤骨**连于鼓膜脐，**镫骨**底封闭前庭窗，**砧骨**位于两骨之间，3 块骨以关节相连。当声波使鼓膜振动时，听小骨将振动传向内耳，同时有放大作用。

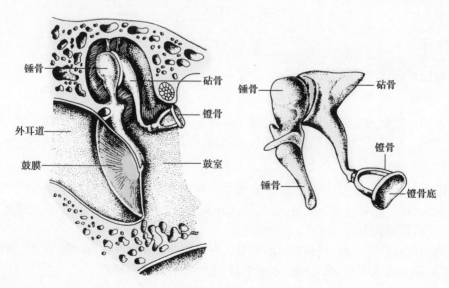

锤骨

外耳道

鼓膜

砧骨

镫骨

鼓室

锤骨

砧骨

镫骨

锤骨

镫骨底

图 10-13　听小骨

（二）咽鼓管

咽鼓管是连结鼻咽与鼓室之间的管道,可保持鼓室气压与外界大气压相等,保持鼓膜内外压力平衡,以利于鼓膜的振动。小儿咽鼓管短而宽,接近水平,故咽部的感染可经咽鼓管侵入鼓室,导致中耳炎。

（三）乳突窦和乳突小房

乳突小房是颞骨乳突内互相连通的蜂窝状小腔隙,其前方借**乳突窦**通鼓室,且三者黏膜相互延续,故中耳炎可引起乳突炎。

三、内耳

内耳又称迷路,位于颞骨岩部骨质内,可分为骨迷路和膜迷路。**骨迷路**是骨质内的小隧道,**膜迷路**是套在骨迷路内的膜性小管和膜性囊。膜迷路内充满内淋巴,膜迷路与骨迷路之间充满外淋巴。内外淋巴互不相通。

（一）骨迷路

骨迷路由前内向后外可分为耳蜗、前庭和骨半规管(图10-14)。

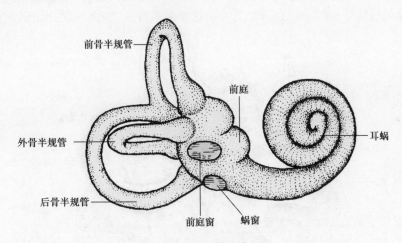

图 10-14　骨迷路

1.**耳蜗**　形似蜗牛壳,由**蜗螺旋管**环绕**蜗轴**旋转两圈半而成。蜗螺旋管被蜗轴发出的**骨螺旋板**和**蜗管**分为 3 个管腔:中外侧是蜗管,上部是**前庭阶**,下部是**鼓阶**。前庭阶起于前庭,至蜗顶处借蜗孔与鼓阶相通。鼓阶终于蜗窗的第二鼓膜。

2.**前庭**　略呈椭圆形,后部连有 3 个骨半规管,外侧壁有前庭窗和蜗窗。

3.**骨半规管**　为 3 个互相垂直的半环形小管,根据位置,可分为前骨半规管、后骨半规管和外骨半规管。

（二）膜迷路

膜迷路位于骨迷路内,由蜗管、椭圆囊和球囊、膜半规管组成。它们之间相互连通,充满内淋巴(图10-15)。

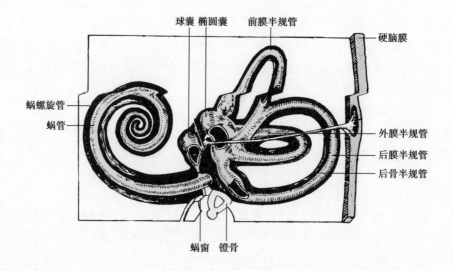

球囊　椭圆囊　前膜半规管

硬脑膜

蜗螺旋管

蜗管

外膜半规管

后膜半规管

后骨半规管

蜗窗　镫骨

图 10-15　内耳模式图

1.**蜗管**　位于蜗螺旋管内,横断面呈三角形(图 10-16),其下壁为**基底膜**。基底膜上有**螺旋器**。螺旋器是听觉感受器,由毛细胞、支持细胞和盖膜等构成,能接受声波的刺激并产生神经冲动。

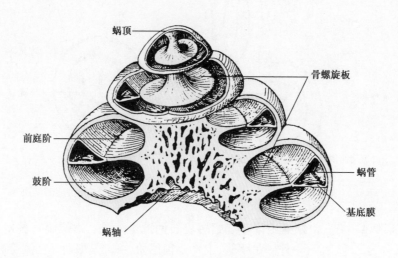

蜗顶

骨螺旋板

前庭阶

蜗管

鼓阶

基底膜

蜗轴

图 10-16　耳蜗的结构

2.**椭圆囊和球囊**　二者均位于前庭内。椭圆囊内有**椭圆囊斑**,球囊内有**球囊斑**。它们是位觉感受器,能感受头部静止的位置及直线变速运动的刺激。

3.**膜半规管**　也有 3 个,位于骨半规管内面,其形状与骨半规管相似。每个膜半规管一端有膨大,称为**膜壶腹**。膜壶腹内有**壶腹嵴**,是位觉感受器,能感受头部旋转变速运动的刺激。

四、声波的传导

声波传入内耳感受器有两条途径,即空气传导和骨传导,其中以空气传导为主。

1.空气传导　耳郭收集的声波经外耳道传至鼓膜,引起鼓膜振动,振动经听小骨传入内耳

解剖学基础

时,镫骨底在前庭窗上作活塞运动,从而使前庭阶和鼓阶内的外淋巴振动,进而振动蜗管的内淋巴和基底膜,刺激螺旋器产生神经冲动,神经冲动由蜗神经传入听觉中枢,产生听觉。这条途径称为空气传导。

外耳、中耳疾患引起的耳聋为传导性耳聋;内耳、蜗神经、听觉传导路和听觉中枢疾患引起的耳聋为神经性耳聋。前者为不完全性耳聋,后者为完全性耳聋。

2.骨传导　是指声波经颅骨(骨迷路)传入内耳的过程。声波的冲击和鼓膜的振动可经颅骨和骨迷路传入,使内耳内淋巴流动,刺激螺旋器产生神经冲动而形成听觉。

第三节　皮　肤

皮肤是人体面积最大的器官,平均达 1.7 m^2。它具有保护、吸收、分泌、感受刺激、调节体温、维持水盐平衡、参与物质代谢等多种功能。当皮肤受到严重破坏,如大面积烧伤时,可因体液大量流失、水盐平衡破坏等危及生命。

一、皮肤的结构

皮肤分为表皮和真皮(图 10-17)。

(一)表皮

表皮是皮肤的浅层,是角化的复层扁平上皮,各处厚薄不等,手掌和足底最厚,可达 0.8~1.5 mm。表皮由深到浅可分为以下 5 层:

1.**基底层**　位于表皮的最深层,附着在基膜上,由一层低柱状细胞组成,称为基底细胞。基底细胞之间,有散在分布的**黑色素细胞**。黑色素细胞产生黑色素的多少,与皮肤颜色的深浅有关。黑色素能吸收紫外线,防止深层幼稚细胞受辐射损害。基底细胞不断分裂增殖,并向浅层推移,以补充浅层细胞。

2.**棘层**　位于基底层浅面,由 4~10 层多边形细胞组成。胞体较大,有许多细小的棘状突起,胞核呈圆形。

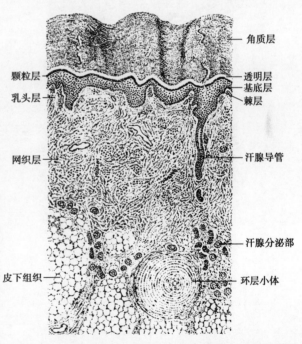

图 10-17　手掌皮肤的微细结构

角质层
透明层
基底层
棘层
颗粒层
乳头层
网织层
汗腺导管
汗腺分泌部
皮下组织
环层小体

3.**颗粒层**　位于棘层的浅面,由 3~5 层梭形细胞组成。胞质内含大小不等的**透明角质颗粒**,常被染成蓝色。细胞核和细胞器已退化,染色较淡。

4.**透明层**　位于颗粒层的浅面,由 2~3 层扁平无核的细胞组成。细胞呈均质透明状,常被染成淡红色。

5.角质层 位于表皮的最浅层,由几层或几十层扁平的**角质细胞**组成。细胞已完全角化,胞质充满嗜酸性的均质状角蛋白,对酸、碱、摩擦等刺激有较强的抵抗力,还具有阻止病原微生物侵入和体内物质丢失的作用。角质层的表面细胞常呈小片脱落,形成皮屑。

（二）真皮

真皮位于表皮下方,可分为乳头层和网织层,两者无明确分界。

1.乳头层 是紧靠表皮的薄层疏松结缔组织,且向表皮突出形成**真皮乳头**,扩大了真皮与表皮的接触面积。此层有丰富的毛细血管、神经末梢及触觉小体等。

2.网织层 为乳头层深面较厚的结缔组织,内含粗大的胶原纤维束和较多弹性纤维,有较大的韧性和弹性。网织层还有较多血管、淋巴管、神经末梢、毛囊、皮脂腺及汗腺等。

真皮的深面为皮下组织,又称浅筋膜。它由疏松结缔组织和脂肪构成,有较大的血管、淋巴管及皮神经。将药物注入皮下组织,称为皮下注射;将药物注入真皮的浅层,称为皮内注射。

二、皮肤的附属器

皮肤的附属器包括毛、皮脂腺、汗腺、指(趾)甲等(图 10-18、图 10-19)。

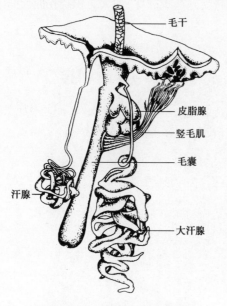

图 10-18 皮肤附属器示意图

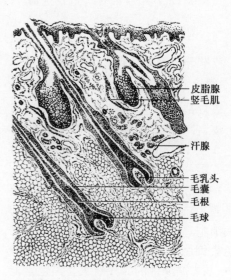

图 10-19 皮肤附属器的微细结构

（一）毛

人体皮肤除手掌、足底等处外,均有毛分布。毛分为毛干、毛根和毛球 3 部分。**毛干**露在皮肤外面,**毛根**埋在皮肤内面,**毛囊**是包在毛根外面的由上皮和结缔组织构成的鞘。毛根和毛囊的末端膨大,称为**毛球**。毛球底部凹陷,有结缔组织突入,形成**毛乳头**。在毛囊与真皮之间,有一束斜行平滑肌,称为竖毛肌,可使毛竖立。毛球的细胞分裂活跃,为毛的生长点。毛的生长周期由数月到数年不等。在毛囊基部,不断有由新的毛球和毛乳头形成的新毛将旧毛推出。

（二）皮脂腺

皮脂腺位于毛囊与竖毛肌之间,为泡状腺,导管开口于毛囊。皮脂腺分泌皮脂,润滑皮肤。

性激素可促进皮脂生成,故青春期皮脂腺分泌活跃。

(三)汗腺

汗腺遍布全身皮肤,以手掌和足底为最多。汗腺分泌部盘曲成团,位于真皮深层或皮下组织;导管开口于皮肤表面。汗腺借汗液分泌排泄废物、调节体温和水盐平衡。

腋窝、乳晕、会阴等处的皮肤含有大汗腺,此腺在青春期较发达,老年则萎缩。大汗腺分泌物较浓稠,含蛋白质和脂类等,经细菌作用后可产生特殊气味;若分泌过多导致气味过浓时,称为狐臭。

(四)指(趾)甲

甲由以下几部分构成,暴露于体表的部分,称为**甲体**;甲体近端埋在皮肤内,称为**甲根**;甲根深面的上皮细胞为**甲母质**,是甲的生长点;甲体深面的复层扁平上皮和真皮为**甲床**;甲体周缘的沟称为**甲沟**。

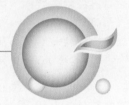

思考与探究

1.做眼底镜检查透过角膜能看到哪些结构?
2.试分析眼球朝各个方向运动时分别是哪些肌在发挥作用。
3.简述外界物体发出的光线依次经过哪些结构到达视网膜,形成视觉。
4.简述声波的传导及形成听觉的过程。

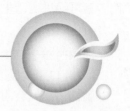

第十一章

神经系统

教学内容和要求

了解:神经系统在人体中的地位和作用;中枢神经各部的主要功能;脑的静脉及脊髓的血管;脊神经丛的组成和位置;胸神经前支在皮肤上的分布;膈神经、股神经的分布;交感干的组成;交感神经和副交感神经的分布;感觉及运动传导通路。

理解:脊髓的内部结构;脑形态;大脑半球的主要脑回;大脑皮质主要功能区的位置;内囊的概念;脑和脊髓的被膜;蛛网膜下隙和硬膜外隙的位置;脑的动脉;脊神经的组成;内脏神经的概念和特点;交感神经和副交感神经的区别脑神经的主要分布。

掌握:神经系统的分部和常用术语;脊髓的位置和外形;脑的位置和分部;大脑半球的分叶;脑脊液循环;尺神经、桡神经和坐骨神经的分布;坐骨神经主干的行程;脑神经名称。

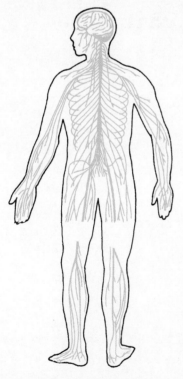

图 11-1　神经系统概观

神经系统是主导、控制和调节人体的系统。这是因为:神经系统使人体各器官、系统的活动互相协调和统一,使人体作为一个整体去活动;神经系统使人体能够适应外界环境的变化,维持机体与外环境之间的平衡和统一;神经系统中的大脑皮质是思维和意识活动的物质基础,能够主动认识世界和改造世界。

神经系统调节人体功能活动的基本方式是反射,反射是机体对各种刺激所做出的反应。反射分低级反射和高级反射,低级反射不经过大脑皮质,高级反射则要经过大脑皮质。反射的物质基础是反射弧,反射弧由 5 个部分构成,即感受器、传入神经、反射中枢、传出神经及效应器。要实现一个反射,反射弧的 5 个部分是缺一不可的。临床上根据这一点,通过检查病人的反射是否存在,来判断病人神经系统是否正常,并判断病变部位在何处。

为了便于叙述,人们将神经系统分为中枢神经和周围神经。**中枢神经**包括脑和脊髓,其内有许多反射中枢。**周围神经**位于中枢神经的周围,其中与脑相连的是脑神经,和脊髓相连的是脊神经(图 11-1)。神经系统根据功能和分布对象不同,分为躯体感觉(传入)神经、躯体运动(传出)神经、内脏感觉(传入)神经及内脏运动(传出)神经。**躯体感觉神经**是管理皮肤和运动器官感觉的神经;**躯体运动神经**是管理骨骼肌运动的神经;**内脏感觉神经**是管理内脏、心血管、平滑肌和腺体感觉的神经;**内脏运动神经**是管理内脏、心血管、平滑肌运动及腺体分泌的神经,它又分为交感神经和副交感神经。

神经系统由神经组织构成,神经组织由神经元和神经胶质细胞组成。神经元是神经组织的主要细胞,它有规律地聚集,就组成了灰质、白质、神经核及神经节等结构,也就有了下列神经系统的常用术语:

灰质是指在中枢神经内,由神经元胞体和树突聚集形成的部分,因内含较多的血管,故色泽灰暗。大脑和小脑的灰质位于其表层,分别称大脑皮质和小脑皮质。

白质是指在中枢神经内,由大量神经纤维聚集形成的部分,因多数纤维具有髓鞘,故呈白色。

神经核是指在中枢神经内,由形态和功能相同的神经元胞体聚集而成的团块状或柱状结构。

神经节是指在周围神经内,由形态和功能相同的神经元胞体聚集而成的团块状结构。

纤维束是指在中枢神经内,由起止和功能基本相同的神经纤维聚集而成的条索状结构。

神经是指在周围神经内,由神经纤维聚集而成的条索状结构。

网状结构是指在中枢神经内,由灰质和白质混杂形成的结构。其中,神经纤维交织成网状,故称网状结构。

第一节　中枢神经系统

中枢神经系统包括脑和脊髓,在枕骨大孔处,二者相连续。

一、脊髓

(一)脊髓的位置和外形

脊髓位于椎管内,长42~45 cm,上端在枕骨大孔处与脑相连,下端在成人平第1腰椎体的下缘,新生儿脊髓的下端可达第3腰椎水平。临床上常在第3,4腰椎或第4,5腰椎间进行椎管穿刺,不致损伤脊髓。

脊髓细而长,呈前后略扁的圆柱状。脊髓全长有两个膨大,分别称为**颈膨大**和**腰骶膨大**,它们分别与上下肢功能有关。脊髓末端逐渐缩细称为**脊髓圆锥**,脊髓圆锥向下延续为无神经组织的**终丝**,附着于尾骨背面。脊髓表面有6条沟和裂,相互平行,纵贯脊髓全长。位于脊髓前后正中线上的裂和沟,分别称为**前正中裂**和**后正中沟**;在脊髓外侧面有前、后两条沟,分别称为**前外侧沟**和**后外侧沟**。前后外侧沟内分别连结有脊神经的前根和后根(图11-2)。

前根和后根在椎间孔处汇合成脊神经,脊神经共有31对,分别是颈神经8对,胸神经12对,腰神经5对,骶神经5对,尾神经1对。与每对脊神经相连的一段脊髓,称为一个脊髓节段。脊髓全长有31个脊髓节段(图11-3),分别是8个颈节、12个胸节、5个腰节、5个骶节和1个尾节。由于在发育过程中,脊柱的生长速度比脊髓快,脊髓的位置逐渐上升,出生时脊髓的下端达第3腰椎水平,成年后达第1腰椎水平。由于脊髓位置的上升,大多数脊髓节段的位置均高于同序数椎骨的位置。临床上进行椎管麻醉穿刺选位时,应予注意。由于脊髓位置的上升,腰神经、骶神经和尾神经的前根和后根在椎管内围绕终丝,形成**马尾**。

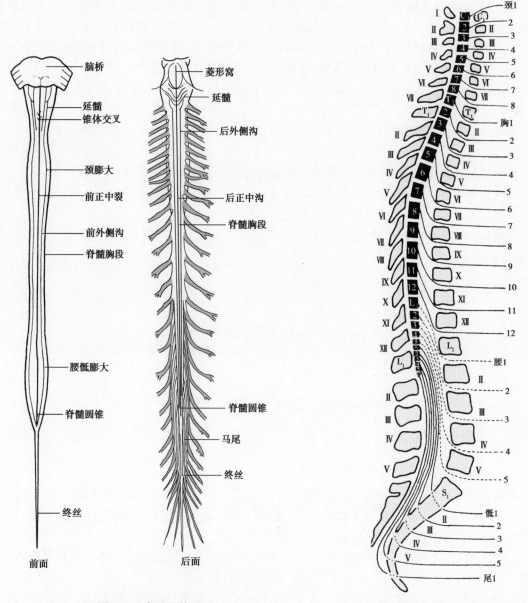

图 11-2 脊髓的外形

图 11-3 脊髓节段与椎骨的对应关系

(二)脊髓的内部结构

脊髓由灰质和白质构成。灰质的中央有纵贯脊髓全长的小管,称为**中央管**(图11-4)。

1.脊髓的灰质 灰质向前突出的部分较宽大,称为**前角**(柱)。它主要由躯体运动神经元的胞体构成。其轴突自前外侧沟穿出,参与构成脊神经前根,管理骨骼肌运动。灰质向后突出的部分较狭长,称为**后角**(柱)。它主要由联络神经元胞体构成,接受脊神经后根的传入纤维,传导感觉冲动。

脊髓胸段和腰1—3节段的前后角之间,有略向外突的**侧角**(柱),主要由交感神经元胞体构成。脊髓骶段的第2—4节段,在相当于侧角处,有副交感神经元胞体构成的**骶副交感神经核**。侧角和骶副交感神经核的神经元胞体发出的轴突也自前外侧沟穿出,参与构成脊神经前根,管理内脏、心血管、平滑肌的运动和腺体的分泌。

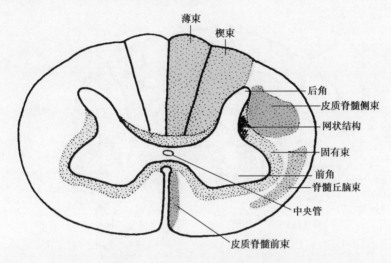

图 11-4　脊髓水平切面结构示意图

2.脊髓的白质　围绕在灰质的周围。每侧白质借脊髓表面的沟和裂分为3个部分:前正中裂与前外侧沟之间,称为**前索**;后外侧沟与后正中沟之间,称为**后索**;前、后外侧沟之间,称为**侧索**。脊髓的白质由大量的纤维束构成,可分为上行纤维束和下行纤维束(图11-4)。

1)上行(感觉)纤维束　主要有两条。

(1)**薄束和楔束**　位于后索内,薄束在内侧,楔束在外侧。薄束和楔束的神经纤维来自脊神经节,传导躯干、四肢的意识性本体感觉(肌、肌腱和关节的位觉、运动觉和振动觉)和精细触觉(辨别两点间距离和物体表面纹理粗细等)。其中,来自下半身的神经冲动通过薄束传导,来自上半身(头面部除外)的神经冲动通过楔束传导。

(2)**脊髓丘脑束**　包括侧索内的侧束和前索内的前束,传导躯干、四肢的痛觉,温度觉、粗触觉和压觉。

2)下行(运动)纤维束　也主要有两条。

(1)**皮质脊髓束**　包括位于前索内的前束和侧索内的侧束。纤维起于大脑皮质,止于脊髓前角躯体运动神经元,将脑发出的神经冲动传至脊髓,管理躯干和四肢骨骼肌的随意运动。

(2)**红核脊髓束**　位于侧索内,与皮质脊髓束一起管理肢体远端骨骼肌的运动。

(三)脊髓的功能

1.传导功能　脊髓是联系脑与感受器、效应器之间的通道,脊髓内上行和下行的纤维束是实现这一功能的结构基础。感受器接受的刺激要通过脊髓传达到脑,才能产生感觉;脑发出的神经冲动要传达到效应器,也必须通过脊髓,才能实现各种效应。

2.反射中枢　脊髓内有许多反射活动的低级中枢,在没有高级中枢参与下,也能完成各种反射。脊髓内主要有膝反射中枢和排便、排尿的低级反射中枢。脊髓损伤可导致膝反射消失和排便、排尿障碍等。

二、脑

脑位于颅腔内,分为脑干、小脑、间脑和端脑四部分(图11-5、图11-6)。脑内的腔隙称为脑室,其内充满脑脊液。

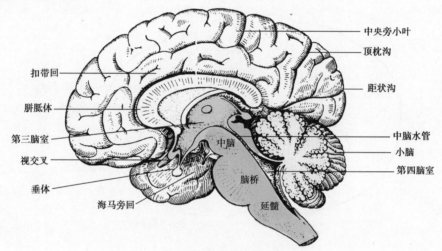

图 11-5　脑的正中矢状切面

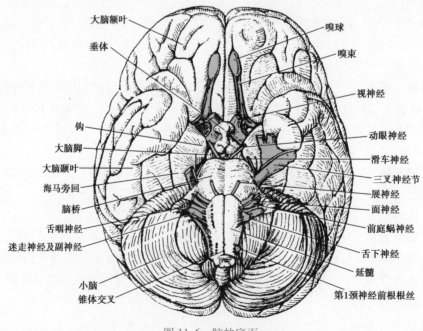

图 11-6　脑的底面

（一）脑干

脑干斜位于枕骨大孔前方的骨面上，下端连脊髓，上端接间脑，后方连有小脑。脑干自下而上分为延髓、脑桥和中脑 3 部分。脊髓中央管进入脑干后，扩展为第四脑室。

1.脑干的外形

（1）腹侧面　延髓、脑桥和中脑在腹侧面的分界较为明显。

延髓上部膨大，下部缩细并与脊髓相连。延髓上部前正中线上也有前正中裂，裂的两侧各有一纵形隆起，称为**锥体**，内有皮质脊髓束通过。该纤维束的纤维大多在锥体下端左、右交叉，构成**锥体交叉**。在延髓锥体外侧的沟内有舌下神经，在舌下神经外侧，自上而下有舌咽神经、迷走神经和副神经相连（图 11-7）。

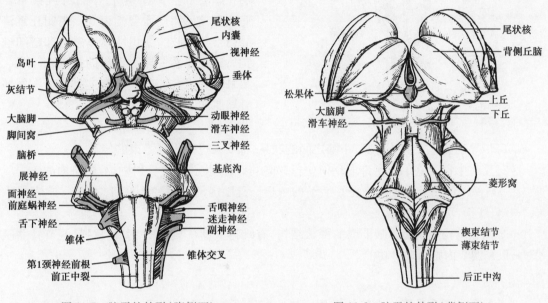

图 11-7　脑干的外形（腹侧面）　　　　　图 11-8　脑干的外形（背侧面）

脑桥是脑干中部膨大的部分，向两侧逐渐变细，继而与背侧的小脑相连，变细处有三叉神经相连。脑桥腹侧面正中的浅沟，称为**基底沟**。脑桥与延髓之间的沟，称为**延髓脑桥沟**，沟内自内向外有展神经、面神经和前庭蜗神经相连。

中脑腹侧面有一对粗大的柱状结构，称为**大脑脚**。两脚之间的凹陷称为**脚间窝**，其内有动眼神经相连。

（2）背侧面　延髓上部和脑桥内的中央管敞开，形成**菱形窝**，并构成第四脑室底。菱形窝外下方的延髓背面，各有两个纵行隆起，内侧的称为**薄束结节**，外侧的称为**楔束结节**。二者的深面分别有**薄束核**和**楔束核**。

中脑的背侧面有上下两对隆起，分别称为**上丘**（视觉反射中枢）和**下丘**（听觉反射中枢）。下丘的下方有滑车神经相连（图 11-8）。中脑内的小管称为**中脑水管**。

2.脑干的内部结构　脑干内部由灰质、白质和网状结构构成。

（1）灰质　脑干内的灰质分散成团块状，称为神经核。神经核分两类，即脑神经核和非脑神经核。脑神经核与脑神经有关，它们的名称大都与相应的脑神经名称一致，它们的位置大都与相

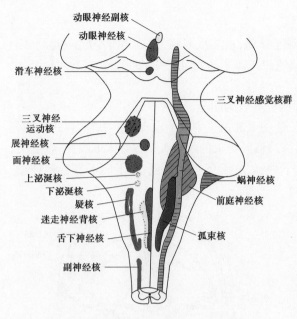

动眼神经副核

动眼神经核

滑车神经核

三叉神经感觉核群

三叉神经运动核

展神经核

面神经核

上泌涎核

下泌涎核

疑核

迷走神经背核

舌下神经核

副神经核

蜗神经核

前庭神经核

孤束核

图 11-9　脑神经核在脑干背面的投影

应的脑神经的连脑位置相同,如动眼神经核和动眼副核位于中脑,面神经核位于脑桥,舌下神经核位于延髓等。脑神经核可分为躯体感觉核、躯体运动核、内脏感觉核和内脏运动(副交感)核。非脑神经核主要与神经冲动传导有关,如薄束核、楔束核以及红核和黑质等(图11-9)。

（2）白质　由大量上行和下行的纤维束构成。上行纤维束主要有内侧丘系、脊髓丘脑束和三叉丘系等;下行纤维束主要有皮质核束和皮质脊髓束等。**内侧丘系**传导躯干和四肢的意识性本体感觉和精细触觉。**三叉丘系**传导头面部的痛觉、温度觉、粗触觉和压觉。**皮质核束**主要管理头颈部骨骼肌的随意运动。

3.脑干的功能　主要有:

（1）传导功能　大脑与脊髓、小脑之间的联系,都要经过脑干纤维束的传导。

（2）反射中枢　脑干内有许多反射中枢,如中脑内的瞳孔对光反射中枢,脑桥内的角膜反射中枢,延髓内的调节呼吸和心血管活动的中枢。延髓内的呼吸和心血管中枢又称"生命中枢",一旦受损,可危及生命。

（3）网状结构的功能　脑干内的网状结构,有维持大脑皮质醒觉、引起睡眠、调节骨骼肌张力,以及调节内脏活动等功能。

（二）小脑

1.小脑的位置和外形　**小脑**位于颅后窝。小脑的中间部缩细,称为**小脑蚓**;两侧部膨大,称为**小脑半球**。小脑半球下面近枕骨大孔处较为突出,称为**小脑扁桃体**(图11-10)。当颅内压增高时,小脑扁桃体可被挤压入枕骨大孔,压迫延髓,危及生命,临床上称为小脑扁桃体疝。

2.小脑的内部结构　小脑的表层是一薄层灰质,称为**小脑皮质**。深部为白质,称为**髓体**。在小脑髓体内有数对灰质团块,总称**小脑核**。

3.小脑的功能　小脑主要调节肌张力和维持身体平衡,并协调眼球运动和人体随意而精细的运动。

第四脑室　是位于延髓、脑桥与小脑之间的腔隙。第四脑室底即菱形窝,顶朝向小脑,向下通脊髓中央管,向上与中脑水管相通,向后经**正中孔和左**、**右外侧孔**与蛛网膜下隙相通。

（三）间脑

间脑位于中脑与端脑之间,除前下部露出外,其余皆被端脑所掩盖。间脑主要由背侧丘脑和下丘脑组成,其内的腔隙称为第三脑室。

1.**背侧丘脑**　为一对卵圆形灰质团块,又称丘脑。背侧丘脑主要是全身躯体感觉传导的中继站,同时也是大脑皮质下的感觉中枢。

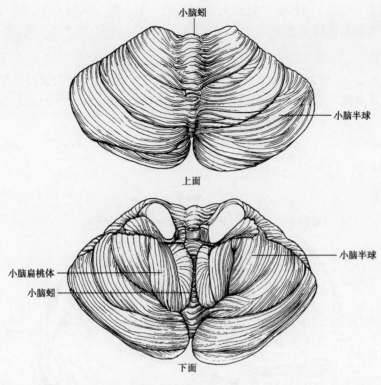

图 11-10 小脑的外形

　　背侧丘脑后端的外下方有两对隆起,分别称为**内侧膝状体**和**外侧膝状体**。它们与听觉和视觉冲动的传导有关。

　　2.下丘脑　位于背侧丘脑的前下方。下丘脑自前向后包括**视交叉**、**灰结节**和一对**乳头体**。灰结节向下延续为**漏斗**,末端连有垂体。下丘脑内有**视上核**和**室旁核**,分泌加压素和催产素(图 11-11)。下丘脑是内分泌活动和内脏活动的皮质下中枢,能调节体温、摄食、生殖、水盐平衡和内分泌,还能调节情绪等。

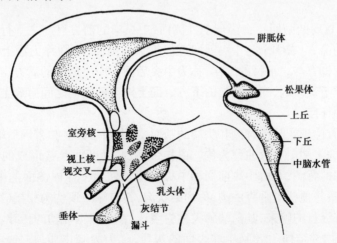

图 11-11　下丘脑的主要核团

3.第三脑室 是位于间脑正中处的矢状位裂隙。第三脑室向前经室间孔与侧脑室相通，向下经中脑水管与第四脑室相通。

（四）端脑

端脑即大脑，由两侧大脑半球组成。两大脑半球之间的深裂，称为**大脑纵裂**。纵裂底部有连结左右大脑半球的纤维束，称为**胼胝体**。两大脑半球与小脑之间的深裂，称为**大脑横裂**。每侧大脑半球有 3 个面，即上外侧面、内侧面和下面。

1.大脑半球的外形 大脑半球的表面凹凸不平，凹陷处称为脑沟，沟与沟之间的隆起称为脑回（图 11-12）。

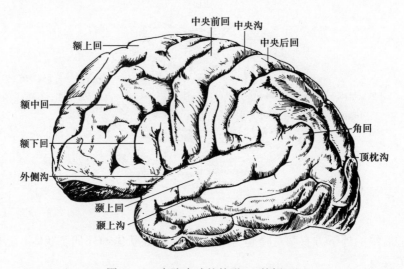

图 11-12 大脑半球的外形（上外侧面）

（1）大脑半球的分叶 每侧大脑半球表面有 3 条恒定的沟，即**外侧沟**、**中央沟**和**顶枕沟**。这 3 条沟将每侧大脑半球分为 5 叶：外侧沟上方，中央沟之前的部分为额叶；外侧沟上方，中央沟之后，顶枕沟前方的部分为顶叶；外侧沟以下的部分为颞叶；顶枕沟后方为枕叶；岛叶藏于外侧沟的深处。

（2）大脑半球重要的脑回 在半球上外侧面，中央沟的前方有与之平行的脑回，称为**中央前回**。中央前回的前方，有 3 个与中央前回近似垂直的脑回，分别称为**额上回**、**额中回**和**额下回**。中央沟的后方也有与之平行的脑回，称为**中央后回**。中央后回的后方，有围绕颞上沟末端的角回。**颞上沟**位于颞叶内，在外侧沟的下方。**颞上沟**与外侧沟之间有**颞上回**，颞上回后部有转入外侧沟内的**颞横回**。

在半球内侧面，位于胼胝体背侧和头端的脑回，称为**扣带回**。扣带回后端向前下移行为**海马旁回**，海马旁回的末端向后弯曲称为**钩**。由扣带回、海马旁回及钩形成的弧形结构，合称**边缘叶**。扣带回中部的背侧，有由中央前回和中央后回延伸至半球内侧面的**中央旁小叶**。在枕叶的内侧面，有一条与顶枕沟垂直的沟，称为**距状沟**，其前端与顶枕沟相接（图 11-13）。

半球的下面有纵行的**嗅束**，其前端膨大称为**嗅球**，参与嗅觉冲动的传导。

2.大脑半球的内部结构 大脑半球表面的灰质，称为大脑皮质，皮质深面的白质称为髓质。髓质中包埋的灰质团块，称为基底核。半球内的腔隙称为**侧脑室**。

解剖学基础

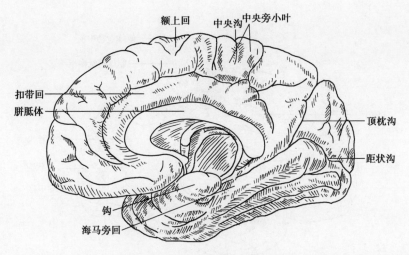

图 11-13　大脑半球外形(内侧面)

(1)大脑皮质功能定位　大脑皮质是神经系统最重要的部分。它主要由神经元胞体和树突构成。功能相同的神经元胞体进一步聚集在一起,就形成了大脑皮质的功能区(最高中枢)。每个功能区是执行机体某种功能的核心部分,当这些功能区受损时,机体相应功能就会出现障碍。功能区与机体各种功能活动有定位关系。大脑皮质主要的功能区有(图 11-14、图 11-15):

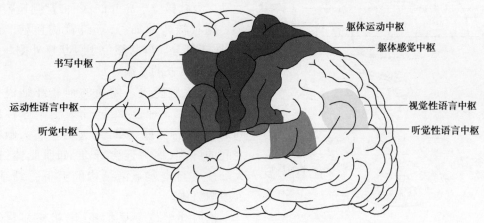

图 11-14　大脑皮质的功能区(上外侧面)

躯体运动区:位于中央前回和中央旁小叶前部,管理对侧半身的骨骼肌运动。

躯体感觉区:位于中央后回和中央旁小叶的后部,管理对侧半身躯体感觉。

视区:位于枕叶距状沟周围的皮质内。

听区:位于颞横回。

内脏活动区:一般认为在边缘叶。

语言区:在人类左侧大脑皮质上,还有与语言有关的中枢,如额下回后部有运动性语言中枢;额中回后部有书写语言中枢;颞上回后部有听觉性语言中枢;角回有视觉性语言中枢。这些中枢损伤后,可出现语言功能障碍。

(2)**基底核**　包括豆状核、尾状核、屏状核和杏仁核。豆状核和尾状核又合称纹状体

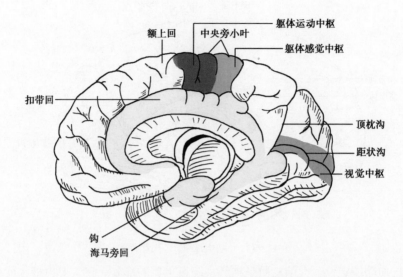

图 11-15 大脑皮质的功能区(内侧面)

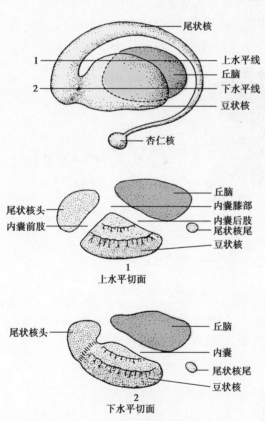

1 上水平切面

2 下水平切面

图 11-16 基底核与背侧丘脑的位置关系

(图 11-16)。**纹状体**是锥体外系的重要组成部分,它的功能主要是维持肌张力和协调肌群的运动。**豆状核**位于岛叶的深面,背侧丘脑的外侧。**尾状核**弯曲如弓,环绕背侧丘脑,分头、体、尾 3 部分。**屏状核**位于豆状核外侧。**杏仁核**连于尾状核的末端。

(3)大脑髓质 髓质的神经纤维根据起止不同分为 3 种,连结同侧大脑半球各部之间的纤维,称为**联络纤维**;连结左右大脑半球之间的纤维,称为**连合纤维**,如胼胝体;连结大脑皮质与皮质下诸结构的上下行纤维,称为**投射纤维**。

投射纤维位于豆状核、尾状核和背侧丘脑之间的部分,称为内囊。**内囊**在脑的水平切面上,呈开口向外的"V"形白质,分前肢、膝部和后肢(图 11-17)。全身上行的感觉纤维束和下行的运动纤维束,都要经过内囊。一侧内囊损伤时,可出现对侧半身躯体运动和躯体感觉障碍以及两侧视野的对侧半偏盲(三偏综合征)。

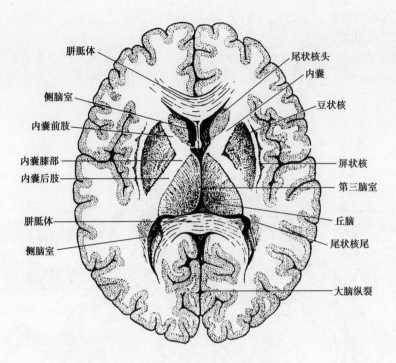

图 11-17　大脑水平切面(示内囊)

（4）**侧脑室**　左右各一,位于大脑半球内。侧脑室呈半环形,其前部借室间孔与第三脑室相交通(图 11-18)。

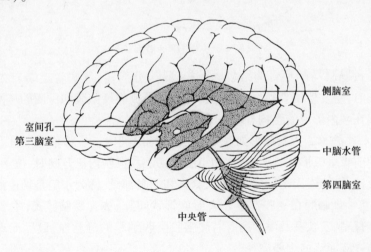

图 11-18　脑室的投影(侧面观)

三、脑和脊髓的被膜、血管、脑脊液

（一）脑和脊髓的被膜

脑和脊髓外面包有 3 层被膜,由外向内依次为硬膜、蛛网膜和软膜。它们有保护、支持脑和脊髓的作用。

1.**硬膜** 致密而坚硬。包在脊髓表面的部分称为硬脊膜,包在脑表面的部分称为硬脑膜。二者在枕骨大孔处相续。

1)**硬脊膜** 硬脊膜与椎管壁之间的狭窄间隙,称为**硬膜外隙**。其隙内呈负压,有脊神经根以及脂肪、静脉丛和淋巴管等。临床上进行硬膜外麻醉,即将药物注入此隙内,以阻滞神经传导(图 11-19)。

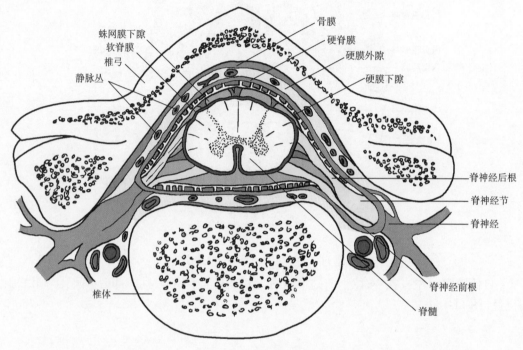

图 11-19 脊髓的被膜

2)**硬脑膜** 硬脑膜与颅顶骨连结较为疏松,易于分离;与颅底骨连结较为紧密,不易分离。故颅顶损伤时,易发生硬膜外血肿;颅底骨折时,易撕裂硬脑膜和深面的蛛网膜,造成脑脊液外漏。硬脑膜在颅内形成的结构有(图 11-20):

(1)大脑镰和小脑幕 **大脑镰**形如镰刀,伸入大脑纵裂内。**小脑幕**呈半月形,伸入大脑横裂内。小脑幕的前缘呈弧形并且游离,称为**小脑幕切迹**。在颅内压升高时,位于小脑幕切迹上方的海马旁回及钩,可能嵌入切迹内,压迫大脑脚和动眼神经,称为小脑幕切迹疝。

(2)硬脑膜窦 硬脑膜在一些部位分离形成管状间隙,称为**硬脑膜窦**,主要有**上矢状窦**、**下矢状窦**、**横窦**、**直窦**、**乙状窦**及**海绵窦**等。硬脑膜窦收纳脑的静脉血,最后汇入颈内静脉,是脑的静脉血及脑脊液回流的重要途径。

2.**蛛网膜** 薄而透明,跨过脑和脊髓表面的沟和裂。蛛网膜与深面的软膜之间形成的间隙,称为**蛛网膜下隙**,隙内充满脑脊液。蛛网膜下隙在某些部位扩大形成**蛛网膜下池**,较重要的有小脑延髓池和脊髓末端至第 2 骶椎之间的终池。终池内仅有马尾而无脊髓,临床常在此处(3,4 或 4,5 腰椎棘突间)进行椎管穿刺,抽取脑脊液,较为安全。

上矢状窦两侧的蛛网膜,向窦内突入,形成许多**蛛网膜粒**。脑脊液在蛛网膜粒处渗入上矢状窦,回流入静脉。

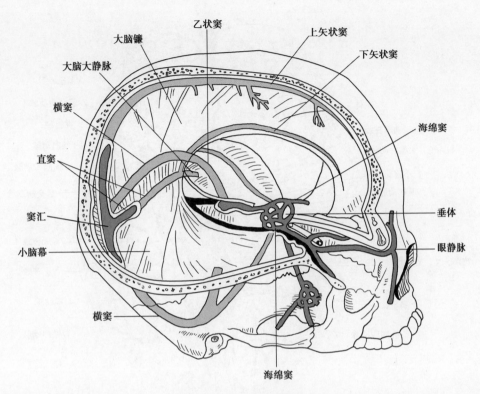

図中标注：
乙状窦　大脑镰　上矢状窦　下矢状窦
大脑大静脉
横窦　　　　　　　　　　　　　海绵窦
直窦
窦汇　　　　　　　　　　　　　垂体
小脑幕　　　　　　　　　　　　眼静脉
横窦
海绵窦

图 11-20　硬脑膜和硬脑膜窦

3.软膜　包括软脊膜和软脑膜,薄而透明,富含血管。软膜紧贴脊髓和脑的表面,并深入沟裂之中。软脑膜突入脑室内,与毛细血管等共同构成**脉络丛**。脉络丛是产生脑脊液的主要结构。

(二)脑和脊髓的血管

1.脑的血管

1)脑的动脉　脑的动脉来自颈内动脉和椎动脉(图 11-21)。前者供应大脑半球前 2/3 和部分间脑血液,后者供应大脑半球后 1/3、脑干、小脑和部分间脑血液。

(1)颈内动脉　起自颈总动脉,经颈动脉管入颅,向前穿过海绵窦,至视交叉外侧,发出眼动脉、后交通动脉等,最后分成大脑前动脉和大脑中动脉。

大脑前动脉在大脑纵裂内,沿胼胝体背侧向后行(图 11-22),其分支主要供应大脑半球内侧面和部分间脑血液。左右大脑前动脉在进入大脑纵裂前,有一吻合支相连,称为**前交通动脉**。

大脑中动脉沿大脑外侧沟向后上行走(图 11-23)。发出的分支主要分布于大脑半球上外侧面及岛叶、纹状体、内囊等。

眼动脉经视神经管入眶,穿视神经乳头进入眼球。后交通动脉向后与大脑后动脉吻合。

(2)椎动脉　经枕骨大孔入颅后,在延髓脑桥沟,两侧椎动脉汇合成一条**基底动脉**。后者沿基底沟上行,至脑桥上缘分为左右大脑后动脉。**大脑后动脉**分布于大脑半球内侧面的后1/3和颞叶、枕叶的下面等。椎动脉和基底动脉的分支分布于延髓、脑桥和小脑。

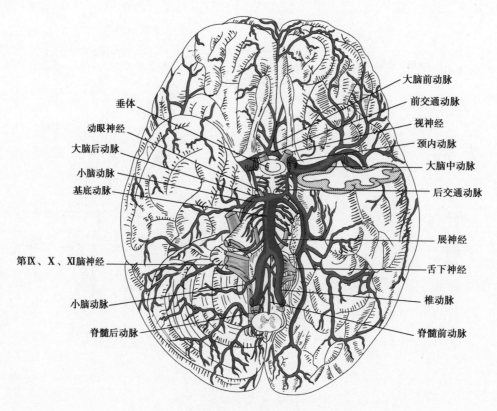

图 11-21　脑底的动脉

左侧标注（从上到下）：
垂体
动眼神经
大脑后动脉
小脑动脉
基底动脉
第Ⅸ、Ⅹ、Ⅺ脑神经
小脑动脉
脊髓后动脉

右侧标注（从上到下）：
大脑前动脉
前交通动脉
视神经
颈内动脉
大脑中动脉
后交通动脉
展神经
舌下神经
椎动脉
脊髓前动脉

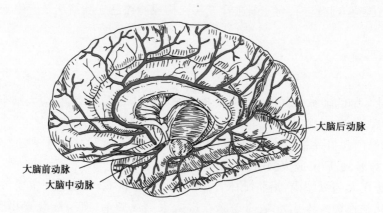

图 11-22　大脑半球内侧面的动脉

大脑后动脉
大脑前动脉
大脑中动脉

　　大脑前动脉及前交通动脉、颈内动脉末端、后交通动脉和大脑后动脉，在下丘脑周围互相吻合，形成**大脑动脉环**。此动脉环使颈内动脉系与椎动脉系相互交通，以利于脑的某一动脉受阻时血液能够重新分配，维持脑的血液供应。

　　大脑的前、中、后动脉的分支可分为皮质支和中央支。前者供应大脑皮质和髓质浅层血液；后者供应髓质深部和基底核血液；大脑中动脉的中央支垂直发出，供应内囊血液（图 11-24），在病理状态下，容易破裂出血。

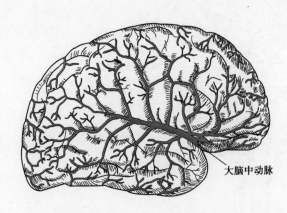

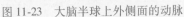

图 11-23　大脑半球上外侧面的动脉

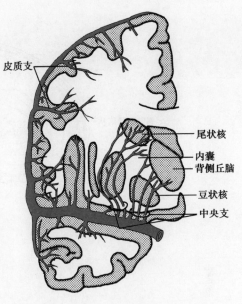

图 11-24　大脑中动脉的皮质支和中央支

2)脑的静脉　不与动脉伴行，分浅、深两组，汇入邻近的硬脑膜窦。

2.脊髓的血管

（1）动脉　脊髓的动脉有两个来源：一是椎动脉在合并为基底动脉前发出脊髓前、后动脉，经枕骨大孔，沿脊髓表面下行；二是肋间后动脉和腰动脉的分支，经椎间孔入椎管，并与脊髓前、后动脉吻合后分支深入脊髓内，营养脊髓（图 11-25）。

（2）静脉　脊髓的静脉与动脉伴行，大多注入硬膜外隙内的椎内静脉丛。

（三）脑脊液及其循环

脑脊液是一种无色透明的液体，充满于脑室、蛛网膜下隙和脊髓中央管内，对脑和脊髓有营养、保护作用，还有调节颅内压和运输等作用。脑脊液有一定的物理性状，有一定的化学成分和细胞成分。当脑和脊髓以及脑和脊髓的被膜有病变时，脑脊液的物理性状、化学成分和细胞成分就会发生改变，甚至会出现病原微生物。因此，抽取脑脊液进行检验，有利于疾病的诊断和治疗。脑脊液由各脑室内的脉络丛产生，经一定的循环途径后，再经蛛网膜粒回流入上矢状窦（图 11-26）。脑脊液的产生与回流保持动态平衡，成人脑脊液总量约 150 mL。脑脊液循环受阻时，可引起脑积水或颅内压升高。脑脊液循环途径可简示如图 11-27 所示。

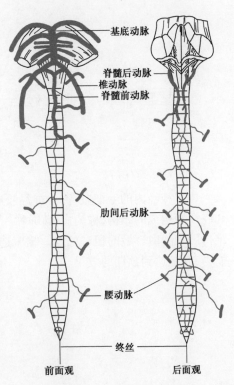

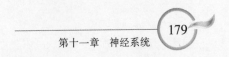

图 11-25　脊髓的动脉

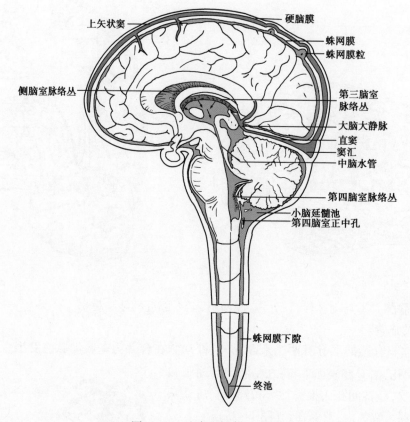

图 11-26　脑脊液循环示意图

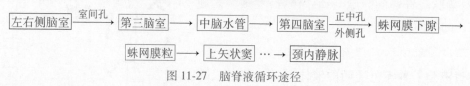

图 11-27　脑脊液循环途径

（四）血-脑屏障

中枢神经内的毛细血管,由神经胶质细胞突起形成的胶质膜包绕。由毛细血管内皮、基膜和胶质膜构成的结构,称为血-脑屏障。它具有选择性通透作用,能阻止有害物质进入脑组织,维持脑细胞内环境的相对稳定。临床选用治疗脑部疾病的药物时,须考虑其通过血-脑屏障的能力,才能达到预期的效果。

第二节 周围神经系统

一、脊神经

脊神经共 31 对,计有颈神经 8 对、胸神经 12 对、腰神经 5 对、骶神经 5 对及尾神经 1 对。每条脊神经都借前根和后根与脊髓相连。脊神经前根由运动纤维组成,包括躯体运动和内脏运动两种纤维;后根由感觉纤维组成,包括躯体感觉和内脏感觉两种纤维。因此,每条脊神经都是混合性神经,都包括 4 种纤维。在脊神经后根上有一椭圆形膨大,称为**脊神经节**,内含感觉神经元胞体。

脊神经穿出椎间孔后,立即分为前后两支。后支细小,主要分布于躯干背侧的皮肤和深层肌。前支粗大,除第 2—11 胸神经前支外,其余前支分别交织形成神经丛,再由神经丛发出分支至相应部位(图 11-28)。脊神经丛有颈丛、臂丛、腰丛和骶丛。

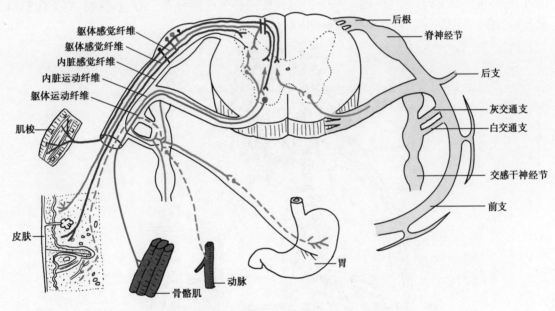

图 11-28 脊神经的组成和分支、分布示意图

(一)颈丛

1.组成和位置　颈丛由第 1—4 颈神经前支构成,位于胸锁乳突肌上部的深面。

2.分支与分布　颈丛的分支主要有皮支和膈神经。

皮支由胸锁乳突肌后缘中点浅出后,呈放射状分布于颈前外侧部、肩部和头后外侧部等处皮肤(图 11-29)。

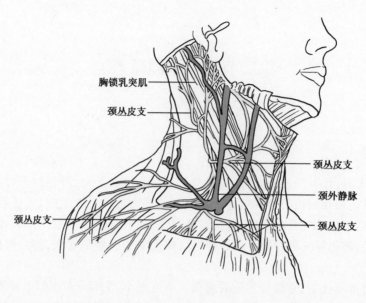

图 11-29　颈丛的皮支

膈神经是颈丛的主要分支,属混合性神经。膈神经在胸锁乳突肌深面进入胸腔,越过肺根前方,沿心包外侧下行到达膈(图 11-30)。膈神经的感觉纤维分布于心包、胸膜、膈下腹膜以及肝和胆囊(右侧膈神经);运动纤维支配膈肌。

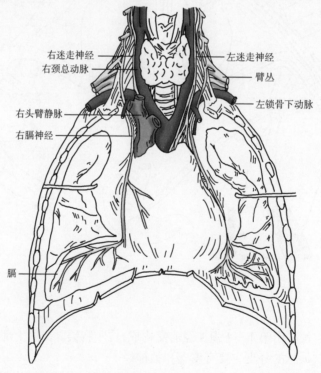

图 11-30　膈神经

（二）臂丛

1.组成和位置　臂丛由第5—8颈神经前支和第1胸神经前支的大部分纤维组成,经锁骨下动脉及锁骨的后方,向外下进入腋窝,围绕腋动脉排列。

2.分支与分布　臂丛主要有5大分支(图11-31、图11-32)。

（1）**肌皮神经**　肌支支配肱二头肌,皮支分布于前臂外侧部皮肤。

（2）**正中神经**　依次经肱二头肌内侧缘、肘窝及前臂浅、深层肌之间下行,最后经腕前方进入手掌(图11-31)。正中神经的肌支支配前臂桡侧6块半屈肌、手掌外侧群肌(鱼际)、手掌中间群肌的少部分;皮支分布于手掌桡侧及桡侧3个半指掌面和中、远节指背面的皮肤。

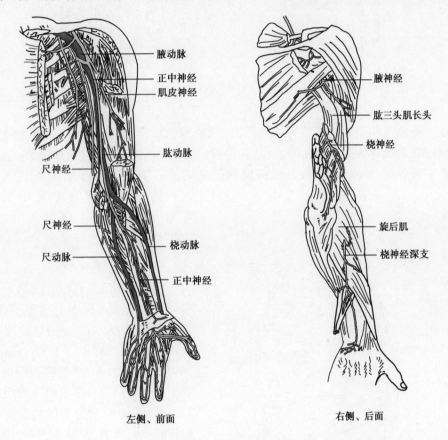

左侧、前面　　　　　　　　右侧、后面

图 11-31　上肢的神经

（3）**尺神经**　依次经肱二头肌内侧、肱骨内上髁后方(尺神经沟)和前臂尺动脉内侧下行,最后经腕进入手掌。尺神经的肌支支配前臂尺侧1块半屈肌、手肌内侧群(小鱼际)、中间群肌的大部分;皮支分布于手掌尺侧及尺侧一个半指、手背尺侧半及尺侧两个半指的皮肤(图11-31)。

（4）**桡神经**　贴肱骨桡神经沟旋向外下,继而在前臂后面深、浅肌群之间下行。肌支支配臂及前臂后群肌;皮支分布于臂及前臂的背面、手背桡侧半及桡侧两个半指近节的皮肤(图11-31)。

（5）**腋神经**　绕肱骨外科颈的后方至三角肌深面。肌支支配三角肌;皮支分布于肩部皮肤(图11-31)。

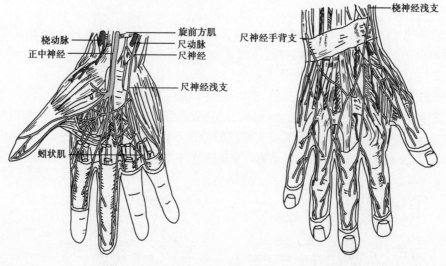

図中标注（从左到右、从上到下）：

桡动脉、正中神经、旋前方肌、尺动脉、尺神经、尺神经浅支、蚓状肌、桡神经浅支、尺神经手背支

图 11-32　手的神经

　　腋神经、桡神经和尺神经与肱骨的关系密切,肱骨的不同部位骨折时,常导致这些相应的神经受损,并造成功能障碍。如肱骨上端骨折,易损伤腋神经,致三角肌瘫痪,上肢外展困难;肱骨中段骨折,易损伤桡神经,致前臂伸肌瘫痪,呈"腕垂"状;肱骨下端骨折,易伤及尺神经,造成屈腕力减弱,手肌内侧群萎缩且除拇指外各掌指关节过伸,呈"爪"状。

(三)胸神经前支

　　胸神经前支共 12 对,除第 1 和第 12 对胸神经前支部分参与臂丛和腰丛外,其余皆不成丛。第 1—11 对胸神经前支,伴肋间后动脉走行于相应的肋间隙,称为**肋间神经**;第 12 对胸神经前支走在第 12 对肋的下面,称为**肋下神经**(图 11-33)。肋间神经和肋下神经支配肋间肌和腹前外侧壁肌,并分布于胸、腹壁皮肤及相应的壁胸膜和壁腹膜。

　　胸神经前支在胸、腹壁皮肤的分布上,保留了明显的节段性,如第 2,4,6,8,10 对胸神经前支的分布区,分别平对胸骨角、男性乳头、剑突、肋弓及脐平面。第 12 胸神经前支分布于耻骨联合与脐连线中点平面(图 11-33)。

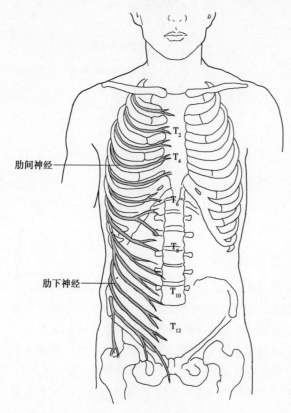

图中标注：肋间神经、肋下神经，T_2、T_4、T_6、T_8、T_{10}、T_{12}

图 11-33　胸神经前支

（四）腰丛

1.组成和位置　腰丛由第 12 胸神经前支的一部分、第 1—3 腰神经前支和第 4 腰神经前支的一部分组成,位于腰大肌后方(图 11-34)。

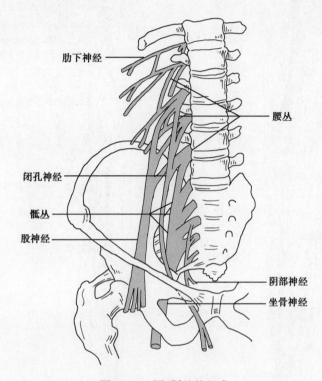

图 11-34　腰、骶丛的组成

2.主要分支与分布　主要有股神经和闭孔神经。

（1）**股神经**　经腹股沟韧带深面,于股动脉外侧进入大腿前面(图 11-35)。肌支支配股肌前群,皮支分布于股前部皮肤、小腿内侧面及足内侧缘皮肤。

（2）**闭孔神经**　穿闭孔出盆腔,分布于股内侧肌和皮肤。

（五）骶丛

1.组成和位置　骶丛由第 4 腰神经前支的一部分、第 5 腰神经前支、全部骶神经和尾神经的前支组成,位于盆腔内、梨状肌的前面(图 11-35)。

2.主要分支与分布

（1）**臀上神经**　经梨状肌上缘出盆腔,支配臀中肌和臀小肌(图 11-35)。

（2）**臀下神经**　经梨状肌下缘出盆腔,支配臀大肌(图 11-35)。

（3）**阴部神经**　经梨状肌下缘出盆腔,绕坐骨棘经坐骨小孔后,分布于外生殖器、肛门周围的肌肉和皮肤、会阴部。

（4）**坐骨神经**　最为粗大,经梨状肌下缘出盆腔,途经臀大肌深面、坐骨结节与大转子之间、股二头肌深面,到达腘窝。坐骨神经在大腿后面发出分支至大腿肌后群和髋关节。在腘窝稍上方,坐骨神经分为胫神经和腓总神经(图 11-35)。

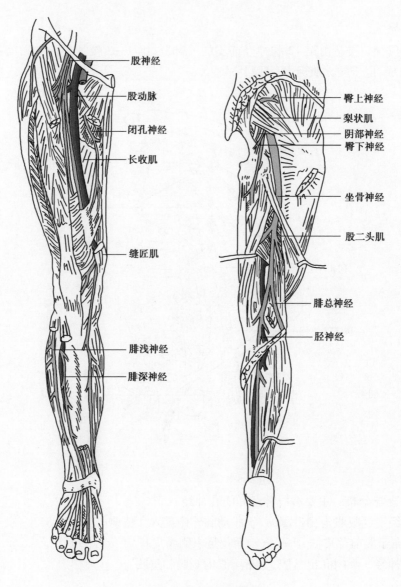

图 11-35　下肢的神经

　　胫神经沿腘窝中线向下,伴胫后动脉在比目鱼肌深面下降,经内踝后方进入足底,分为**足底外侧神经**和**足底内侧神经**。胫神经肌支支配小腿肌后群及足底肌,皮支分布于小腿后面和足底皮肤(图 11-35)。

　　腓总神经沿腘窝外侧缘向下,绕腓骨头的外下方,分为腓浅神经和腓深神经。**腓浅神经**穿小腿肌外侧群下行,肌支支配小腿肌外侧群,皮支分布于小腿外侧面、足背以及第 2—5 趾背面的皮肤。**腓深神经**与胫前动脉伴行,穿小腿肌前群至足背,分布于小腿肌前群,小腿前面及第 1,2 趾相对缘的皮肤(图 11-35)。

二、脑神经

　　脑神经共 12 对(图 11-36),常用罗马数字表示它们的排列顺序。按其所含的纤维成分,脑神经可分为感觉性神经、运动性神经和混合性神经。感觉性神经包括Ⅰ,Ⅱ,Ⅷ,运动性神经包括Ⅲ,Ⅳ,Ⅵ,Ⅺ,Ⅻ,混合性神经包括Ⅴ,Ⅶ,Ⅸ,Ⅹ。

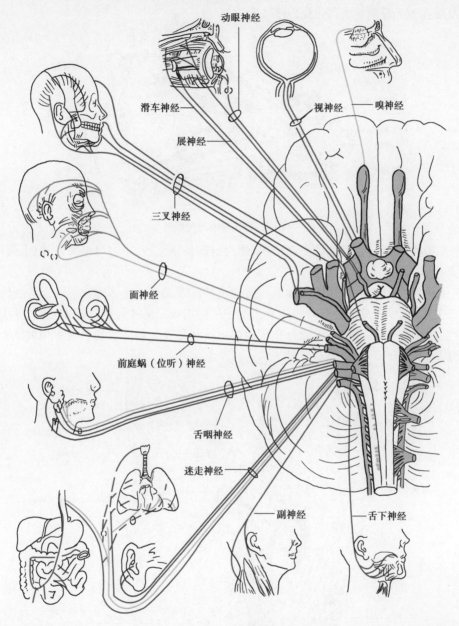

图 11-36　脑神经概况

　　1.嗅神经（Ⅰ）　由许多嗅丝组成,起自鼻黏膜嗅区的嗅细胞,穿过筛孔,止于嗅球,传导嗅觉冲动。

　　2.视神经（Ⅱ）　由视网膜节细胞的轴突组成,在眶内向后内走行,穿视神经管,入颅中窝形成视交叉,再向后延续为视束,传导视觉冲动。

　　3.动眼神经（Ⅲ）　动眼神经自脚间窝出脑后,向前穿海绵窦,再经眶上裂入眶。动眼神经含有两种运动纤维,其中,躯体运动纤维支配上直肌、下直肌、内直肌、下斜肌以及上睑提肌;内脏运动纤维支配瞳孔括约肌和睫状肌。动眼神经损伤时,可出现上眼睑下垂、眼外斜视、瞳孔散大以及瞳孔对光反射消失等(图 11-37)。

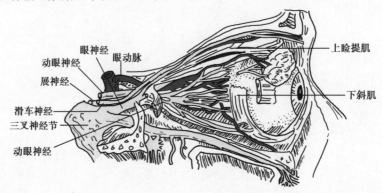

图 11-37　眶内的神经

4.滑车神经(Ⅳ)　自中脑背侧面出脑,绕大脑脚外侧前行,穿过海绵窦,经眶上裂入眶,支配上斜肌运动(图 11-37)。

5.三叉神经(Ⅴ)　含躯体感觉和躯体运动两种纤维成分。躯体感觉神经元的胞体聚集在颞骨岩部尖端,形成**三叉神经节**。胞体发出的中枢突组成三叉神经感觉根入脑桥,周围突组成眼神经、上颌神经和下颌神经,主要分布于面部皮肤和黏膜。躯体运动纤维参与组成下颌神经(图 11-38)。

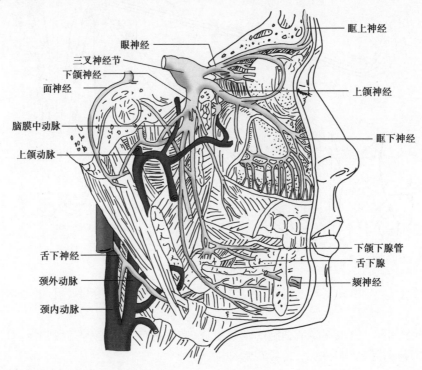

图 11-38　三叉神经

（1）**眼神经**　由感觉纤维组成。向前穿海绵窦和眶上裂入眶,分支分布于眼球、泪腺、结膜、鼻黏膜及鼻背皮肤等。其主支穿眶上孔(眶上切迹)出眶,称为眶上神经,分布于额部的皮肤(图11-37)。

（2）**上颌神经**　由感觉纤维组成。经圆孔出颅后,其主支穿眶下裂入眶,续为眶下神经,并经眶下孔浅出于面部。上颌神经的分支主要分布于眼裂与口裂之间的皮肤、上颌牙及牙龈、鼻腔、口腔顶部黏膜以及上颌窦和硬脑膜等(图11-38)。

（3）**下颌神经**　属混合性神经,经卵圆孔出颅后分为数支。其中最为粗大的一支是下牙槽神经,穿入下颌管,后经颏孔浅出于下颌部。下颌神经的运动纤维支配咀嚼肌运动;感觉纤维主要分布于口裂以下和耳颞区的皮肤、下颌牙及牙龈、舌前2/3及口底部黏膜等(图11-38)。

6.**展神经**（Ⅵ）　自延髓脑桥沟出脑,向前穿海绵窦后经眶上裂入眶,支配外直肌运动(图11-37)。

7.**面神经**（Ⅶ）　含躯体运动、内脏运动和内脏感觉3种纤维。面神经在展神经的外侧出脑,经内耳门进入内耳道,再穿入面神经管。其中,躯体运动纤维经面神经管全长,最后经茎乳孔出颅,穿腮腺实质后,支配面肌运动。内脏运动和内脏感觉纤维,在面神经管内分出,前者管理泪腺、舌下腺和下颌下腺的分泌;后者分布于舌前2/3的味蕾,传导味觉冲动(图11-39)。

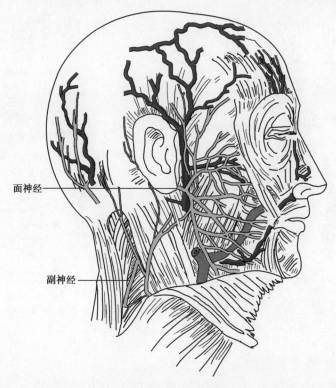

面神经

副神经

图11-39　面神经

8.**前庭蜗神经**（Ⅷ）　包括前庭神经和蜗神经。前庭神经分布于内耳壶腹嵴、椭圆囊斑和球囊斑,传导平衡觉冲动;蜗神经分布于内耳螺旋器,传导听觉冲动。二者经内耳门入颅腔,在面神经的外侧进入脑桥。

9.舌咽神经（Ⅸ）　主要含躯体运动、内脏运动和内脏感觉 3 种纤维成分。舌咽神经自延髓出脑,再经颈静脉孔出颅腔,其躯体运动纤维支配咽部肌运动;内脏运动纤维支配腮腺分泌;内脏感觉纤维分布于舌后 1/3 的味蕾,传导味觉冲动。此外,内脏感觉纤维还形成 1~2 条颈动脉窦支,分布于颈动脉窦和颈动脉小球(图 11-40)。

10.迷走神经（Ⅹ）　自延髓出脑,经颈静脉孔出颅腔,随颈部大血管下行入胸腔。在胸腔内,左右迷走神经攀绕食管形成神经丛,并随食管穿膈肌的食管裂孔进入腹腔,分布于腹部实质性器官、胆囊和结肠左曲以上的消化管。迷走神经在颈、胸部还要发出分支,主要分布于咽喉、气管、支气管、肺和心。迷走神经含 4 种纤维成分,其中,内脏运动和内脏感觉纤维较多,主要分布于颈、胸、腹部的脏器;躯体感觉和躯体运动纤维较少,前者主要分布于耳郭、外耳道的皮肤,后者支配软腭和咽喉肌运动(图 11-41)。迷走神经的主要分支有:

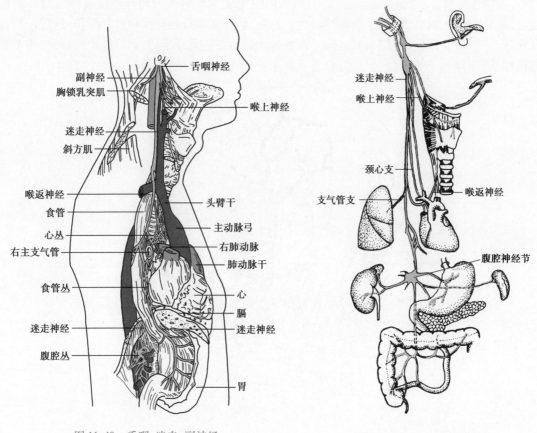

图 11-40　舌咽、迷走、副神经　　　　　图 11-41　迷走神经的分布

（1）**喉上神经**　是迷走神经在颈部的分支,管理声门裂以上喉黏膜感觉和支配环甲肌运动。

（2）**颈心支**　是迷走神经在颈部的分支,由副交感纤维组成,分布于心肌。

（3）**喉返神经**　是迷走神经在胸部的分支,返行向上至喉,支配除环甲肌以外的喉肌运动,管理声门裂以下喉黏膜感觉。

11.副神经（Ⅺ）　自延髓出脑后,穿颈静脉孔出颅腔,支配胸锁乳突肌和斜方肌运动。

12.舌下神经（Ⅻ）　自延髓出脑后,穿舌下神经管出颅腔,支配舌肌运动。一侧舌下神经损伤,可致同侧颏舌肌瘫痪,伸舌时,舌尖偏向患侧。

三、内脏神经

内脏神经是管理内脏器官、心血管和腺体的神经。它包括内脏运动神经和内脏感觉神经。

（一）内脏运动神经

内脏运动神经在一定程度上不受意识控制,故称**自主神经**;又因为内脏运动神经支配的器官具有体液循环、气体交换等功能,与植物相似,故称**植物神经**。

1.内脏运动神经与躯体运动神经的区别　内脏运动神经与躯体运动神经相比较,有下列差异:

（1）内脏运动神经支配心肌、平滑肌和腺体,且在一定程度上不受意识控制,而躯体运动神经支配骨骼肌,受意识控制。

（2）内脏运动神经从低级中枢至支配的心肌、平滑肌和腺体,有两级神经元:第一级神经元称为**节前神经元**。胞体位于脑干和脊髓内;轴突称为**节前纤维**,构成脊神经和脑神经中的内脏运动纤维。第二级神经元称为**节后神经元**。胞体位于内脏神经节内;轴突称为**节后纤维**。节前神经元将神经冲动传递给节后神经元,称为换元。躯体运动神经从低级中枢至支配的骨骼肌,只有一级神经元。

（3）内脏运动神经分为交感神经和副交感神经两种。它们对人体很多器官实行双重支配。躯体运动神经则只有一种。

（4）内脏运动神经的节后纤维常常形成神经丛,攀附内脏器官或血管走行,再发出分支到达效应器,而躯体运动神经则以神经干的形式分布。

2.交感神经

（1）低级中枢位置　交感神经的低级中枢位于脊髓胸 1 至腰 3 节段的灰质侧角。

（2）换元位置　交感神经节前神经元和节后神经元的换元位置有两处,即椎旁神经节和椎前神经节。**椎旁神经节**数量较多,位于脊柱的两旁,并借节间支连结成串珠状,称为交感干(图 11-42);**椎前神经节**数量较少,位于脊柱前方,主要有**腹腔神经节**、**主动脉肾**

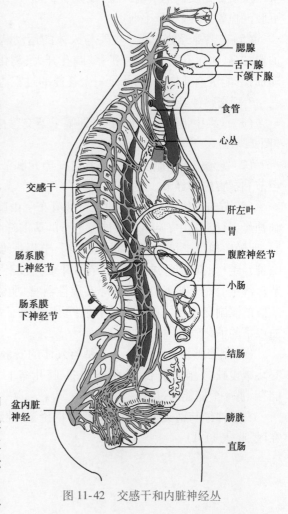

腮腺
舌下腺
下颌下腺
食管
心丛
交感干
肝左叶
胃
腹腔神经节
肠系膜上神经节
小肠
肠系膜下神经节
结肠
盆内脏神经
膀胱
直肠

图 11-42　交感干和内脏神经丛

节、肠系膜上节及肠系膜下节等。

（3）节前纤维和节后纤维的走行　交感神经节前纤维有3种走行：

①终止于相应的椎旁神经节,然后换元。

②在交感干内上行或下行,终止于上方或下方的椎旁神经节,然后换元。

③穿过椎旁神经节,到椎前神经节换元,如脊髓胸5—12节段灰质侧角发出的节前纤维,穿过椎旁神经节,组成**内脏大神经**和**内脏小神经**,分别到腹腔神经节和主动脉肾节换元。

交感神经节后纤维也有3种走行：

①返回脊神经,随脊神经分布到全身的血管、汗腺和竖毛肌等。

②攀附动脉走行,形成相应的神经丛,并随动脉分布到所支配的器官。

③直接分布到所支配的器官。

（4）交感神经的分布　脊髓胸1—5节段灰质侧角发出的节前纤维,换元后,节后纤维分布到头、颈、胸腔器官以及上肢的血管、汗腺和竖毛肌;脊髓胸5—12节段灰质侧角发出的节前纤维,换元后,节后纤维分布到腹部实质性器官、胆囊和结肠左曲以上的消化管;脊髓腰1—3节段灰质侧角发出的节前纤维,换元后,节后纤维分布到结肠左曲以下的消化管、盆腔器官和下肢的血管、汗腺和竖毛肌。

（5）交感神经的功能　主要与人体的运动状态或应激功能有关。交感神经兴奋时,心跳加快加强、血压升高、支气管扩张、瞳孔开大、消化活动减弱。由于交感神经兴奋时,使代谢活动加强,能量消耗加快,因此是一个耗能的过程。

3.副交感神经

（1）低级中枢位置　有两个,即脑干副交感神经核和脊髓骶2—4节段的骶副交感神经核（图11-43）。

（2）换元位置　副交感神经节前神经元和节后神经元的换元位置也有两处,即**器官旁神经节**和**器官内神经节**。

（3）节前纤维、节后纤维的走行和分布　由脑干副交感神经核发出的节前纤维,伴随4对脑神经走行。其中,伴随动眼神经走行的节前纤维换元后,节后纤维分布于瞳孔括约肌和睫状肌;伴随面神经走行的节前纤维换元后,节后纤维主要分布于泪腺、下颌下腺和舌下腺;伴随舌咽神经走行的节前纤维换元后,节后纤维分布于腮腺;伴随迷走神经走行的节前纤维换元后,节后纤维分布于胸腔器官、腹部实质性器官、胆囊和结肠左曲以上的消化管。由脊髓骶2—4节段的骶副交感神经核发出的节前纤维,组成了**盆内脏神经**,换元后,节后纤维分布于结肠左曲以下的消化管和盆腔器官。

（4）副交感神经的功能　主要与人体的安静状态或睡眠状态有关。副交感神经兴奋时,心跳减慢减弱、血压降低、支气管收缩、瞳孔缩小、消化活动增强,有利于体力的恢复和能量的储存,是一个储能的过程。

交感神经与副交感神经在低级中枢位置,神经节位置,节前、节后纤维长短及分布方面存在区别（表11-1）。

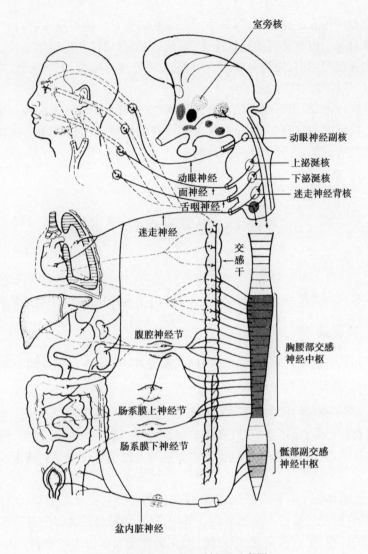

室旁核

动眼神经副核

上泌涎核

下泌涎核

迷走神经背核

动眼神经
面神经
舌咽神经

迷走神经

交感干

腹腔神经节

胸腰部交感
神经中枢

肠系膜上神经节

肠系膜下神经节

骶部副交感
神经中枢

盆内脏神经

图 11-43　内脏运动神经示意图

表 11-1　交感神经与副交感神经的区别

类　别	低级中枢位置	神经节位置	节前、节后纤维比较	分　布
交　感 神　经	胸1至腰3 灰质侧角	椎旁神经节 椎前神经节	节前纤维较短 节后纤维较长	较为广泛,包括全身汗腺、竖毛肌、血管、心肌、内脏平滑肌和腺体
副交感 神　经	脑干副交感核 骶髓副交感核	器官旁神经节 器官内神经节	节前纤维较长 节后纤维较短	范围较小,包括心肌及内脏平滑肌,全身腺体(肾上腺髓质除外)

(二)内脏感觉神经

内脏感觉神经在形态结构上大致与躯体感觉神经相同,不同之处主要有以下几点:
①内脏感觉神经纤维数量少,因此,内脏疼痛的痛阈较高。

②内脏感觉神经传入途径分散,即一个内脏器官的感觉纤维可进入数对脊神经,而一对脊神经内又包含来自几个内脏器官的感觉纤维,因此,内脏疼痛往往定位不准确。

③内脏感觉神经对切割、烧灼等刺激不敏感,可不产生疼痛感,而对膨胀、牵拉、痉挛、缺血等刺激敏感,可产生较强的疼痛感。

④有牵涉性痛现象,即当某些内脏器官发生病变时,常在体表一定区域产生感觉过敏或疼痛的现象。如心绞痛时,常有胸前区及左臂内侧皮肤的疼痛;肝胆疾病时,常有右肩部皮肤的疼痛。了解牵涉性痛现象,有利于疾病的诊断。

第三节 神经系统的传导通路

神经系统内有两大类传导通路,即感觉(上行)传导通路和运动(下行)传导通路。

一、感觉传导通路

感觉传导通路是将感受器接受的刺激传向大脑皮质,从而产生感觉的一系列神经结构的总称。下面介绍主要的感觉传导通路。

(一)躯干、四肢的意识性本体感觉及精细触觉传导通路

本体感觉又称深感觉,是指肌、肌腱及关节的位置觉、运动觉和振动觉。精细触觉是指辨别两点距离及物体表面纹理粗细等的感觉。本体感觉及精细触觉传导通路由3级神经元组成(图11-44)。

第1级神经元胞体位于脊神经节内,其周围突随脊神经分支分布至肌、肌腱、关节、皮肤的感受器,中枢突经脊神经后根进入脊髓后索。其中,第5胸神经及其以下各脊神经中传导本体感觉和精细触觉的纤维,组成薄束,位于内侧;第4胸神经及其以上各脊神经中传导本体感觉和精细触觉的纤维,组成楔束,位于外侧。二者上行至延髓,分别止于延髓内的薄束核和楔束核。

第2级神经元胞体位于薄束核和楔束核,它们发出的纤维,在延髓中线交叉至对侧,形成内侧丘系交叉。交叉后的纤维转折向上,在脑干中线的两侧上行,称为内侧丘系,止于背侧丘脑。

第3级神经元胞体位于背侧丘脑,它们发出的纤维,经内囊后肢,投射至大脑皮质中央后回上、中部和中央旁小叶后部。还有部分纤维投射至中央前回。

(二)痛觉、温度觉和粗触觉传导通路

痛觉、温度觉和粗触觉又称浅感觉。

1.躯干、四肢的痛觉、温度觉和粗触觉传导通路　由3级神经元组成(图11-45)。

第1级神经元胞体位于脊神经节内,其周围突随脊神经分支至皮肤的感受器,中枢突经脊神经后根进入脊髓灰质后角。

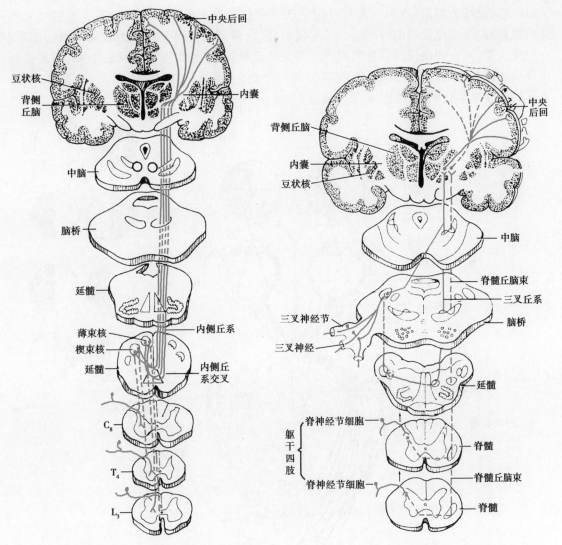

图 11-44 本体感觉和精细触觉传导通路　　图 11-45 痛觉、温度觉和粗触觉传导通路

第 2 级神经元胞体位于脊髓灰质后角,它们发出的纤维,越过脊髓中线,交叉到对侧,并组成对侧的脊髓丘脑侧束(痛觉、温度觉)和脊髓丘脑前束(粗触觉)。二者上行经脑干后,止于背侧丘脑。

第 3 级神经元胞体位于背侧丘脑,它们发出的纤维,经内囊后肢,投射至大脑皮质中央后回上、中部及中央旁小叶后部。

2.头面部的痛觉、温度觉及粗触觉传导通路　传导头面部的痛觉、温度觉和粗触觉的纤维组成三叉神经的感觉纤维进入脑干后,交叉至对侧脑干,组成三叉丘系上行,止于背侧丘脑。后者发出的纤维,经内囊后肢,投射至中央后回的下部。

(三)视觉传导通路和瞳孔对光反射传导通路

视觉传导通路的光感受器是视锥细胞和视杆细胞。第 1 级神经元为双极细胞;第 2 级神经元为神经节细胞,它发出的轴突穿过眼球后壁,组成了视神经。视神经向后连于视交叉,视交叉延续为**视束**,视束大部分纤维止于外侧膝状体。外侧膝状体是第 3 级神经元胞体所在的地方,胞体发出的纤维组成了**视辐射**,经内囊后肢投射至大脑距状沟周围的皮质。在视交叉中,来自两眼视网膜鼻侧半的纤维交叉至对侧,并且走在视交叉的中央,而来自两眼视网膜颞侧半的纤维不交叉,走在视交叉的外侧。视觉传导通路不同部位的损伤,导致不同的视觉障碍(图 11-46)。

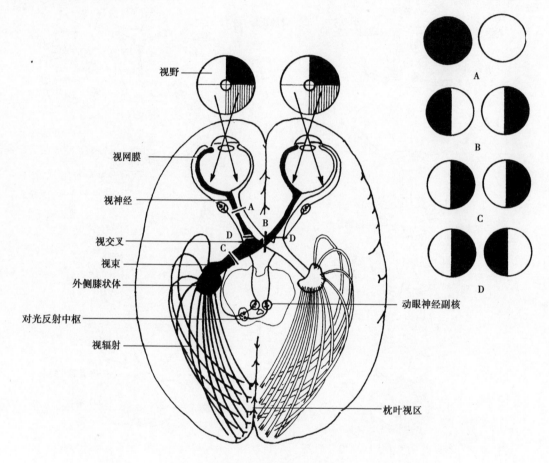

图 11-46　视觉传导通路

瞳孔对光反射是指用光照射一侧瞳孔,引起两侧瞳孔缩小的反应。其中,被光照射的一侧瞳孔缩小,称为直接对光反射;未被光照射的一侧瞳孔缩小,称为间接对光反射。之所以出现上述现象,是因为视束的少部分纤维止于中脑内的瞳孔对光反射中枢,一侧中枢发出的纤维止于两侧的动眼副核。由动眼副核发出的副交感纤维参与构成动眼神经,支配瞳孔括约肌。

二、运动传导通路

运动传导通路主要有躯体运动传导通路。

躯体运动传导通路是将大脑皮质发出的神经冲动传达到骨骼肌,使骨骼肌收缩或舒张的一系列神经结构的总称,它包括锥体系和锥体外系。

(一)锥体系

锥体系管理骨骼肌的随意运动,由上下两级运动神经元构成。上运动神经元胞体位于大脑皮质躯体运动中枢,其轴突组成皮质脊髓束和皮质核束;下运动神经元胞体位于脑干躯体运动核和脊髓灰质前角,其轴突参与组成脑神经和脊神经,支配骨骼肌。

锥体系任何一级神经元损伤,都可造成随意运动障碍(瘫痪)。上运动神经元损伤后,在一定时间内肌肉不萎缩,肌张力增高,深(腱)反射亢进,称为痉挛性瘫痪(硬瘫)。下运动神经元损伤时,会出现肌肉萎缩,肌张力降低,各种反射消失,称为软瘫。

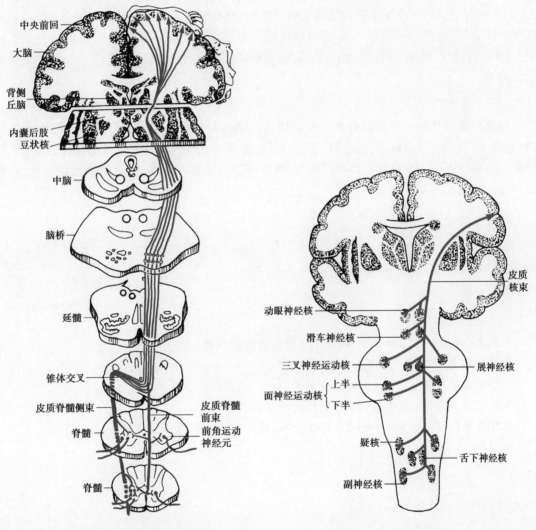

图 11-47　皮质脊髓束　　　　　　　图 11-48　皮质核束

1.皮质脊髓束　主要由大脑皮质中央前回上、中部和中央旁小叶前部的锥体细胞的轴突组成,经内囊后肢和脑干下行,在延髓锥体交叉,大部分纤维交叉至对侧,下行于脊髓,组成皮质脊髓侧束,并逐节终止于脊髓前角运动神经元,支配四肢肌(图 11-47)。皮质脊髓束中的少部分纤维在延髓不交叉,下行于同侧脊髓,组成皮质脊髓前束,该束仅到达脊髓上胸段。前束中:一部分纤维逐节交叉至对侧,止于对侧脊髓前角运动神经元,支配躯干肌和上肢肌;另一部分纤维始终不交叉,止于同侧脊髓前角运动神经元,支配躯干肌。因此,躯干肌受两侧大脑皮质支配,而上下肢肌只受对侧大脑皮质支配。一侧皮质脊髓束在锥体交叉平面以上损伤,主要造成对侧上下肢肌瘫痪,而躯干肌运动无明显影响。

2.皮质核束 主要由大脑皮质中央前回下部的锥体细胞的轴突组成,经内囊膝部下行,终止于脑干躯体运动核(图 11-48)。一侧皮质核束的纤维大部分终止于两侧的脑干躯体运动核,由脑干躯体运动核发出的下运动神经元轴突,支配两侧的眼外肌、咀嚼肌、咽喉肌、上部面肌、胸锁乳突肌和斜方肌等;少部分纤维仅支配对侧面神经核下半和舌下神经核,由两核发出的下运动神经元轴突,支配下部面肌和舌肌。因此,大部分脑干躯体运动核均接受两侧皮质核束的纤维,只有面神经核下半和舌下神经核接受对侧皮质核束的纤维。一侧皮质核束损伤(核上瘫)后,仅有对侧下部面肌和舌肌瘫痪;面神经或舌下神经损伤(核下瘫)后,同侧面肌或舌肌瘫痪。

(二)锥体外系

锥体外系是指除锥体系以外的所有的躯体运动传导通路。组成锥体外系的结构十分复杂,包括大脑皮质、纹状体、背侧丘脑、小脑、红核、黑质、脑干网状结构等,以及它们之间的纤维联系。锥体外系的主要功能是调节肌张力,维持体态姿势和习惯性动作,协调肌群运动,协助锥体系完成精细的随意运动。

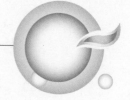

思考与探究

1.说说你是如何理解神经系统在人体中的地位和作用的。
2.试列举脊髓完成的低级反射。
3.分析大脑皮质中央前、后回及中央旁小叶不同部位损伤后的临床表现。
4.比较硬膜外隙、蛛网膜下隙穿刺经过的层次。
5.请你根据臀部血管、神经的走行及分布,确定臀部注射的正确位置。

解剖学基础

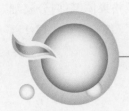

第十二章

内分泌系统

内分泌系统与神经系统一样,是调节人体功能活动的重要系统。它通过分泌激素来调节人体的生长发育和代谢活动,并控制生殖和影响人们的行为。内分泌系统由独立的内分泌腺

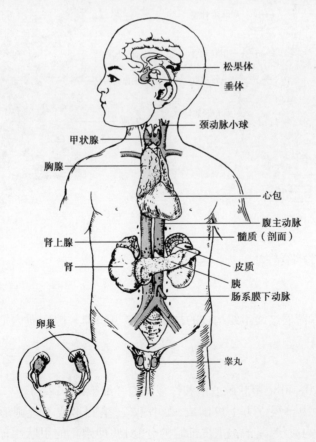

图 12-1 内分泌系统概况

和散在的内分泌细胞组成。内分泌腺有甲状腺、甲状旁腺、肾上腺、垂体及松果体等;内分泌细胞有胰腺中的胰岛、睾丸的间质细胞、卵巢的卵泡和黄体及消化道的内分泌细胞等(图12-1)。内分泌系统的功能亢进或减退,可引起机体功能紊乱,形成内分泌疾病。

第一节　甲状腺

一、甲状腺的形态和位置

甲状腺呈"H"形,分左右两侧叶和一个峡部,50%的人峡部上方伸出锥状叶。甲状腺侧叶位于喉和气管颈段的两侧,峡部位于2—4气管软骨的前方。甲状腺借结缔组织附着于喉和气管,故吞咽时,可随喉上下移动(图12-2)。甲状腺分泌甲状腺素和降钙素。

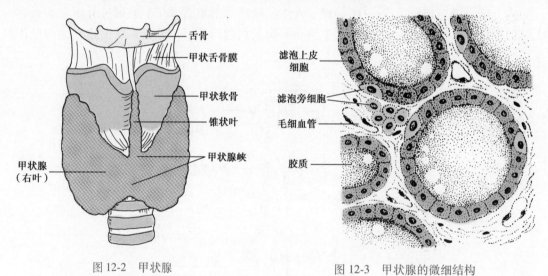

图 12-2　甲状腺

图 12-3　甲状腺的微细结构

二、甲状腺的微细结构

(一)被膜

甲状腺表面覆以薄层结缔组织构成的被膜,结缔组织伸入腺实质内把甲状腺分为若干大小不等的小叶。

(二)小叶

每个小叶内有20~40个甲状腺滤泡和许多滤泡旁细胞(图12-3)。

1.**甲状腺滤泡**　由单层立方上皮围成,大小不等,呈圆形或不规则形。滤泡腔内充满胶质。胶质嗜酸性,呈均质状,是滤泡上皮细胞的分泌物,即碘化的甲状腺球蛋白。在垂体分泌的促甲状腺素的作用下,滤泡上皮细胞吞饮碘化的甲状腺球蛋白,将其分解为甲状腺素(T_3,

T_4),然后释放入血。甲状腺素能促进机体的新陈代谢和生长发育,提高神经兴奋性。甲状腺素对婴幼儿骨骼和中枢神经系统的发育尤为重要。若分泌不足,可致身材矮小、智力低下,称为呆小症。

2.滤泡旁细胞 位于滤泡之间或滤泡上皮细胞之间,细胞稍大,在 HE 染色标本上胞质着色较淡。滤泡旁细胞分泌降钙素,使血钙浓度降低。

第二节 甲状旁腺

甲状旁腺有上下两对,位于甲状腺左右侧叶的背面,也可能埋入甲状腺实质内。成人甲状旁腺为扁椭圆形,似黄豆大小(图 12-4)。甲状旁腺分泌甲状旁腺激素。甲状旁腺激素的主要作用是增强破骨细胞的活动,溶解骨钙入血,并促进肠和肾小管吸收钙,使血钙升高。

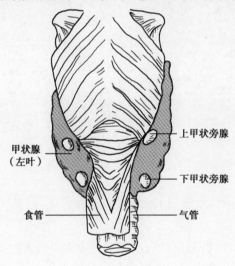

图 12-4 甲状旁腺和甲状腺(后面观)

第三节 肾上腺

一、肾上腺的位置和形态

肾上腺左右各一,分别位于左右肾的上方,包于肾筋膜内。左肾上腺呈半月形,右肾上腺呈三角形(图 12-1)。

二、肾上腺的微细结构

肾上腺的实质分外周部的皮质和中央部的髓质两部分(图 12-5)。

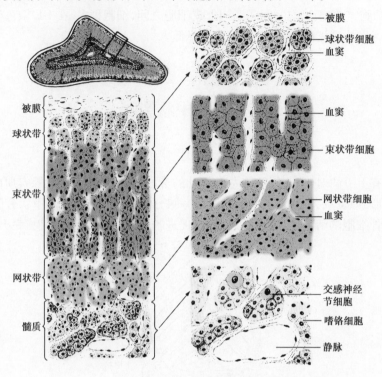

图 12-5　肾上腺的微细结构

(一)皮质

皮质占肾上腺实质的 80%~90%,根据细胞的排列方式,由浅入深分为球状带、束状带和网状带,三者之间无截然界限。

1.**球状带**　细胞排列呈球状,分泌盐皮质激素。盐皮质激素主要是醛固酮,能促进肾远曲小管和集合小管重吸收 Na^+ 和排出 K^+,也可刺激胃黏膜吸收 Na^+,使血 Na^+ 升高,血 K^+ 降低。

2.**束状带**　细胞排列呈条索状,分泌糖皮质激素。糖皮质激素主要促使蛋白质和脂肪分解并转变为糖,具有抗炎症、抗过敏、抑制免疫应答等作用。

3.**网状带**　细胞排列呈条索状,并相互吻合成网,分泌雄激素、少量雌激素和糖皮质激素。

(二)髓质

细胞排列呈条索状或团块状,细胞较大,呈多边形,用铬盐处理后,胞质内可见黄褐色的嗜铬颗粒,故称**嗜铬细胞**。在髓质内,还有少量呈散在分布的交感神经节细胞。髓质细胞可分泌肾上腺素和去甲肾上腺素。肾上腺素的作用是使心率加快,心脏和骨骼肌血管扩张;去甲肾上腺素使血压增高,心脏、脑和骨骼肌内的血流加速。

第四节 垂 体

一、垂体的位置和分部

垂体为一椭圆形小体,位于颅中窝的垂体窝内,借漏斗连于下丘脑。垂体分腺垂体和神经垂体两部分。腺垂体位置居前,又分为远侧部、结节部和中间部;神经垂体位置居后,又分为神经部和漏斗。远侧部又称垂体前叶,中间部和神经部又称垂体后叶(图 12-6)。

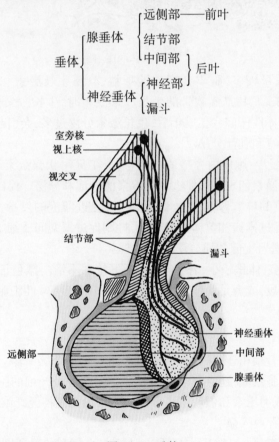

图 12-6 垂体

二、垂体的微细结构

(一)腺垂体

腺垂体在 HE 染色标本上,根据细胞染色不同,可分为以下 3 类细胞(图 12-7):

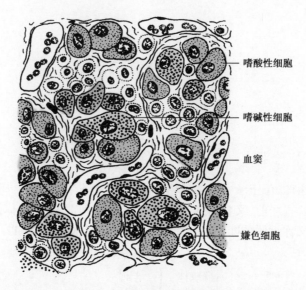

图 12-7　腺垂体的微细结构

1.嗜酸性细胞　数量较多,胞质含嗜酸性颗粒,分泌生长激素和催乳激素。生长激素(GH)能促进代谢和生长,尤其是骺软骨的生长。未成年时,生长激素分泌过多,可引起巨人症;分泌不足,可引起垂体性侏儒症。成年后,生长激素分泌过多,会引起肢端肥大症。催乳激素(PRL)可促进乳腺发育和乳汁分泌。

2.嗜碱性细胞　数量少,胞质内含嗜碱性颗粒,分泌促甲状腺激素、促性腺激素和促肾上腺皮质激素。促甲状腺激素(TSH)可促进甲状腺素的合成和分泌。促性腺激素包括卵泡刺激素(FSH)和黄体生成素(LH)。卵泡刺激素在女性可促进卵泡的发育,在男性则促进精子生成;黄体生成素在女性促进排卵和黄体形成,在男性则促进睾丸间质细胞分泌雄激素。促肾上腺皮质激素(ACTH)促进肾上腺皮质分泌糖皮质激素。

3.嫌色细胞　数量多,体积较小,着色浅,光镜下轮廓不清。嫌色细胞可能是嗜酸性细胞和嗜碱性细胞的初级阶段,或者是脱颗粒后的嗜酸性细胞和嗜碱性细胞。部分嫌色细胞对腺细胞有支持作用。

（二）神经垂体

神经垂体与下丘脑直接相连,两者在结构和功能上是一个统一体。神经垂体主要由无髓神经纤维和神经胶质细胞组成,还含有丰富的血窦。无髓神经纤维的胞体在下丘脑视上核和室旁核内,它们能够合成加压素和催产素。合成的激素沿无髓神经纤维被运输到神经部,储存在那里,当机体需要时,释放入血。

加压素又称抗利尿激素(ADH),主要促进肾远曲小管和集合管重吸收水,使尿液浓缩。抗利尿激素分泌过多,可使小动脉平滑肌收缩,外周阻力增大,血压升高;分泌不足,会导致尿崩症,患者每日排出大量稀释尿液。

催产素可引起妊娠子宫平滑肌收缩,有利于分娩,还可促进乳腺分泌。

第五节　松果体

松果体为一扁圆锥形小体,连于第三脑室顶的后部。成人松果体内常有钙盐沉着。松果体细胞分泌褪黑素,参与调节机体昼夜生物节律、睡眠、情绪、性成熟等活动。

思考与探究

1.试述内分泌腺的结构特点。
2.举例说明内分泌系统功能紊乱导致的常见疾病。

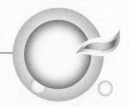

第十三章
人体胚胎学概要

人体是由数百万亿个细胞构成的。这些细胞根据形态和功能不同,可分成许多种类。各种细胞按照一定的规律组合起来,就构成了人体。不可思议的是,这样一个复杂的人体竟然起源于一个细胞——受精卵。胚胎学就是描述受精卵在母体子宫内怎样发育成一个具有复杂结构的胎儿的科学。

人的胚胎发育过程历时 38 周(约 266 天),分为两个时期:第 1—8 周为**胚期**;第 9—38 周为胎期。在前 8 周内,一个受精卵在极其复杂的程序控制下,经过快速的增殖分化,发育成一个大约 3 cm 长的胎儿。此时的胎儿虽然很小,但各个器官、系统和外形都粗具雏形。在这段时间里,胚胎易受内外环境因素的影响,并且对以后胎儿的正常发育具有决定性作用。在第 2 个时期,胎儿各器官、系统继续发育,并生长迅速。

第一节 生殖细胞与受精

一、生殖细胞

生殖细胞包括精子和卵子(见第八章)。

在男性睾丸生精小管内,一个初级精母细胞经过两次成熟分裂后,形成 4 个精子。精子为单倍体细胞。其中,2 个精子的核型为 23,X,另外 2 个精子的核型为 23,Y(图 13-1)。X 染色体和 Y 染色体是性染色体。

精子离开睾丸进入附睾,在附睾内继续发育并获得运动能力。当精子进入女性生殖管道后,在子宫和输卵管分泌物的作用下,获得受精能力。精子在女性生殖管道内的受精能力一般可维持 1 天。

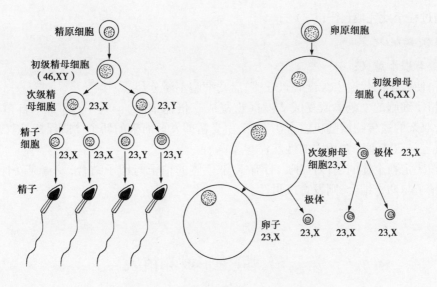

图 13-1　精子和卵子发生过程示意图

从卵巢排出的卵子还处于第二次成熟分裂中期,当它进入输卵管壶腹部与精子相遇时,受到精子穿入的激发,才迅速完成第二次成熟分裂(单倍体细胞,核型为 23,X)(图 13-1)。

成熟分裂是一种特殊的细胞分裂,导致染色体数目减半,产生单倍体生殖细胞,借以保证个体染色体的数目世世代代恒定不变。

二、受精

受精是指精子与卵子结合形成受精卵的过程。

(一)受精的过程

受精一般发生在排卵后 24 h 内,受精的部位通常在输卵管壶腹部。正常成年男性一次可射出 3 亿~5 亿个精子,但是,只有300~500个最强壮的精子才能从阴道穿过子宫内腔到达输卵管壶腹部。在这里,精子与卵子相遇后释放顶体酶,分解放射冠而接触透明带,并在顶体酶的作用下溶蚀透明带,在透明带内开辟一个通道,精子随之穿过透明带。穿过透明带后,精子头侧面的细胞膜与卵子的细胞膜相互融合,精子的细胞核和细胞质就进入卵子内。随即,透明带结构发生变化,阻止其他精子再次进入卵子。在精子穿入的激发下,卵子完成第二次成熟分裂,生成成熟的卵子。然后,精子和卵子的细胞核彼此靠拢,核膜消失,染色体混合,形成二倍体的**受**

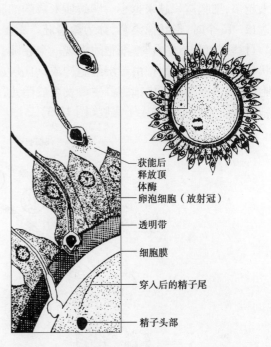

获能后
释放顶体酶
卵泡细胞(放射冠)
透明带
细胞膜
穿入后的精子尾
精子头部

图 13-2　受精过程

精卵,受精过程至此完成(图13-2)。

（二）受精的意义

受精具有以下意义：

①受精使卵子的代谢由缓慢转入旺盛,启动细胞不断分裂。

②受精使细胞的染色体恢复成23对(恢复成二倍体细胞)。其中,23条来自精子,23条来自卵子,双亲的遗传物质随机组合。这样,由受精卵发育而来的新个体既保持了双亲的遗传特性,又具有与双亲不完全相同的性状。

③受精决定新个体的遗传性别。带有X染色体的精子与卵子结合,发育成女性;带有Y染色体的精子与卵子结合,则发育成男性。

第二节 胚泡形成和植入

一、卵裂与胚泡形成

受精卵形成后,一边向子官方向移动,一边进行细胞分裂,称为**卵裂**。卵裂时,细胞数目越来越多,细胞体积越来越小。卵裂所形成的细胞,称为**卵裂球**。在受精后第3天,卵裂球数目达12~16个时,形状像桑葚,称为**桑葚胚**。桑葚胚的细胞继续分裂,在受精后第4天,当卵裂球数目达到100个左右时,细胞间出现一个腔隙,称为**胚泡腔**。腔内充满液体,此时的胚呈囊泡状,称为**胚泡**。胚泡壁由单层细胞构成,可吸收营养,称为**滋养层**。在胚泡腔的一端有一群细胞,称为**内细胞群**。内细胞群主要发育成胎儿,滋养层主要发育成胎儿的附属结构。胚泡在受精后第4天形成并进入子宫腔(图13-3)。

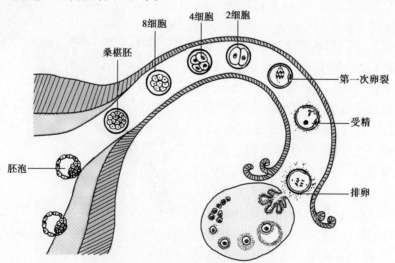

图13-3 排卵、受精、卵裂和植入示意图

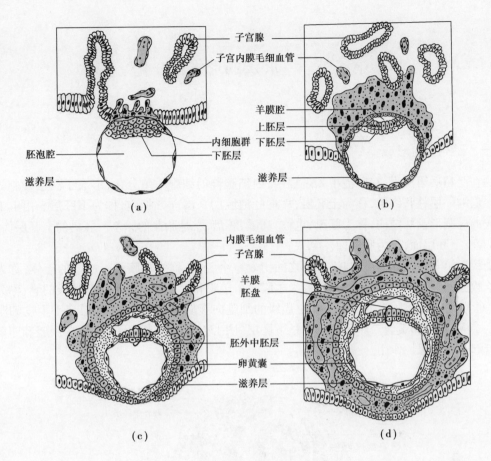

图 13-4　植入过程

二、植入与蜕膜

　　胚泡逐渐埋入子宫内膜的过程,称为**植入**。植入在受精后第5～6天开始,到第11～12天完成。植入的部位通常在子宫底或子宫体上部。植入时,内细胞群一侧的滋养层与子宫内膜接触,分泌蛋白水解酶,溶解子宫内膜,形成一个缺口,然后胚泡陷入缺口内,包埋在子宫内膜中(图13-3、图13-4)。若植入部位靠近子宫颈,在此形成的胎盘称为前置胎盘,可导致胎儿娩出困难及胎盘早期剥离。若植入在子宫以外部位,称为宫外孕。

　　植入后的子宫内膜,改称**蜕膜**。蜕膜分3部分:位于胚泡深面的,称为**基蜕膜**;位于胚泡表面的,称为**包蜕膜**;其余部分,称为**壁蜕膜**(图13-5)。

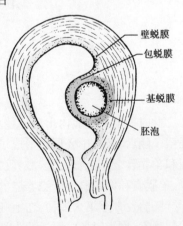

图 13-5　植入与蜕膜的关系

第三节 三胚层的形成与分化

一、三胚层的形成

约在受精后第 7 天,在胚泡植入过程中,内细胞群的细胞增殖分化,形成了两层细胞。靠近滋养层的一层柱状细胞,称为**上胚层**;靠近胚泡腔的一层立方细胞,称为**下胚层**。由上下胚层构成的椭圆形盘状结构,称为**胚盘**,也称二胚层胚盘,它是胎儿的原基。胚盘的上胚层面,称为背侧面;下胚层面,称为腹侧面。

受精后第 8 天,在上胚层与滋养层之间出现一个腔隙,称为**羊膜腔**。腔内的液体,称为**羊水**。羊膜腔的顶和侧壁衬有一层膜,称为**羊膜**。由羊膜和上胚层包绕羊膜腔形成的囊,称为**羊膜囊**。上胚层构成羊膜囊的底。下胚层周缘的细胞向腹侧生长,形成由单层扁平上皮细胞围成的一个囊,称为**卵黄囊**。卵黄囊的顶是下胚层(图 13-4、图 13-6)。滋养层、羊膜腔和卵黄囊对胚盘起营养和保护作用。

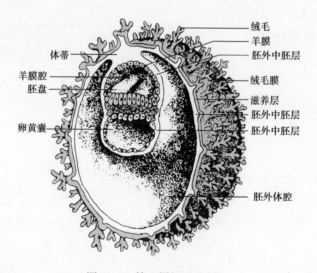

图 13-6 第 3 周初胚的剖面

此时期的胚泡腔内出现一些星状细胞,充填于滋养层与卵黄囊、羊膜囊之间,形成**胚外中胚层**。随后,胚外中胚层内形成了一个大腔,称为**胚外体腔**。这时,胚外中胚层贴在滋养层内面和羊膜囊、卵黄囊外面。滋养层和衬于其内面的胚外中胚层共同构成绒毛膜。将二胚层胚盘、羊膜囊和卵黄囊连于滋养层的胚外中胚层,称为**体蒂**(图 13-6)。

胚胎发育至第 3 周初,在上胚层正中线的一侧,部分上胚层细胞增殖较快,形成一条纵行的细胞索,称为**原条**。原条的头端膨大,称为**原结**(图 13-7)。原条细胞增殖,一部分细胞迁移到上下胚层之间形成的第三层细胞,称为**中胚层**;另一部分细胞迁移到下胚层,并逐渐全部置换了下胚层细胞而形成的一层新细胞,称为**内胚层**。在内胚层和中胚层出现之后,原来的上胚层则改称**外胚层**。这样,在第 3 周末,三胚层胚盘形成,3 个胚层都起源于上胚层(图 13-8、图 13-9)。

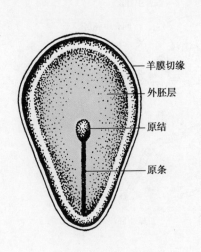

图 13-7 胚盘(背面)

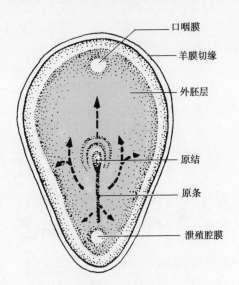

图 13-8 胚盘上胚层细胞迁移示意图

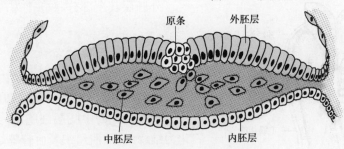

图 13-9 胚盘横切(示中胚层的发生)

原条的出现确定了胚盘的头尾端和左右侧。胚盘具有原条的一端为尾端,另一端为头端。原结细胞向头端增生迁移,在内外胚层之间形成一条细胞索,称为**脊索**。脊索对早期胚胎有支持作用,以后退化为椎间盘中的髓核。在脊索的头侧和原条的尾侧,各有一片只有内外胚层而无中胚层的圆形薄膜,分别称为**口咽膜**和**泄殖腔膜**(图 13-9)。随着胚胎的发育,原条最终消失;若有残留,则在人体骶尾部形成畸胎瘤。

二、三胚层的分化

分化是指在胚胎发育过程中,结构和功能相同的细胞分裂增殖,形成结构和功能不同的细胞的现象。在胚胎发育的第4—8周,3 个胚层逐渐分化形成各种器官的原基。

(一)外胚层的分化

脊索形成后,诱导其背侧中线的外胚层增厚呈板状,称为**神经板**。神经板中央沿长轴下陷形成**神经沟**,沟两侧边缘隆起,并相互靠拢愈合而形成**神经管**(图 13-10、图 13-11)。神经管头尾两端的开口,分别称为**前神经孔**和**后神经孔**,它们在第四周被封闭。神经管的头部膨大,以后分化为脑;尾部细长,以后分化为脊髓。神经板外侧的一些细胞将分化为周围神经。如果前后神经孔未封闭,将会分别导致无脑畸形和脊髓裂。

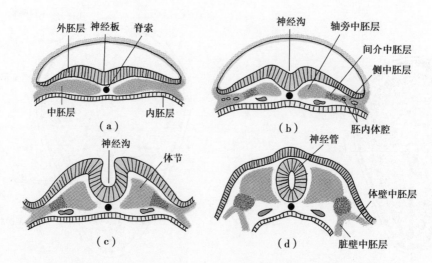

图 13-10　胚盘横切(示中胚层的早期分化和神经管的形成)

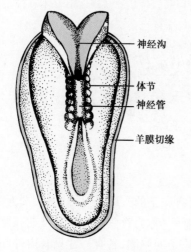

图 13-11　人胚背面观(示体节和神经管的形成)

外胚层其余部分将分化为皮肤的表皮及附属结构等。

(二)中胚层的分化

中胚层细胞在脊索两旁从内侧向外侧依次分化为轴旁中胚层、间介中胚层和侧中胚层。另外,还有一些散在的中胚层细胞,称为**间充质细胞**,分化为结缔组织、肌组织及血管等。

1.轴旁中胚层　**轴旁中胚层**是脊索两侧的一对纵行的细胞索,细胞增殖迅速,随后断裂为块状的细胞团,称为**体节**(图 13-11)。体节共 42～44 对,以后主要分化为背侧的真皮、骨骼肌和椎骨。

2.间介中胚层　**间介中胚层**以后分化为泌尿生殖系统的主要器官。

3.侧中胚层　**侧中胚层**内逐渐形成了一个腔隙,称为**胚内体腔**。该腔以后分化为心包腔、胸膜腔和腹膜腔。胚内体腔将侧中胚层分成两层:与内胚层相贴的部分,称为**脏壁中胚层**,它与内胚层共同分化形成消化、呼吸系统的器官;与外胚层相贴的部分,称为**体壁中胚层**,将主要分化为胸腹部和四肢的真皮、运动器官和血管等(图 13-10)。

(三)内胚层的分化

随着胚体的形成,内胚层被包入胚体形成原始消化管,将来分化为消化管、消化腺、呼吸道、肺、甲状腺、甲状旁腺、胸腺、膀胱等处的上皮组织。

第四节　胚体的形成

　　伴随三胚层的分化,胚盘边缘向腹侧卷折,扁平状的胚盘逐渐变为圆柱状的胚体。外胚层包在胚体外表,其边缘逐渐靠拢,最终在胚体腹侧中心(成脐处)会聚;内胚层被卷入胚体内部。胚体形成后,就凸入羊膜腔内,浸泡在羊水中。至第 8 周末,胚体外表已可见到眼、耳、鼻及四肢,初具人形(图 13-12、图 13-13)。

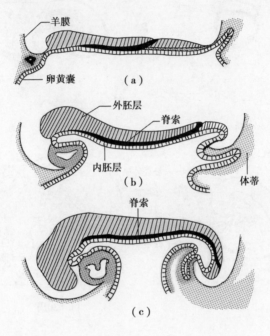

图 13-12　人胚矢状切面(示胚体头尾两端的卷折)

第五节　胎膜与胎盘

　　胎膜和胎盘是胚胎的附属结构,总称衣胞。它对胚胎起着营养、保护、呼吸、排泄等作用。胎儿娩出后,它们即与子宫分离并排出体外。

一、胎膜

　　胎膜包括绒毛膜、羊膜、卵黄囊及脐带等。

（一）绒毛膜

绒毛膜由滋养层和衬于其内面的胚外中胚层组成。胚胎发育至第2周,滋养层细胞向周围生长,形成许多细小的突起,称为**绒毛**。随后,胚外中胚层伸入绒毛内并分化形成结缔组织和血管。

胚胎早期,整个绒毛膜表面的绒毛均匀分布,以后由于与包蜕膜相贴的绒毛膜供血不足,绒毛逐渐退化消失,称为**平滑绒毛膜**;与基蜕膜相贴的绒毛膜供血充足,绒毛反复分支,生长茂密,称为**丛密绒毛膜**(图13-13)。

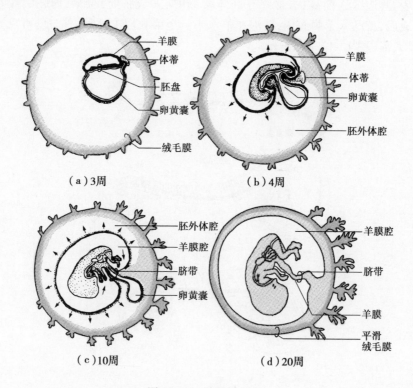

图13-13　胎膜的变化

绒毛膜的主要功能是从母体的子宫吸收营养物质,供给胚胎生长发育,并排出胚胎产生的代谢产物。

如果绒毛的滋养层细胞过度增生,结缔组织变性水肿,血管消失,胚胎死亡,绒毛呈葡萄状,临床上称为葡萄胎;如果滋养层细胞发生癌变,称为绒毛膜上皮癌。

（二）羊膜

羊膜是半透明的薄膜。早期,羊膜附着于胚盘的边缘,羊膜腔位于胚盘的背侧。随着胚盘向腹侧卷折,羊膜的附着缘也移向胚体的腹侧,羊膜腔也向腹侧扩展,最后,胎儿完全游离于羊膜腔内。羊膜腔的逐渐扩大,使羊膜和平滑绒毛膜逐渐靠拢、融合,胚外体腔最终消失(图13-13、图13-14)。

羊水是淡黄色的液体,主要由羊膜分泌,另外,还含有脱落的上皮细胞和一些胎儿的代谢产物。羊膜不断分泌羊水,又不断吸收羊水,胎儿也要吞饮羊水。因此,羊水是不断更新的。

羊水有重要的作用,胚胎在羊水中可比较自由地活动,从而有利于骨骼和肌肉发育;能使胚胎免受外力的压迫和减轻震荡;还能防止胚胎的局部粘连;临产时,羊水还具有扩张子宫颈和冲洗润滑产道的作用。足月分娩时,羊水有 1 000~1 500 mL。穿刺抽取羊水,做细胞染色体检查和 DNA 分析等,可早期诊断某些先天性异常。

(三)卵黄囊

卵黄囊是连于原始消化管腹侧的一个囊状结构。它由内胚层和包在外面的胚外中胚层组成。卵黄囊的胚外中胚层是人造血干细胞的发源地,而内胚层则是生殖细胞的发源地。

(四)脐带

脐带是胚胎脐部与胎盘间的一条圆索状结构,长约 50 cm。脐带表面覆盖羊膜,内面主要有一对脐动脉和一条脐静脉。它是母体胎盘与胎儿之间的血管通道。在胚胎发育过程中,当羊膜腔向胚体腹侧扩展时,羊膜包绕体蒂、卵黄囊等结构就形成了脐带(图 13-13)。

二、胎盘

(一)胎盘的结构

胎盘由胎儿的丛密绒毛膜和母体子宫的基蜕膜构成,呈圆盘形(图 13-14、图 13-15)。足月胎儿的胎盘重约 500 g,直径 15~20 cm,中央厚,周边薄。胎盘的胎儿面光滑,有羊膜覆盖,其中央处附有脐带。胎盘的母体面粗糙,有 15~30 个胎盘小叶。胎盘小叶之间有由基蜕膜构成的**胎盘隔**。胎盘隔之间的腔隙,称为**绒毛间隙**。其内充满母体血液,绒毛浸在母体血中(图13-15、图 13-16)。

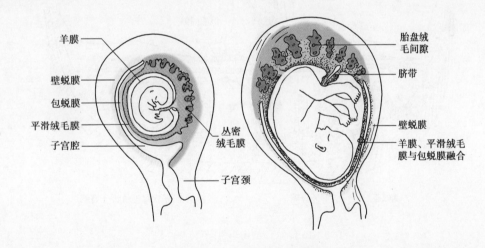

图 13-14　胎膜、蜕膜与胎盘

胎盘内有母体和胎儿两套血液循环系统。母体血和胎儿血在各自封闭的管道内流动,互不相混,但可进行物质交换。母体动脉血从子宫螺旋动脉流入绒毛间隙,与绒毛毛细血管内的胎儿血进行物质交换后,经子宫静脉流回母体。胎儿的静脉血经脐动脉及其分支流入绒毛毛细血管,与绒毛间隙内的母体血进行物质交换后,成为动脉血,然后经脐静脉流回胎儿(图 13-16、图 13-17)。

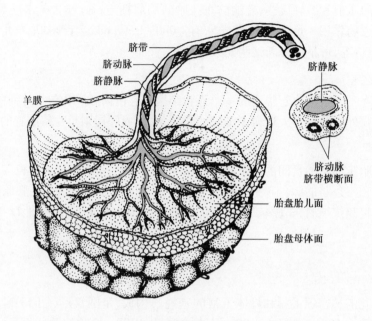

图 13-15　胎盘的形态

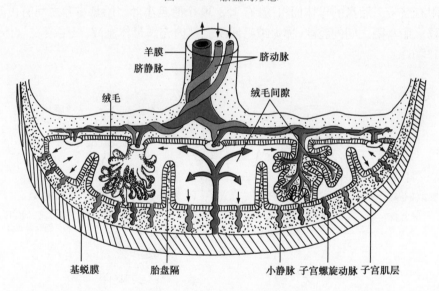

图 13-16　胎盘结构与血循环模式图

胎儿血与母体血在胎盘内进行物质交换所通过的结构,称为**胎盘屏障**。它由绒毛内毛细血管内皮及基膜、绒毛表面的滋养层细胞及基膜和两层基膜之间的结缔组织组成。胎盘屏障能阻止母体血中的大分子物质进入胎儿体内,但对某些药物、病毒、螺旋体及抗体无屏障作用。

（二）胎盘的功能

1.物质交换　胎儿通过胎盘从母体血中获得营养和氧气,排出代谢产物和二氧化碳。

2.分泌激素

（1）**人绒毛膜促性腺激素**（HCG）　能促进母体黄体的生长发育,以维持妊娠。在受精后第2周,HCG开始在孕妇尿中出现,第8周达高峰,以后逐渐下降。故临床上常通过检查孕妇尿中有无HCG的存在,作为早期妊娠的辅助诊断。

（2）孕激素和雌激素　在妊娠第4月开始分泌,以后逐渐增多,以代替黄体分泌的孕激素和雌激素。

（3）**人胎盘催乳素**　促进母体乳腺生长发育和胎儿生长发育。

第六节　胎儿血液循环及出生后的变化

胎儿与外界的物质交换必须通过胎盘进行。因此,胎儿心血管系统的结构和血液循环途径与出生后不同。

一、胎儿心血管系统的结构特点

胎儿心血管系统的结构主要有以下4个特点:

①房间隔上有卵圆孔,房间隔的左心房面有**卵圆孔瓣**。

②在肺动脉干和主动脉弓之间有一条大血管——**动脉导管**相连。

③在胎盘与髂内动脉之间有一对**脐动脉**相连。

④在胎盘与肝之间有一条**脐静脉**相连,脐静脉在肝内延续为一条大血管——**静脉导管**,静脉导管与下腔静脉相通（图13-17）。

二、胎儿血液循环

来自胎盘的富含氧和营养物质的动脉血,经脐静脉流入肝后,大部分经静脉导管直接注入下腔静脉,小部分经脐静脉在肝内的分支进入肝血窦,与来自肝门静脉的血液混合后,再经肝静脉注入下腔静脉。下腔静脉还要收集来自腹腔、盆腔器官和下肢的静脉血,然后将混合后的血送入右心房。出生前,由于肺循环不行使功能,左心房的压力小于右心房,右心房的大部分血液冲开卵圆孔瓣,进入左心房,然后进入左心室。左心室的血液大部分经主动脉弓上的3大分支分布到头颈和上肢,小部分流入降主动脉。从头颈和上肢回流的静脉血,经上腔静脉进入右心房,与下腔静脉来的小部分血液混合后,经右心室进入肺动脉。进入肺动脉的血液90%以上经动脉导管注入主动脉弓,再流入降主动脉,仅很小一部分进入肺,然后经肺静脉流入左心房。降主动脉的血液一部分运送到腹腔、盆腔器官和下肢,另一部分经脐动脉运送到胎盘,在胎盘内与母体血进行物质和气体交换后,再由脐静脉返回胎儿体内（图13-17）。

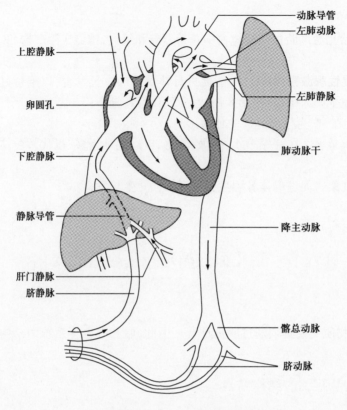

图中标注：
- 动脉导管
- 左肺动脉
- 上腔静脉
- 卵圆孔
- 左肺静脉
- 下腔静脉
- 肺动脉干
- 静脉导管
- 降主动脉
- 肝门静脉
- 脐静脉
- 髂总动脉
- 脐动脉

图 13-17　胎儿血液循环模式图

三、胎儿出生后心血管系统的变化

胎儿出生后,胎盘血液循环停止,肺开始呼吸,心血管系统发生以下变化:

①脐静脉闭锁,成为肝圆韧带。

②脐动脉大部分闭锁,小部分保留成为膀胱上动脉。

③静脉导管闭锁成为静脉韧带。

④肺动脉的血液大量进入肺,动脉导管闭锁成为动脉韧带。

⑤由于肺静脉的血液大量流入左心房,左心房压力升高,卵圆孔瓣紧贴房间隔,封闭了卵圆孔,并在房间隔的右面形成卵圆窝。胎儿出生后约一年,卵圆孔完全封闭。

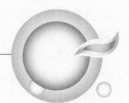

思考与探究

1.简述受精的过程。

2.简述植入的过程。

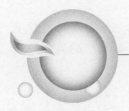

解剖学基础实验指导

第二章 细 胞

一、光学显微镜的结构与使用

【实验目的和要求】

1.了解:光学显微镜的结构和功能。

2.掌握:光学显微镜的正确使用和维护方法。

【实验材料】

光学显微镜。

【实验内容和方法】

（一）光学显微镜的结构和功能

光学显微镜由机械部分和光学部分组成（图14-1）。

1.机械部分 包括镜座、镜臂、镜筒、转换器、载物台及调焦螺旋等。

（1）镜座 在显微镜的底部,可呈马蹄形、长方形和三角形等。

（2）镜臂 是连结镜座和镜筒之间的部分,呈弓形,支撑镜筒,也是移动显微镜时的握持部分。

（3）镜筒 是位于镜臂上端的空心圆筒,其上端有目镜,下端与转换器相连。

（4）转换器 位于镜筒下端,是一个可以旋转的圆盘。转换器上有3~4个孔,安装有不同放大倍数的物镜。旋转转换器可更换不同的物镜。

（5）载物台 是放置被检标本的平台,呈圆形或方形。台上有用来固定标本的夹子和移

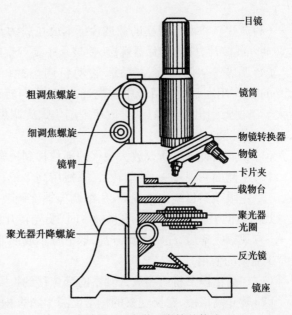

实验图1 光学显微镜的构造

动标本的推片器。载物台中央有孔,可透过光线,称为通光孔。

(6)调焦螺旋　包括粗调焦螺旋和细调焦螺旋,是调节镜筒与载物台之间距离的装置,起调节焦距的作用。粗调焦螺旋可进行较大幅度的调节,细调焦螺旋可进行较精细的调节。

2.光学部分　由目镜、物镜、聚光器及反光镜等部分组成。

(1)目镜　是位于镜筒上端的短圆筒状装置,标有放大倍数(如5×,10×等),有放大作用。

(2)物镜　也称镜头,安装在转换器上,是显微镜中最主要的部分。一般显微镜有3~4个镜头,分低倍镜、高倍镜、油镜3种。各个镜头上都刻有放大倍数。低倍镜放大倍数是10×,高倍镜放大倍数是40×,油镜放大倍数是100×。显微镜的放大倍数是物镜放大倍数×目镜放大倍数。低倍物镜下的视野深度与面积比高倍镜下大,故常先用低倍镜寻找载玻片上的目标。

(3)聚光器　在载物台下方,其作用是把光线聚集在标本上,增强照明度。在聚光器的底部装有光圈,光圈用以调节光线的强弱。

(4)反光镜　是位于镜座上方镜臂前方的小圆镜。反光镜有平凹两面,可向各个方向转动以调节进入物镜础的光线。

(二)显微镜的使用

1.低倍镜的使用

(1)取镜　取出显微镜,轻轻放在实验台上,距桌边约5 cm。因显微镜的目镜是插放在镜筒上的,很容易滑落而损坏,故取显微镜时,一定要一手握住镜臂,一手托住镜座,水平移动。在任何情况下都不允许仅用一只手提显微镜。另外,也不允许取下反光镜或目镜。

(2)对光　打开电源开关,转动转换器,将低倍镜对准通光孔,调整反光镜,使视野内亮度均匀合适。

(3)放片　将所要观察的载玻片标本放在载物台上,并且将有标本的一面朝上,然后用标本夹夹好载玻片,旋动推片器螺旋,使玻片中要观察的部分位于通光孔的正中央。

(4)调焦　从侧面注视镜头,转动粗调焦螺旋,使镜头向标本靠拢。当镜头距标本约0.5 cm时,再用左眼观察目镜中的视野,同时反向转动粗调焦螺旋,使镜头与标本之间的距离变大。当视野中出现物像后,再改用细调焦螺旋调焦,直至看清物像为止。

2.高倍镜的使用

(1)在低倍镜下将所要放大观察的部位移到视野中央。

(2)从侧面注视镜头,转动转换器,换用高倍镜,切勿让镜头接触到载玻片。

(3)左眼观察目镜中的视野,用细调焦螺旋调节焦距,直到看清物像。禁止使用粗调焦螺旋,以免损坏物镜或载玻片。更换标本时,要先转开镜头,然后从低倍镜至高倍镜再重新调焦。

(4)观察完毕后,先将镜筒升高,取下标本放回原处。

3.油镜的使用

(1)在高倍镜下将所要放大观察的部位移到视野中央。

(2)转开高倍镜,在要观察的标本上滴1滴香柏油,然后从侧面观看,转动转换器,将油镜浸入香柏油中,切勿让镜头接触标本片。

(3)左眼观察目镜中的视野,用细调焦螺旋调节焦距,直到看清物像。

(4)观察完毕后,首先将镜筒升高,取下标本,然后用擦镜纸蘸少量二甲苯将镜头和标本擦干净。

注意：

①显微镜发生故障或物像不清楚,应立即向教师汇报,未经同意,不得拆卸显微镜上的零件,不得随便更换显微镜。

②只能用擦镜纸擦拭镜头,不得用手触摸透镜。

③除油镜外,其他镜头不得接触香柏油。

④在观察标本时,应两眼同时睁开,这样既能同时进行观察和绘图,又能减少眼的疲劳。

二、细胞

【实验目的和要求】

1.了解:细胞形态的差异性和数量的巨大性。

2.掌握:细胞的基本形态结构。

【实验材料】

1.空肠、头皮、脊髓、甲状腺切片。

2.肝细胞电镜图片。

【实验内容和方法】

1.在光镜下观察空肠、头皮、脊髓、甲状腺切片,了解不同细胞的形态,观察细胞膜、细胞质和细胞核。

2.在肝细胞电镜图片上指认细胞膜、细胞核、粗面内质网、滑面内质网、游离核糖体、线粒体、高尔基复合体、核仁等结构。

第三章 基本组织

一、上皮组织与结缔组织

【实验目的和要求】

1.了解:单层扁平上皮、单层立方上皮、变移上皮的形态结构;致密结缔组织、网状组织、脂肪组织、透明软骨、骨的形态结构。

2.掌握:上皮组织的结构特点;单层柱状上皮、假复层纤毛柱状上皮、复层扁平上皮的形态结构;疏松结缔组织的组成和结构;红细胞、单核细胞、淋巴细胞、血小板、中性粒细胞的形态。

【实验材料】

1.单层柱状上皮(空肠 HE 染色)。

2.假复层纤毛柱状上皮(气管 HE 染色)。

3.复层扁平上皮(食管 HE 染色)。

4.疏松结缔组织铺片(皮下疏松结缔组织 复合染色)。

5.人血涂片(瑞氏染色)。

6.示教标本:单层扁平上皮(肾切片)、单层立方上皮(甲状腺切片)、变移上皮(膀胱切片)、透明软骨(气管切片)、骨(磨片)、巨噬细胞、嗜酸性粒细胞。

【实验内容和方法】

1.单层柱状上皮(空肠 HE 染色)

1)肉眼观察　可见空肠一面有不规则的凸起,每个凸起上有极细的毛状物,即小肠绒毛。

2)低倍镜观察　小肠绒毛表面覆盖的单层柱状上皮。

3)高倍镜观察　选择上皮细胞排列整齐的部分,观察:

(1)柱状细胞　其侧面呈长方形,排列整齐。胞核椭圆形,靠近细胞基底部,染成紫蓝色。胞质染成粉红色。

(2)杯状细胞　散在于柱状细胞之间,形似高脚酒杯。细胞核较小,染色深,呈三角形或弯月形,位于细胞基底部。胞质透亮,呈空泡状。

(3)纹状缘　是上皮游离面的一条染色较红的窄带,在电镜下为密集排列的微绒毛。

2.假复层纤毛柱状上皮(气管 HE 染色)

1)肉眼观察　气管横切面的一部分呈"C"字形,凹侧为腔面。

2)低倍镜观察　在凹侧找到气管壁的内表面,上皮细胞核的位置排列不整齐,看似复层。

3)高倍镜观察　上皮由 4 种细胞组成,即柱状细胞、梭形细胞、锥形细胞及杯状细胞。在柱状细胞的游离面有纤毛。

3.复层扁平上皮(食管 HE 染色)

1)肉眼观察　食管的横切面,复层扁平上皮位于管腔面,呈深红色不规则线状。

2)低倍镜观察　上皮由多层细胞组成,排列紧密,上皮与深面结缔组织交界处凹凸不平。基底细胞小,呈立方形或矮柱状。中间为多层体积较大的多边形细胞。靠近游离面为数层扁平细胞。

4.疏松结缔组织铺片

1)肉眼观察　铺片呈紫红色,各处厚薄不一,薄处染色较浅。

2)低倍镜观察　选择染色较浅处,即标本较薄的地方,观察:

(1)胶原纤维　呈粉红色,粗大,有的弯曲呈波纹状,相互交织成网。

(2)弹性纤维　呈深蓝色细丝状,较直较细,其断端弯曲如卷发状,可有分支,也交织成网。

3)高倍镜观察　在纤维之间可见散在的细胞,选择结构清楚的细胞,观察:

(1)成纤维细胞　数量很多,细胞较大,呈扁平状,有星芒状突起;胞核较大,呈椭圆形,着色较浅淡。胞质染色很浅,故细胞边界不清。

(2)巨噬细胞　细胞圆形或不规则形,可有短的突起。胞核较小,卵圆形,染成深紫蓝色。胞质染色较深,故细胞边界比较清楚。

5.人血涂片(瑞氏染色)

1)低倍镜观察　在标本较薄处查看,数量多的是红细胞(圆形,橘红色),数量少的是白细胞(紫蓝色)。

2)高倍镜观察　区别红细胞、无粒细胞和血小板,仔细观察:

(1)红细胞　数量最多,常成串分布。细胞小而圆,无细胞核。胞质边缘染色深,中央染色浅。

解剖学基础

（2）单核细胞　是血液中最大的细胞,呈圆形或椭圆形。胞核呈肾形或马蹄铁形,着色较浅。胞质丰富,染成灰蓝色。

（3）淋巴细胞　细胞小而圆。胞核圆形,呈深蓝色。胞质少,染成天蓝色。

（4）血小板　成群存在,为紫红色或紫蓝色的不规则碎片。

3）油镜观察　先看示教标本,再仔细观察:

（1）中性粒细胞　在白细胞中数量最多,体积稍大于红细胞。胞核分2~5叶或呈杆状。胞质染为淡红色,内含有许多淡紫红色颗粒,颗粒细小,分布均匀。

（2）嗜酸性粒细胞　胞核多为2叶,胞质内充满粗大、均匀的鲜红色嗜酸性颗粒。

二、肌组织与神经组织

【实验目的和要求】

1.了解:心肌、平滑肌的结构特点;神经末梢的结构。

2.掌握:骨骼肌的形态结构;神经元、有髓神经纤维的形态结构。

【实验材料】

1.骨骼肌(舌 HE 染色)。

2.心肌(心室壁 HE 染色)。

3.平滑肌(小肠 HE 染色)。

4.多极神经元(脊髓横切 HE 染色)。

5.有髓神经纤维(坐骨神经切片 HE 染色)。

6.示教标本:闰盘、尼氏体、神经原纤维、环层小体(指尖切片)、肌梭、运动终板。

【实验内容和方法】

1.骨骼肌切片

1）肉眼观察　区分骨骼肌的纵、横切面。

2）低倍镜观察　骨骼肌纤维呈细长的圆柱状。胞核呈扁椭圆形,染成深蓝色,数量很多,紧贴于肌膜。肌纤维之间有少量结缔组织。

3）高倍镜观察　寻找轮廓清晰的肌纤维纵断面和横断面,下降聚光器,在暗视野下观察:

（1）肌原纤维　在肌纤维纵断面上可见肌原纤维为纵行的线条状结构,因排列密集而不甚清楚。在肌纤维横断面上可见肌原纤维为红色点状物。

（2）横纹　肌原纤维上有染色较浅的明带和染色较深的暗带,明暗带交错排列,并且由于同一肌纤维上各肌原纤维的明带和暗带都整齐地分布在同一平面上,因此,肌纤维纵断面上就呈现出明暗相间的横纹。

2.心肌(心室壁 HE 染色)

1）肉眼观察　区分心肌的纵、横切面。

2）低倍镜观察　心肌纤维纵切面呈短圆柱形,有分支。核卵圆形,1~2个,居细胞中央。

3）高倍镜观察　心肌纤维纵切面可见不甚明显的横纹。在相邻心肌纤维的交界处,可见染色较深的红线,与心肌纤维的长轴垂直,此即闰盘,是心肌纤维特有的结构。

3.平滑肌(小肠 HE 染色)

1）肉眼观察　红色部分为平滑肌形成的肌层。

2)低倍镜观察　小肠平滑肌分两层,肌纤维的纵切面呈梭形,核椭圆形,1 个,居细胞中央;横切面呈点状,大小不等(为什么?),有些可见细胞核(为什么不是全部?)。两者之间呈淡红色的部分为结缔组织。

4.多极神经元(脊髓横切 HE 染色)

1)肉眼观察　脊髓横切面为椭圆形,其中央呈蝴蝶状的结构为脊髓灰质,周围色浅的部分为脊髓白质。

2)低倍镜观察　找到灰质较宽处(前角),其内有大量多角形细胞,为多极神经元。

3)高倍镜观察　选择几个典型的多极神经元(可见胞核和核仁),观察:

(1)胞体　较大,形态不规则,可呈星形或锥体形;突起多已被切断,只能见到与胞体相连的根部。

(2)胞核　大而圆,位于胞体的中央,染色浅淡,有的(为什么不是全部?)胞核中央可见到深蓝色圆点状的核仁。

(3)胞质　染成紫红色,在胞体和树突的胞质内有尼氏体,而轴突的胞质内没有尼氏体。

5.有髓神经纤维(坐骨神经切片 HE 染色)

1)低倍镜观察　找到神经的纵切面,可见许多平行排列的有髓神经纤维。

2)高倍镜观察　选择一段结构清晰的有髓神经纤维,观察:

(1)神经元的长突起　位于神经纤维的中央,染成紫红色。

(2)髓鞘　包在长突起的外面,呈红色网状或透亮的结构。

(3)郎飞结　神经纤维的缩窄处,这里没有髓鞘。两个郎飞结之间的一段神经纤维即为结间体。

第四章　运动系统

一、骨和骨连结

【实验目的和要求】

1.了解:女性骨盆的特点;椎骨的连结概况;新生儿颅的特点;腕关节、踝关节的组成和运动。

2.掌握:骨的分类和构造;关节的基本结构;躯干骨的组成;椎骨、肋骨和胸骨的形态;椎间盘;脊柱、胸廓的组成和形态;颅骨的组成;颅的整体观;颞下颌关节的组成、结构特点及运动;四肢骨的分部及主要骨的名称和位置;骨盆的组成及形态;肩、肘、髋、膝关节的组成、结构特点和运动;胸骨角、隆椎棘突、肋弓、桡骨茎突、髂前上棘、髌韧带等体表标志。

【实验材料】

1.人体骨架标本、全身散骨标本。

2.脱钙骨和煅烧骨标本。

3.脊柱标本、显示椎骨连结标本。

4.胸廓连结标本。

5.整颅标本、颅底及颅矢状切面标本、分离颅骨标本、骨性鼻旁窦标本。

6.新生儿颅标本。

7.四肢骨的骨连结标本。

【实验内容与方法】

（一）骨的分类和构造

1.骨的分类和构造　在人体骨架标本上辨认各种形态的骨,区分长骨、短骨、扁骨和不规则骨,观察它们的形态特点和分布。取股骨及其纵切标本,观察骨质、骨膜和骨髓,区分长骨的骨干和两端,观察髓腔和两端的关节面。

2.骨的化学成分和理化特性　取经稀盐酸脱钙后的骨标本和经煅烧除去有机质的骨标本,比较它们的物理性质,总结骨的化学成分与骨物理特性的关系。

（二）骨连结

1.直接连结　取脊柱腰段的矢状切面、骶骨和颅的标本,观察位于椎骨之间的椎间盘、韧带、骶骨的连结、颅骨之间的缝、小结直接连结的分类。

2.关节的基本结构　取关节囊已切开的肩关节标本观察关节囊的构造,关节面的形状和关节软骨,关节腔的构成。

3.关节的辅助结构　取膝关节标本观察韧带和关节半月板,理解它们的生理功能。

（三）躯干骨及其连结

1.脊柱　在人体骨架标本上观察脊柱的位置和组成。

（1）椎骨　取离体椎骨标本观察其形态结构。辨认椎体、椎弓、椎弓板、椎弓根、椎孔、横突、棘突和上下关节突,理解椎管和椎间孔的形成及位置。取骶骨观察骶岬,4对骶前后孔,骶管裂孔,骶角,以及骶骨两侧上部的耳状面。

（2）椎骨的连结　取脊柱腰段切除1~2个椎弓的标本,脊柱腰段切除1~2个椎体的标本和脊柱腰段正中矢状切面标本,观察椎间盘、韧带、关节突关节。

（3）脊柱的整体观　从前方观察人体骨架标本或脊柱标本,可见椎体自上而下逐渐增大,并联系功能;从后方观察各部椎骨棘突的长短和走行的方向;从侧面观察脊柱的4个生理性弯曲。在活体上触摸第7颈椎棘突。

2.胸廓　在人体骨架标本上,观察胸廓的组成,胸廓各骨的位置。观察胸廓的形态,理解在呼吸运动中胸廓的形态变化。

（1）胸骨　取胸骨标本,区分胸骨柄、胸骨体和剑突,辨认颈静脉切迹和胸骨角。

（2）肋　分肋软骨和肋骨两部分。取一较长的肋骨,区分前端和后端,并辨认肋沟。

（3）胸骨与肋的连结　取胸廓前壁解剖标本结合骨架,观察肋前、后端的连结关系,以及肋弓的形成。在活体上触摸胸骨角、肋弓、剑突。

（四）颅骨及其连结

颅的组成:取整颅标本,对照图谱,观察颅的分部和各脑颅骨、面颅骨在整颅中的位置以及下颌骨的形态。

取分离颅骨标本,识别各脑颅骨。在面颅诸骨中,上颌骨位于一侧面颅中心,在它的内上部,内侧是形成鼻背的一对鼻骨,后方是一对泪骨。上颌骨的外上方是一对颧骨,后内方各有一块腭骨。上颌骨内侧面参与鼻腔外侧壁的构成,其下部内侧左右各有一块下鼻甲骨。在鼻腔中央有一块犁骨。两侧上颌骨下方是下颌骨,下颌骨的后下方是舌骨。

取新生儿颅标本与成人的颅比较,观察各骨之间的颅囟,比较前囟和后囟的位置、形状和大小。

取整颅标本和颅底标本依次观察颅顶、颅底内面、颅底外面、颅侧面和颅前面的主要形态结构。

整颅观察完毕后,对照标本,在活体上观察以下结构:枕外隆凸、乳突、下颌角。

取关节囊外侧壁已切除的颞下颌关节标本,观察颞下颌关节的组成,关节囊和关节盘的形态。结合活体,体会颞下颌关节的运动。

（五）四肢骨及其连结

1.上肢骨 在人体骨架标本上辨认四肢各骨,然后在活体上分别确定各骨的所在部位;同时,应用人体骨架标本,协助辨明该骨的方位。

取离体肩胛骨、锁骨、肱骨、桡骨及尺骨,观察它们的形态和结构。

上肢骨观察完毕后,对照人体骨架标本,在活体上触摸肩胛骨下角、肱骨内上髁和外上髁、桡骨的茎突、尺骨的茎突。

2.上肢骨的连结

（1）肩关节 取肩关节冠状切标本和保留肩关节囊标本,观察其组成和结构特点。结合活体,验证肩关节的运动。

（2）肘关节 取关节囊前、后壁已切开的肘关节标本,观察肱桡关节、肱尺关节和桡尺近侧关节的组成;观察桡骨环状韧带以及与桡骨头的关系。验证肘关节在作屈伸运动时,肱骨内外上髁和鹰嘴3点之间的位置变化关系。

（3）桡腕关节 取冠状切开的桡腕关节标本,观察它的组成和结构特点,并结合活体,验证它的运动。

3.下肢骨 取离体髋骨、股骨、髌骨、胫骨、腓骨及足骨,观察它们的形态,并结合骨架分辨出各骨的方位。

下肢骨观察完毕后,对照人体骨架标本,在活体上触摸髂嵴、髂前上棘、坐骨结节、耻骨结节、大转子。

4.下肢骨的连结

（1）骨盆 取骨盆标本或模型观察骨盆的组成、连结和形态,比较男、女性骨盆的差异。

（2）髋关节 取冠状切开关节囊的髋关节标本,观察其组成和结构特点,结合活体验证其运动。

（3）膝关节 取膝关节标本,观察其组成和结构特点,观察髌韧带和前、后交叉韧带的位置,观察内外侧半月板的位置和形态。

（4）距小腿关节 在距小腿关节标本上观察其组成和结构特点,并验证其运动。

（5）足弓 在足关节的解剖标本上,观察足弓的形态。

二、骨骼肌

【实验目的和要求】

1.了解:躯干肌的分部;膈肌的形态;上下肢肌的分部和分群。

2.掌握:肋间肌和膈肌的位置;腹肌名称、位置、层次;肋间内、外肌和膈肌的作用;三角肌、臀大肌的位置。

【实验材料】

1.全尸解剖标本。

2.颅顶层次解剖标本。

3.面肌标本。

4.颈肌模型。

5.躯干肌标本。

6.膈肌标本。

7.四肢肌标本。

8.腹壁横断切面模型。

【实验内容和方法】

1.肌的分类和构造　在四肢肌、躯干肌及面肌标本上,观察长肌、短肌、扁肌和轮匝肌的形态,区分肌腹、肌束、腱和腱膜。

2.头肌　在面肌和颅顶层次解剖标本上,辨认枕额肌、眼轮匝肌、口轮匝肌和呈辐射状分布的面肌。观察咀嚼肌中咬肌和颞肌的位置,结合活体咬紧上下颌,触摸两肌的轮廓。

3.颈肌　在全尸解剖标本及颈肌模型上,辨认胸锁乳突肌位置和起止,结合活体验证其运动。

4.躯干肌

(1)背肌　在全尸解剖标本上,观察浅层上部的斜方肌和下部的背阔肌,确认各肌的起止点,了解其作用。翻开浅层肌肉再观察深层的竖脊肌。

(2)胸肌　在全尸解剖标本上,观察胸前壁浅层的胸大肌,查看其起止点,理解其作用。查看外侧壁的前锯肌和位于肋间隙内的肋间外肌和肋间内肌,理解其作用。

(3)膈肌　在全尸解剖标本及膈肌标本上,观察膈肌的位置、形态和附着部位,以及3个孔裂所通过的结构。

(4)腹肌　在全尸解剖标本上,结合腹壁横切面模型观察腹前外侧壁3块扁肌的位置、层次、肌束走行及所形成的特殊结构,如腹股沟韧带、白线和腹股沟管等。

5.四肢肌

(1)上肢肌　在全尸解剖标本及四肢肌标本上,辨认三角肌、肱二头肌、肱三头肌及前臂肌,观察各肌的起止和作用,观察手肌的位置。

(2)下肢肌　在全尸解剖标本及四肢肌标本上,辨认臀大肌、梨状肌、股四头肌及小腿三头肌的位置,观察各肌的起止和作用。

6.观察股三角的内容,结合活体确认三角肌和臀大肌的注射部位。

第五章 消化系统

一、消化管

【实验目的和要求】

1.了解:胸部标志线和腹部的分区;食管、胃、直肠及肛管的毗邻;咽、胃、十二指肠和结肠的分部。

2.掌握:消化系统的组成;咽交通关系;消化管各段的位置、形态及主要结构。

【实验材料】

1.人体骨架标本。

2.消化系统全貌标本。

3.头颈部正中矢状切面标本。

4.牙模型、舌标本、咽后壁切开标本。

5.离体剖开的食管、胃、十二指肠、空、回肠、回盲部、结肠、直肠及肛管标本。

6.男、女盆部正中矢状切面标本。

【实验内容和方法】

1.在骨架和胸部标本上,画出胸部标志线;在腹部标本上画线分为9个区。

2.在消化系统全貌标本上,观察消化系统的组成和各段消化管的分界、位置。

3.结合标本,在活体上观察口腔结构,辨认腭垂、腭舌弓、腭咽弓和腭扁桃体。观察舌的颜色、舌乳头、舌系带、舌下阜、舌下襞及舌扁桃体。在活体上,观察牙的排列和数目,在标本模型上观察牙的形态和结构。在头颈部矢状切面标本上,观察颏舌肌和舌内肌。

4.在头颈部正中矢状切面标本和咽后壁切开标本上,观察咽的位置、分部、交通以及各部的形态结构。

5.在消化系统全貌标本上,观察食管的走行和3处狭窄部位。在剖开的食管内,观察食管皱襞。

6.在离体剖开的标本上,观察胃、十二指肠、空肠、回肠、回盲部、结肠、直肠及肛管的形态,以及胃、十二指肠和结肠的分部,辨认幽门瓣、幽门括约肌、十二指肠球、十二指肠大乳头、十二指肠空肠曲、环状襞、淋巴滤泡、结肠、回盲瓣、直肠横襞、肛柱及齿状线等结构,比较空肠、回肠和结肠。

7.在盆部正中矢状切面标本上,观察直肠两个弯曲及毗邻。

二、消化腺

【实验目的和要求】

1.了解:腮腺、下颌下腺和舌下腺的位置及导管的开口部位;胆囊的位置、形态和分部;胰的位置和形态。

2.掌握:肝的位置、形态和体表投影;胆囊底的体表投影;肝外胆道的组成。

【实验材料】

1.唾液腺、胰的标本,肝、胰模型。

2.离体肝标本、肝及肝外胆道连胰和十二指肠标本。

3.腹腔解剖标本。

【实验内容和方法】

1.在唾液腺标本上,观察唾液腺的位置及其导管开口部位。

2.在离体肝标本和模型上,观察肝的形态、结构和分叶。

3.在腹腔解剖标本上,观察肝、胰的位置。

4.在肝连十二指肠和胰标本上,观察胆囊的位置和形态;观察输胆管道;观察胰的形态、分部;观察胰管及其开口。

5.结合标本,在活体上勾画出肝和胆囊底的体表投影。

三、腹膜

【实验目的和要求】

了解:腹膜的配布和腹膜形成的结构。

【实验材料】

1.腹膜标本和模型。

2.男、女盆部正中矢状切面标本。

【实验内容和方法】

1.在腹膜标本上,观察壁腹膜、脏腹膜的配布以及腹膜与脏器的关系,观察腹膜形成的大网膜、小网膜、网膜孔、网膜囊、镰状韧带、冠状韧带、小肠系膜、阑尾系膜、横结肠系膜及乙状结肠系膜等主要结构。

2.在男、女盆部正中矢状切面标本上,观察女性的直肠子宫陷凹和膀胱子宫陷凹,男性的直肠膀胱陷凹。

四、消化系统的微细结构

【实验目的和要求】

1.了解:消化管的一般结构;食管和结肠的结构特点;胰岛的微细结构。

2.掌握:胃和小肠黏膜的结构特点;肝小叶和肝门管区的微细结构;胰腺外分泌部的微细结构。

【实验材料】

1.食管横切片(HE 染色)。

2.胃底切片(HE 染色)。

3.小肠切片(HE 染色)。

4.结肠切片(HE 染色)。

5.肝切片(HE 染色)。

6.胰切片(HE 染色)。

【实验内容和方法】

1.食管横切片(HE 染色)

1)肉眼观察　食管内有不规则腔隙,靠腔面为一层紫蓝色的上皮,并有向管腔突起的皱襞。

2)低倍镜观察　先分清食管的四层结构,再观察各层结构特点,重点辨认复层扁平上皮、黏膜肌、食管腺、肌层及纤维膜等结构。

2.胃底切片(HE 染色)

1)肉眼观察　表面凹凸不平,染成紫色的部分为黏膜;其他胃壁部分染成粉色。

2)低倍镜观察　先分清胃壁四层结构的界限,再观察各层结构特点,辨认单层柱状上皮、胃小凹、胃底腺、黏膜肌层、胃肌层及浆膜。

3)高倍镜观察　重点观察胃底黏膜结构。

(1)上皮　胃表面为单层柱状上皮,上皮细胞内充满黏原颗粒,呈空泡状。

(2)胃底腺　位于固有层内,被切成圆形、椭圆形或长条形。选择纵切的胃底腺,分出颈、体和底 3 部分,主要观察主细胞和壁细胞。

①主细胞:呈柱状,核圆,位于细胞的基底部,胞质染成淡蓝色;细胞数量多,主要分布于腺的体、底部。

②壁细胞:较大,呈圆形或三角形,细胞核圆形,位于细胞的中央,细胞质强嗜酸性,染为深红色;较主细胞少,多分布于腺的颈、体部。

3.小肠切片(HE 染色)

1)肉眼观察　切片中染成蓝紫色有较大突起的部分为黏膜,向表面突起的有肠绒毛和环状襞。

2)低倍镜观察　分清小肠 4 层结构,再观察各层结构特点,辨认单层柱状上皮、肠绒毛、肠腺、黏膜肌层、胃肌层及浆膜。

3)高倍镜观察　重点观察小肠黏膜的以下结构:

(1)肠绒毛　绒毛为突向管腔的指状突起。绒毛表面覆有单层柱状上皮,在柱状细胞游离面有红染的纹状缘,柱状细胞中间夹杂有杯状细胞;绒毛中轴为固有层,其中可见 1~2 条中央乳糜管和大量的毛细血管。

(2)小肠腺　肠腺为绒毛根部的上皮陷入固有层而成,腺上皮的柱状细胞间夹有杯状细胞。在纵切的肠腺底端,观察潘氏细胞呈锥体形,顶部细胞质内含有许多粗大的嗜酸性颗粒,染成红色。

4.肝切片(HE 染色)

1)低倍镜观察　在肝组织切片的周围部有由致密结缔组织构成的被膜。在被膜的深面可看到肝小叶的结构和肝门管区。肝小叶呈多边形或不规则形。因肝小叶与肝小叶之间结缔组织少,故分界不清。在肝小叶中央,可见中央静脉,肝细胞以此为中心向四周呈放射状排列成条索状,称为肝索。肝索之间的间隙为肝血窦。肝门管区为相邻几个肝小叶之间较多的结缔组织,排列有 3 种管道。

2)高倍镜观察　选择典型的肝小叶和肝门管区进一步观察。

(1)中央静脉　管壁不完整,有肝血窦开口。

解剖学基础

（2）肝索　由肝细胞单行排列而成。肝细胞较大,呈多边形;核圆,位于中央,核仁明显,多为单核,也可见双核的细胞。

（3）肝血窦　为肝索之间的不规则的间隙,窦壁衬以内皮。在血窦腔内有许多体积较大、形状不规则的肝巨噬细胞。

（4）肝门管区　分辨其中的 3 种管道:壁薄腔大而不规则,衬以内皮的管道是小叶间静脉;壁厚腔小而圆,管壁内衬以内皮,其外有环行平滑肌层的管道是小叶间动脉;壁厚腔小而圆,管壁为单层立方上皮的是小叶间胆管。

5.胰切片(HE 染色)

1)低倍镜观察　可见大量腺泡及导管构成的外分泌部,其间有较少的结缔组织。在腺泡之间,有大小不等、染色较浅的细胞团为胰岛。

2)高倍镜观察

（1）腺泡　为浆液性腺泡。腺泡细胞呈锥体形;核圆,着紫蓝色,位于基底部;胞质基底部嗜碱性,着色较深,胞质游离部含嗜酸性酶原颗粒。

（2）导管　管壁由单层上皮构成。在各种大小不等的导管断面下,可见上皮细胞为单层扁平、单层立方或矮柱状细胞。

（3）胰岛　细胞种类不易分辨。在细胞之间有大量毛细血管。

6.示教

（1）中央乳糜管(小肠切片 HE 染色)。

（2）结肠黏膜(结肠切片 HE 染色)。

第六章　呼吸系统

一、呼吸道

【实验目的和要求】

1.了解:鼻腔的分部及各部的形态结构;喉的位置及组成;喉腔的形态分部。

2.掌握:呼吸系统的组成;鼻旁窦的位置、开口;气管的位置和形态;左右主支气管的形态特点。

【实验材料】

1.呼吸系统概观标本。

2.头颈部正中矢状切面标本。

3.鼻旁窦标本。

4.喉软骨及连结标本。

5.喉腔正中矢状切面标本。

6.喉连气管和支气管树标本。

【实验内容和方法】

1.在呼吸系统概观标本上,观察鼻、咽、喉、气管、支气管及肺的位置、形态及其相互关系。

2.结合标本,在活体上互相观察外鼻的形态。在头颈部矢状切面标本上,观察鼻腔分部、鼻中隔、鼻腔外侧壁的结构;在鼻旁窦标本上,观察额窦、蝶窦、上颌窦及筛窦的位置及其开口。

3.在头颈部正中矢状切面标本上,观察喉的位置及其与咽、气管连通情况;在喉软骨标本上,观察喉软骨及其连结,在活体上触摸甲状软骨、喉结和环状软骨。在喉腔正中矢状切面标本上,观察喉黏膜形成的结构和喉腔的分部。

4.在喉连气管和支气管树标本上,观察气管与主支气管的形态和构造及其相互关系;比较左右主支气管的差别。

二、肺

【实验目的和要求】

1.了解:肺分叶、肺段支气管及支气管肺段。

2.掌握:肺的形态、位置及体表投影。

【实验材料】

1.离体左右肺标本、模型。

2.胸腔解剖标本。

【实验内容和方法】

1.在胸腔解剖标本上,观察肺的形态和位置;在游离肺标本和模型上,辨认肺的形态结构。

2.结合标本,在活体上画出肺前缘和下缘的体表投影。

三、胸膜与纵隔

【实验目的和要求】

1.了解:胸膜、胸膜腔和纵隔的境界和分部。

2.掌握:壁胸膜的分部和肋膈窦。

【实习材料】

1.实验胸腔解剖标本。

2.纵隔标本。

【实验内容和方法】

1.在胸腔解剖标本上,观察胸膜的分部、胸膜腔和肋膈窦;用手探察壁胸膜各部及肋膈隐窝。

2.在纵隔标本上,观察纵隔的境界、分部及内部主要结构。

四、呼吸系统的微细结构

【实验目的和要求】

1.了解:导气部的组成及微细结构的变化规律。

2.掌握:气管、主支气管的层次和结构特点,肺呼吸部的组成及其微细结构。

【实验材料】

1.气管切片(HE 染色)。

2.肺切片(HE 染色)。

【实验内容和方法】

1.气管横断切片(HE 染色)

1)肉眼观察 切片中呈淡蓝色的为气管软骨。

2)低倍镜观察 气管壁由内向外的 3 层结构:内表面淡紫红的一层为黏膜的假复层纤毛柱状上皮,其下为固有层;在固有层与透明软骨之间的部分,为由疏松结缔组织组成的黏膜下层;透明软骨和疏松结缔组织组成外膜。

3)高倍镜观察

(1)黏膜 假复层纤毛柱状上皮的游离面纤毛清晰可见,柱状细胞间夹有杯状细胞,基膜较明显;固有层中有弥散的淋巴组织和腺体导管的断面。

(2)黏膜下层 在疏松结缔组织中含有混合性腺体、血管及神经等。

(3)外膜 在软骨环缺口处可见平滑肌束。

2.肺切片(HE 染色)

1)肉眼观察 切片呈海绵状。

2)镜下观察 从低倍镜到高倍镜结合观察肺的结构,辨认小支气管、细支气管、终末细支气管、呼吸性细支气管、肺泡管、肺泡囊及肺泡。

(1)小支气管 管腔大,假复层纤毛柱状上皮中尚夹有少量的杯状细胞。黏膜下层中含有少量腺体。外膜中有散在的透明软骨片和不完整的平滑肌束。

(2)细支气管 管腔较小,为假复层或单层纤毛柱状上皮,杯状细胞和腺体很少或消失,软骨片基本消失,平滑肌相对增多,形成完整的环行肌层。

(3)终末性细支气管 管腔更小,为单层柱状上皮,杯状细胞、腺体及软骨片完全消失,形成环行的平滑肌层。

在肺内结缔组织中,可见肺动脉的分支(小动脉),注意与终末性细支气管的区别。

(4)呼吸性细支气管 管壁不完整,有少量肺泡开口。为单层柱状或单层立方上皮,上皮外仅有少量平滑肌和结缔组织。

(5)肺泡管 管腔由多个肺泡开口和少量支气管壁围成,在管壁的相邻肺泡开口之间,呈结节状膨大。

(6)肺泡囊 囊腔由多个肺泡开口共同围成,在相邻肺泡开口之间,无结节状膨大。

(7)肺泡 是呈半环形或环形的囊泡,肺泡上皮不易分辨两种类型的细胞,相邻肺泡的上皮之间为肺泡隔,其内可见体积较大、不规则的巨噬细胞,还有许多毛细血管的断面。

第七章 泌尿系统

一、肾、输尿管、膀胱和女性尿道

【实验目的和要求】

1.了解:肾的形态及肾的三层被膜;肾门与腰椎的位置关系;膀胱的形态、分部、膀胱三角的位置及黏膜特点。

2.掌握:泌尿系统的组成;肾的位置、形态和剖面结构;输尿管的3处狭窄;女性尿道位置、形态特点及开口部位。

【实验材料】

1.男、女性泌尿生殖器概貌标本或模型。

2.腹后壁解剖标本。

3.游离的肾、输尿管、膀胱标本和模型。

4.肾冠状切面标本。

5.膀胱切开标本。

6.男、女性盆腔正中矢状切面标本和模型。

【实验内容和方法】

1.在男、女性泌尿生殖器概貌标本和模型上,观察肾、输尿管、膀胱及尿道的位置、毗邻及其相互关系。

2.在游离肾标本模型上,观察肾的外形;在肾的额状切面上,观察肾的结构;在腹后壁解剖标本上,查看左右肾蒂,分辨肾动脉、肾静脉和肾盂,并观察肾的被膜。结合标本,在活体上画出肾门的体表投影。

3.在腹后壁解剖标本上,观察输尿管的走行和3处狭窄。

4.在男、女性盆腔正中矢状切面标本和模型上,观察膀胱的位置,注意男、女膀胱毗邻关系的异同;在游离膀胱标本和模型上,观察其形态和分部;在膀胱切开标本上,辨认膀胱三角。

5.在女性盆腔正中矢状切面标本和模型上,观察女尿道的位置、毗邻和形态,注意女尿道的开口部位。

二、泌尿系统的微细结构

【实验目的和要求】

1.了解:膀胱的结构。

2.掌握:肾单位的微细结构。

【实验材料】

1.肾切片(HE 染色)。

2.膀胱(HE 染色)。

【实验内容和方法】

1.肾切片(HE 染色)

1)肉眼观察　切片中染色较深的边缘部为皮质,其深部染色较浅者为肾锥体。

2)低倍镜观察　被覆在肾表面的是由致密结缔组织构成的被膜。在被膜深面的皮质内,可见呈球形的肾小体,肾小体的周围有大小不等、形状不一的近曲小管和远曲小管的断面。在深部髓质中,可见近端小管直部、远端小管直部、细段、集合小管和肾乳头管的断面。

3)高倍镜观察

(1)肾小体　表面包绕的单层扁平上皮是肾小囊的壁层,内面为血管球,可见毛细血管的不同断面,但毛细血管内皮与紧贴其外的球内系膜细胞及肾小囊脏层不易分辨。肾小囊壁层与血管球之间的腔隙为肾小囊腔。偶见肾小体有入球或出球微动脉的断面,或见到肾小囊壁层与近端小管曲部相连。

(2)近端小管曲部(近曲小管)　较多,管径大,壁厚腔小而不规则,上皮细胞呈锥体形,细胞界限不清,染成红色,细胞游离面有刷状缘。

(3)远端小管曲部(远曲小管)　较少,管径小,壁薄腔大而规则,上皮细胞呈立方形,细胞界限较清晰,染成浅红色,但细胞游离面无刷状缘。

(4)细段　管壁为单层扁平上皮,细胞界限不清。注意与毛细血管区别。

(5)集合小管　上皮细胞呈立方形或短柱状,染色浅淡,细胞界限清晰。

2.示教

(1)致密斑(肾切片 HE 染色)。

(2)球旁细胞(肾切片 HE 染色)。

(3)膀胱(HE 染色)。

第八章　生殖系统

一、男性生殖系统

【实验目的和要求】

1.了解:精索的组成、位置;附睾和附属腺的位置和形态;阴茎和阴囊的形态和构造。

2.掌握:男性生殖系统的组成;睾丸、输精管的位置和形态;男尿道的分部、弯曲和 3 处狭窄。

【实验材料】

1.男性泌尿生殖器标本和模型。

2.游离男性生殖器标本、睾丸切开。

3.男性盆腔正中矢状切面标本和模型。

4.阴茎和阴囊的解剖标本。

【实验内容和方法】

1.在男性泌尿生殖器标本和模型上,观察睾丸、附睾、输精管、射精管、精囊、前列腺及尿道球腺;观察男性尿道的位置和相互关系。

2.在标本和模型上,观察睾丸和附睾的形态及附睾的分部;在睾丸剖开标本上,察看睾丸的结构和睾丸鞘膜。

3.在男性泌尿生殖器和男性盆腔正中矢状切面标本上,观察输精管及射精管的走行和形态。在精索中,扪及输精管。结合游离标本,观察精囊、前列腺和尿道球腺的位置和形态,并注意观察输精管末端,精囊腺及前列腺与直肠前壁的位置关系。

4.在阴茎和阴囊的解剖标本上,观察其形态和构造。

5.在男性盆腔正中矢状切面标本和模型上,观察尿道的分部、狭窄和弯曲。

二、女性生殖系统、乳房及会阴

【实验目的和要求】

1.了解:阴道穹及女阴;卵巢、乳房的形态、结构及会阴分部。

2.掌握:女性生殖系统的组成;输卵管和子宫的形态、分部;卵巢、输卵管、子宫及阴道的位置和毗邻。

【实验材料】

1.女性泌尿生殖器标本和模型。

2.游离女性生殖器标本。

3.女性盆腔正中矢状切面标本。

4.子宫韧带标本。

5.乳房标本。

6.男、女会阴标本和模型。

【实验内容和方法】

1.在女性泌尿生殖器标本上,观察卵巢、输卵管、子宫及阴道的位置及其相互关系。

2.在女性盆部标本模型上,观察卵巢的形态;在输卵管和子宫模型上,观察输卵管的形态和分部。

3.在女性盆腔正中矢状切面、子宫标本和模型上,观察子宫的位置、形态、子宫内腔和构造。辨认各子宫韧带。

4.在女性盆腔正中矢状切面标本和模型上,观察阴道穹及与腹膜陷凹的毗邻关系;阴道口与尿道口的位置关系。

5.在女阴标本上,辨认女阴各结构。

6.在乳房标本上,观察其位置、形态和主要结构。在男、女会阴标本和模型上,察看其境界及分部。

三、生殖系统的微细结构

【实验目的和要求】

1.了解:睾丸、卵巢和子宫壁的组织结构。

2.掌握:各期的生精细胞和睾丸间质细胞的形态特点;各期卵泡的形态特点;子宫内膜的结构特点。

【实验材料】

1.睾丸切片(HE 染色)。

2.卵巢切片(HE 染色)。

3.子宫(增生期)切片(HE 染色)。

【实验内容和方法】

1.睾丸切片(HE 染色)

1)肉眼观察 为一个椭圆形断面,外表面包有一层红染的被膜。

2)低倍镜观察 切片的周围包有由致密结缔组织组成的白膜;中央为睾丸实质,可见许多生精小管的断面。小管之间的疏松结缔组织为睾丸间质,可见睾丸间质细胞。

3)高倍镜观察

(1)生精小管　周围包有浅红色的基膜,管壁由外向内排列有多层不同发育时期的生精细胞,其间可见支持细胞。位于基膜上的精原细胞较小;其内的数层细胞为初级精母细胞,细胞较大,呈圆形,核大而圆,可见不同时期的核分裂现象;次级精母细胞在切片中不易见到;在近管腔面有多层较小的细胞,核小而圆,着色深,为精子细胞;精子附于管腔内表面,呈蝌蚪状,可分出头、尾部。支持细胞位于生精细胞之间,细胞轮廓不清;核较大,形状不规则,其长轴与基膜垂直,着色浅,核仁明显。

(2)睾丸间质细胞　位于生精小管间的结缔组织内,常三五成群,细胞较大,呈圆形或多边形,核圆形,着色浅,胞质染成浅红色。

2.卵巢切片(HE 染色)

1)肉眼观察　切片呈卵圆形。

2)低倍镜观察　卵巢表面覆盖单层扁平上皮和薄层致密结缔组织构成的被膜;卵巢周围着色较深的大部分为皮质,内含不同发育阶段的卵泡,呈大小不等的泡状;可见体积较大、染成浅红色的圆形结构为妊娠黄体;卵巢中央着色较浅的狭窄部分是髓质,由疏松结缔组织和一些大小不等的血管组成。

3)高倍镜观察　不同发育阶段的卵泡:

(1)原始卵泡　在皮质的周边部,数量多,由一个大而圆的初级卵母细胞外包一层扁平的卵泡细胞组成。

(2)生长卵泡　不同发育时期的生长卵泡,体积大小不一。早期的生长卵泡,初级卵母细胞体积增大,外包有淡红色的透明带;卵泡细胞呈立方形,由单层变为多层,其周围有结缔组织组成的卵泡膜。后期的生长卵泡,体积进一步增大,卵泡细胞层数增多,卵泡细胞之间出现卵泡腔;在卵泡腔周围的数层卵泡细胞称为颗粒层;一层柱状的卵泡细胞排列在初级卵母细胞外的透明带周围,形成放射冠,初级卵母细胞、透明带、放射冠一起突入卵泡腔内,形成卵丘。

(3)成熟卵泡　体积更大,位于卵巢表面,很难见到。

(4)黄体　体积很大,外有结缔组织被膜,分界清楚,其内的黄体细胞体积较大,胞质着色较深,含有黄色的脂色素。细胞之间有丰富的毛细血管。

3.子宫(增生期)切片(HE 染色)

1)肉眼观察　表面染成紫色的一层是黏膜,染成粉红色很厚的部分是肌层。

2)低倍镜观察

(1)子宫内膜　表面为单层柱状上皮,其下的固有层中可见由单层柱状上皮构成的子宫腺和较多血管。靠近腔面着色稍浅的大部分内膜为功能层;靠肌层的薄层内膜,着色较深,为基底层。两层间无明显界限。

(2)子宫肌层　很厚,由成束的平滑肌组成,肌束之间有少量结缔组织和较大的血管穿行。

(3)子宫外膜　在子宫底部和体部,为浆膜,其余部位为纤维膜。

4.示教　支持细胞(睾丸切片 HE 染色)。

第九章 脉管系统

一、心

【实验目的和要求】

1.了解:心壁的结构;心的传导系统和心包的形态结构。

2.掌握:心的位置、外形、心腔结构;左右冠状动脉的起始、行程、主要分支及分布;心的体表投影。

【实验材料】

1.人体骨架标本。

2.切开心包的胸部标本。

3.心离体标本。

4.心肺离体标本。

5.心各腔切开标本。

6.心的血管标本。

7.心的放大模型。

8.牛、羊心传导系统标本。

【实验内容和方法】

1.在切开心包的胸部标本上,确定心的位置及其与周围器官的毗邻关系。

2.在离体心标本和心放大模型上,观察心的外形,辨认心尖、心底、心的三缘和三沟。

3.在心各腔切开标本和心放大模型上,辨认右心房的右心耳、上腔静脉口、下腔静脉口、冠状窦口、右房室口及卵圆窝。辨认右心室的三尖瓣、腱索、乳头肌、肺动脉口及肺动脉瓣。辨认左心房的左心耳、肺静脉口和左房室口。辨认左心室的二尖瓣、腱索、乳头肌、主动脉口及主动脉瓣。辨认房间隔和室间隔以及室间隔的膜部和肌部。

4.在心各腔切开标本上,观察心内膜、心肌膜和心外膜,并比较心房壁和心室壁、左心室壁和右心室壁的厚度。

5.利用人体骨架标本和离体心标本,演示和确定心的体表投影。

6.在牛、羊心标本上,观察左右束支。

7.在心的血管标本和心放大模型上,观察左右冠状动脉的起始、分支、走行及分布;观察心的静脉和冠状窦。

8.在切开心包的胸部标本上,示教纤维心包、浆膜心包和心包腔。

二、动脉

【实验目的和要求】

1.了解:腹腔干的分支、主要分布;肠系膜上下动脉的分布。

2.掌握:肺动脉、肺静脉的起止和动脉韧带的位置;主动脉的起止、行程和分部;左右颈总动脉的起始;颈动脉窦、颈动脉小球的位置;颈外动脉的主要分支及分布;颈内动脉和椎动脉在颈部的行程;肱动脉和桡动脉的行程;锁骨下动脉、腋动脉、肱动脉、桡动脉、尺动脉、髂外动脉、股动脉、腘动脉、胫前动脉及胫后动脉。

【实验材料】

1.人体骨架标本。

2.切开心包的胸部标本。

3.心离体标本。

4.心肺离体标本。

5.头颈和躯干动脉标本。

6.头颈和上肢动脉、神经标本。

7.盆部和下肢动脉、神经标本。

8.头颈部动脉模型。

9.盆部血管模型。

【实验内容和方法】

1.在切开心包的胸部标本上,观察、辨认肺动脉干及分支、肺静脉和动脉韧带。

2.在头颈和躯干动脉标本上,观察主动脉的起止、行程和分段,辨认主动脉弓上的 3 大分支。

3.在头颈和上肢的动脉、神经标本以及头颈动脉模型上,观察、辨认颈总动脉、颈内动脉、颈外动脉、甲状腺上动脉、面动脉、上颌动脉、颞浅动脉、锁骨下动脉、椎动脉、腋动脉、肱动脉、桡动脉及尺动脉。示教颈动脉窦、颈动脉小球、掌浅弓及掌深弓。结合标本,在活体上触摸面动脉、颞浅动脉、锁骨下动脉、肱动脉及桡动脉的搏动,找出压迫止血点,确认测听血压部位以及切脉部位。

4.在头颈和躯干动脉标本上,观察、辨认腹腔干、胃左动脉、肝总动脉、肝固有动脉、脾动脉、肠系膜上下动脉及肾动脉。示教食管支、支气管支、腰动脉、睾丸(卵巢)动脉及肋间后动脉。

5.在盆部和下肢的动脉、神经标本以及盆部血管模型上,观察、辨认髂总动脉、髂内动脉、髂外动脉、子宫动脉、股动脉、腘动脉、胫前动脉、胫后动脉及足背动脉。结合标本,在活体上触摸股动脉搏动,找出压迫止血点;触摸足背动脉的搏动。

三、静脉和淋巴

【实验目的和要求】

1.了解:淋巴导管的起止、行程、收纳范围和注入部位;全身主要淋巴结群位置;脾的形态和位置;胸腺的形态和位置。

2.掌握:上腔静脉、头臂静脉、颈内静脉、颈外静脉、锁骨下静脉、下腔静脉、髂总静脉、髂内静脉及髂外静脉;头静脉、贵要静脉、肘正中静脉;大隐静脉和小隐静脉的起止、行程;肝门静脉的组成和主要属支。

【实验材料】

1.全身静脉标本。

2.离体肝标本。

3.头颈和躯干淋巴标本。

4.离体脾标本和模型。

5.小儿胸腺标本。

【实验内容和方法】

1.在全身静脉标本上,观察、辨认上腔静脉、头臂静脉、锁骨下静脉、颈内静脉、颈外静脉及静脉角。示教奇静脉。观察、辨认下腔静脉、髂总静脉、髂外静脉、髂内静脉、肝门静脉及主要属支。示教肾静脉、睾丸(卵巢)静脉。在离体肝标本上,示教肝静脉。

2.结合活体,观察、辨认上肢的头静脉、贵要静脉、肘正中静脉、手背静脉网、大隐静脉、小隐静脉及足背静脉弓。

3.在头颈和躯干淋巴标本上,示教胸导管起止、走行及乳糜池;示教右淋巴导管及全身主要淋巴结群。

4.利用头颈和躯干淋巴标本、离体脾标本和模型、人体骨架标本,观察脾的形态和位置。

5.利用小儿胸腺标本,示教胸腺形态和位置。

四、脉管系统的微细结构

【实验目的和要求】

1.了解:脾的微细结构。

2.掌握:中动脉的微细结构;淋巴结的微细结构。

【实验材料】

1.中动脉和中静脉组织切片(HE 染色)。

2.淋巴结组织切片(HE 染色)。

3.脾的组织切片(HE 染色)。

【实验内容和方法】

1.观察中动脉和中静脉组织切片(HE 染色)

低倍镜下,观察:

1)中动脉 管壁由内向外分 3 层,即内膜、中膜和外膜。

(1)内膜 很薄,最外层有呈亮红色波纹状的内弹性膜。它是内膜与中膜的分界标志。

(2)中膜 较厚,红色,主要由 20 层左右环形平滑肌组成。

(3)外膜 厚度相当于中膜,由结缔组织构成。

2)中静脉 管壁分 3 层,分界不明显。与动脉比较,管壁薄,腔大不规则,内弹性膜不明显,环形平滑肌层数少。

2.观察淋巴结组织切片(HE 染色)

1)肉眼观察 淋巴结的纵切面为椭圆形,周围染色深的是皮质,中央染色浅的是髓质。

2)低倍镜观察 淋巴结表面是薄层的结缔组织,染成淡红色。淋巴结一侧凹陷是淋巴结门,可能看到输出淋巴管;另一侧隆凸,可能看到输入淋巴管。实质分周围染色深的皮质和中央染色浅的髓质。实质内看到的淡红色条索状或块状结构是小梁。

（1）皮质　位于被膜深面,由浅层皮质、副皮质区和皮质淋巴窦组成。

①浅层皮质　含淋巴小结及小结之间的弥散淋巴组织，主要含 B 细胞。淋巴小结是淋巴组织构成的球形结构,淋巴细胞密集,淋巴小结中央染色较浅的区域为生发中心。

②副皮质区　位于浅层皮质深面,为较大片的弥散淋巴组织，主要含 T 细胞。

③皮质淋巴窦　位于被膜下和小梁周围,染色浅淡明亮。

（2）髓质　位于皮质深面,由髓索和髓窦组成。

①髓索　呈紫红色条索状或块状,相互连接成网。

②髓窦　位于髓索之间和髓索与小梁之间,染色浅淡明亮。

3）高倍镜观察

（1）淋巴小结的生发中心由大、中型淋巴细胞(较幼稚)构成,色较浅;淋巴小结边缘部分,由小淋巴细胞(较成熟)构成,色较深。

（2）髓窦的腔内充满星状的内皮细胞,内皮细胞的突起互相连接,网眼内有少量淋巴细胞和巨噬细胞。窦壁由扁平内皮细胞构成,不易区分。

3.观察脾的组织切片(HE 染色)

低倍镜下,辨认被膜、小梁、白髓和红髓。

（1）被膜　较厚,呈粉红色。

（2）小梁　呈索状或块状,粉红色。

（3）白髓　是散在的染成深蓝色的条索状和球状结构。条索状结构为动脉周围淋巴鞘,鞘中央的小动脉称为中央动脉,包绕在中央动脉周围的是弥散淋巴组织,主要含 T 细胞;球状结构为淋巴小结,主要含 B 细胞,淋巴小结可见生发中心。

（4）红髓　是染色较浅的红色部分,由脾索和脾血窦构成。脾索是条索状的淋巴组织,彼此连接成网;脾索之间的空隙即脾血窦。

第十章　感觉器官

一、视器

【实验目的和要求】

1.了解:视器的结构。

2.掌握:视器的分部;眼球。

【实验材料】

1.人体眼球模型。

2.牛眼离体标本。

3.人体眼球及眼副器标本。

4.人体眼外肌标本。

【实验内容和方法】

1.学生每两人一组,在活体上相互辨认眼的相关结构。

2.在眼球模型上,辨认眼球壁各层结构及内容物(眼房、晶状体、玻璃体)。

3.观察牛眼整体观,并将牛眼标本做矢状切,观察牛眼球各部分结构及眼外肌。

4.观察人体眼球标本,辨认角膜、巩膜、结膜、结膜囊、眼睑及泪器等。

5.观察人体眼外肌标本,辨认人体眼外肌,并理解其作用原理。

二、前庭蜗器

【实验目的和要求】

1.了解:前庭蜗器的结构。

2.掌握:前庭蜗器的分部、鼓室壁。

【实验材料】

1.人耳模型。

2.颅底骨。

3.听小骨。

4.人耳标本。

5.音叉。

【实验内容和方法】

1.学生每两人一组,在活体上相互辨认耳郭和外耳道相关结构。

2.在人耳模型上,辨认耳的分部、鼓膜、鼓室及内耳各部结构。

3.在颅底标本上,指认外耳门、外耳道、鼓室位置和毗邻、内耳门及内耳道等。

4.辨认听小骨形态及彼此位置关系。

5.利用音叉演示,讲解声波传导及听觉形成过程。

三、皮肤

【实验目的和要求】

了解:皮肤的组成;表皮的基本层次;皮肤附属器。

【实验材料】

1.头皮切片。

2.手掌皮切片。

【实验内容和方法】

1.学生相互观察,辨认皮肤的表面结构。

2.观察头皮切片,辨认皮肤层次和皮肤附属器。

3.观察手掌皮切片,重点辨认皮肤表皮层次。

第十一章　神经系统

一、中枢神经系统

【实验目的和要求】

1.了解:大脑皮质主要功能区的位置;脑的静脉及脊髓的血管;脑室的组成、各室位置及沟通关系。

2.掌握:神经系统的分部和常用术语;脊髓的位置和外形;脊髓的内部结构;脑的形态、位置和分部;大脑半球的分叶;大脑半球的主要脑回;大脑皮质主要功能区的位置;内囊;脑和脊髓的被膜;蛛网膜下隙和硬膜外隙的位置;脑的动脉。

【实验材料】

1.头部正中矢状切面标本。

2.去椎管后壁脊髓标本和离体脊髓(包括横切面)标本和模型。

3.整脑、脑正中矢状切面标本和模型。

4.小脑、脑干、间脑标本和模型,电动透明脑干模型。

5.脑冠状切面、水平切面标本,基底神经核模型。

6.脑脊髓被膜标本和脑室标本。

7.脑和脊髓血管色素灌注标本。

【实验内容和方法】

1.脊髓

(1)取椎管和脊髓标本,观察脊髓的位置和外形。辨认颈膨大、腰膨大、终丝及脊髓表面的沟裂及脊神经根。

(2)在脊髓横切面和脊髓模型上,观察脊髓灰、白质的形态和分部,脊髓中央管。

2.脑

(1)取头部正中矢状切面标本、整脑标本和脑正中矢状切面标本,观察脑的分部及各部位置关系。

(2)在脑干标本及模型上,观察其外形。

①腹侧面　观察各部的形态特点及主要结构。延髓:前正中裂、锥体、锥体交叉以及与延髓相连的4对脑神经根。脑桥:基底沟、脑桥与小脑相连的情况,辨认连结脑桥的4对脑神经根。中脑:大脑脚及脚间窝,动眼神经。

②背侧面　观察脑干各部形态特征。菱形窝,延髓后面的薄束结节和楔束结节;中脑的上下丘以及相连的滑车神经根。

(3)用透明脑干模型,观察脑神经核和上下行纤维束。

(4)在小脑标本上,观察小脑半球、小脑蚓及小脑扁桃体。

（5）在脑正中矢切标本上，观察第四脑室及其沟通情况。

（6）用间脑和脑干标本与模型，观察间脑的位置和分部。背侧丘脑及其间矢状位的第三脑室，后下方的内外侧膝状体。

（7）在整脑标本上，观察大脑纵裂及底部的胼胝体；观察大脑横裂。取大脑半球标本，观察大脑半球各面，确认外侧沟、中央沟和顶枕沟；确认额、顶、枕、颞及岛叶；辨认额叶的中央前回及额上、中、下回；顶叶的中央后回及角回；颞叶的颞上回及颞横回；辨认大脑半球内侧面的扣带回、海马旁回及钩、中央旁小叶，距状沟；大脑底面的嗅球及嗅束等。

（8）取大脑水平切面和剥制标本，观察大脑皮质、髓质纤维（胼胝体、内囊、联络纤维），基底神经核（豆状核、尾状核形态及位置关系）。在大脑斜切面标本上，观察侧脑室。

（9）在脑被膜、椎管与脊髓标本上，观察3层被膜的特点、形成物和层次关系，硬膜与颅骨及椎管壁的关系，并确认硬膜外隙和蛛网膜下隙及终池的位置。

（10）在脑、脊髓血管色素灌注标本上，观察大脑动脉环及大脑中动脉、大脑前动脉、椎动脉、基底动脉、大脑后动脉以及脊髓的动脉起源、行程和分布。

二、周围神经系统

【实验目的和要求】

1.了解：脊神经的组成；脊神经丛的组成和位置；肌皮神经、腋神经、闭孔神经、阴部神经、嗅神经、视神经、滑车神经、展神经、前庭蜗神经、舌咽神经、副神经及舌下神经。

2.掌握：膈神经、胸神经前支、膈神经、正中神经、尺神经、桡神经、股神经、坐骨神经、动眼神经、三叉神经、面神经、迷走神经及交感干。

【实验材料】

1.脊髓标本。

2.脊神经标本和模型。

3.上下肢血管神经标本。

4.颅底标本。

5.眶内结构标本。

6.三叉神经标本和模型。

7.面神经标本和模型。

8.内脏神经标本。

9.体腔后壁标本和模型。

【实验内容和方法】

1.取脊髓和脊神经标本，观察脊神经对数，辨认前根和后根、前支和后支和脊神经节。

2.在上下肢血管神经标本上，观察各神经丛的组成、位置及主要分支。观察肋间神经和肋下神经。特别注意观察正中神经、尺神经、桡神经、坐骨神经的走行。

3.取脑标本、眶内结构标本、三叉神经标本和模型、面神经标本和模型、内脏神经标本及上肢血管神经标本，并结合颅底标本，观察各对脑神经。

4.在体腔后壁标本上，观察交感干的组成和位置；辨认内脏大小神经和盆内脏神经。

第十二章　内分泌系统

一、甲状腺和甲状旁腺

【实验目的和要求】

1.了解:甲状腺微细结构。

2.掌握:甲状腺和甲状旁腺的位置;甲状腺的形态和分部。

【实验材料】

1.喉和甲状腺模型。

2.喉和甲状腺标本。

3.甲状腺切片。

【实验内容和方法】

1.在活体上,指认和触摸甲状腺,感觉甲状腺的位置、形态、活动度及质地。

2.在喉和甲状腺模型上,辨认甲状腺位置、形态、分部及毗邻结构。

3.观察喉和甲状腺标本,辨认甲状腺位置、形态、分部及毗邻结构,甲状旁腺位置和形态。

4.用显微镜观察甲状腺切片,辨认甲状腺小叶、滤泡、滤泡细胞及滤泡旁细胞等。

二、肾上腺

【实验目的和要求】

1.了解:肾上腺微细结构。

2.掌握:肾上腺的位置和形态。

【实验材料】

1.人体腹后壁(带肾和肾上腺)标本。

2.肾上腺切片。

【实验内容和方法】

1.在人体腹后壁(带肾和肾上腺)标本上,观察肾上腺的位置、毗邻和形态。

2.用显微镜观察肾上腺切片,辨认其组织层次和各部细胞特征。

三、垂体

【实验目的和要求】

1.了解:垂体组织结构。

2.掌握:垂体的位置、形态和分部。

【实验材料】

1.人体颅底骨。

2.全脑标本。

3.垂体切片。

【实验内容和方法】

1.在颅底骨标本上,观察垂体的位置。

2.在全脑标本上,辨认垂体。

3.用显微镜观察垂体切片,辨认腺垂体和神经垂体。

第十三章　人体胚胎学概要

【实验目的和要求】

1.了解:受精、卵裂、胚泡、植入及蜕膜;三胚层的形成和分化;胎膜的组成;绒毛膜、卵黄囊和羊膜。

2.掌握:脐带;胎盘的形态结构和功能。

【实验材料】

1.早期人胚模型。

2.胎儿胎膜与子宫的关系模型。

3.脐带及胎盘标本。

【实验内容和方法】

胚胎学实验的主要方法是结合图解观察不同时期的胚胎模型。

1.早期人胚模型

(1)受精卵模型　受精卵表面有 3 个小细胞——极体。

(2)两个卵裂球时期模型　受精后 30 h,受精卵卵裂成两个卵裂球,其中一个较大(绿色),以后分化为滋养层;另一个较小(白色),以后分化为内细胞群。

(3)桑葚胚模型　受精后 3 天,受精卵卵裂成十几个卵裂球,绿色的细胞群逐渐从外面包围白色的细胞群。

(4)胚泡模型 1　受精后 4~5 天的胚泡,由桑葚胚发育而来。胚泡内的腔,称为胚泡腔,腔内含胚泡液。胚泡的壁(绿色),称为滋养层。滋养层内面有一群细胞团(白色),称为内细胞群。

(5)胚泡模型 2　受精后 7 天的胚泡,正在植入子宫内膜。内细胞群中靠近胚泡腔的一层细胞形成下胚层(黄色),其余细胞形成上胚层(蓝色)。

(6)二胚层期模型 1　相当于受精后 8 天。上胚层与滋养层之间出现一个腔,称为羊膜腔。腔顶和侧壁覆盖羊膜,腔底为上胚层。上下胚层相贴形成二胚层胚盘。

(7)二胚层期模型 2　相当于受精后 12 天,植入已完成。滋养层内面形成胚外中胚层(淡红色),滋养层表面有许多绒毛。胚外中胚层有一些腔隙,并开始互相融合成胚外体腔。卵黄囊已经形成,卵黄囊的顶由下胚层构成。

（8）二胚层期模型3　相当于受精后13天,胚外体腔形成,胚外中胚层贴在滋养层内面和羊膜、卵黄囊表面。滋养层和内面的胚外中胚层共同构成绒毛膜。将二胚层胚盘、羊膜囊和卵黄囊连于滋养层的胚外中胚层,称为体蒂。

（9）三胚层期模型1　相当于受精后16天,展示的是胚盘连同羊膜囊(上半部已切除)、卵黄囊、体蒂及部分绒毛膜。

观察羊膜囊的底(即外胚层),可见原条和原结。拿去外胚层,可见原条产生的中胚层(红色)在内外胚层之间扩展,在胚盘的边缘与胚外中胚层相连。中胚层上可见脊索,在脊索头端和原条尾端有两个圆形区域无中胚层,内外胚层直接相贴,以后形成口咽膜和泄殖腔膜。胚盘的后方是体蒂,体蒂附着在绒毛膜上,绒毛膜上有绒毛。

（10）三胚层期模型2　相当于受精后19天,同样展示胚盘、羊膜囊(上半部已切除)、卵黄囊、体蒂及部分绒毛膜。胚盘开始向羊膜腔内隆起,胚盘的两侧和头尾开始向腹侧卷折。胚盘前正中线上可见神经板,神经板中间凹陷形成神经沟,沟的两侧隆起。拿去外胚层,可见中胚层中轴线上有脊索,脊索两侧增厚处为轴旁中胚层,以后分化为体节。轴旁中胚层外侧是间介中胚层,再外侧是侧中胚层。侧中胚层内的马蹄形腔为胚内体腔。胚内体腔由头到尾分为3段,将来分别形成心包腔、胸膜腔和腹膜腔。

（11）三胚层期模型3　相当于受精后22天。模型上,胚体已成圆柱形,羊膜被切去大部,并开始移向胚体的腹侧。胚体背侧中部的神经沟已愈合成神经管,神经管的两侧可见数对体节隆起。

2.胎儿胎膜与子宫的关系模型

1)子宫　分底、体、颈3部,子宫颈下段伸入阴道。

2)子宫壁　由内向外分内膜(肉色)、肌层和外膜(蓝色)。

3)蜕膜　即妊娠期的子宫内膜。由于胚泡的植入,蜕膜分为3部分:位于胚泡与子宫肌层之间的是基蜕膜,包在胚泡表面的是包蜕膜,其余部分是壁蜕膜。壁蜕膜与包蜕膜之间为子宫腔。胎儿长大后,壁蜕膜和包蜕膜紧贴,子宫腔消失。

4)胎膜　包括羊膜、绒毛膜、卵黄囊及脐带等。

（1）羊膜　蓝色膜+红色膜,位于胚外体腔的内面,并包在脐带的表面。胎儿与羊膜之间的腔为羊膜腔。

（2）绒毛膜　包蜕膜内面的是平滑绒毛膜,绒毛不发达,其内面衬有胚外中胚层(红色)。平滑绒毛膜与羊膜之间的腔为胚外体腔,将随着胎儿的进一步长大而消失。基蜕膜内面是丛密绒毛膜,绒毛发达。

（3）卵黄囊　黄色,在脐带内。

（4）脐带　在胎儿与胎盘之间,表面包裹着一层羊膜,内有卵黄囊和一对脐动脉(蓝色)、一条脐静脉(红色)。

5)胎盘　由胎儿的丛密绒毛膜和母体的基蜕膜构成,其胎儿面有羊膜覆盖。可见许多绒毛伸入绒毛间隙,子宫动、静脉开口于绒毛间隙。

3.脐带及胎盘标本

注意观察胎盘的形态,辨别胎盘的胎儿面(光滑)和母体面(粗糙),母体面可见15~20个胎盘小叶。观察脐带的形状及附着位置。

参考文献

［1］于叔杰,马路.解剖学基础［M］.3 版.重庆:重庆大学出版社,2018.

［2］丁文龙,刘学政.系统解剖学［M］.9 版.北京:人民卫生出版社,2018.

［3］李继承,曾园山.组织学与胚胎学［M］.9 版.北京:人民卫生出版社,2018.

［4］朱大年,王庭槐.生理学［M］.8 版.北京:人民卫生出版社,2013.

［5］成令忠,钟翠平,蔡文琴.现代组织学［M］.上海:上海科学技术文献出版社,2003.

［6］左伋,刘艳平.细胞生物学［M］.3 版.北京:人民卫生出版社,2015.

［7］任晖,袁耀华.解剖学基础［M］.3 版.北京:人民卫生出版社,2015.

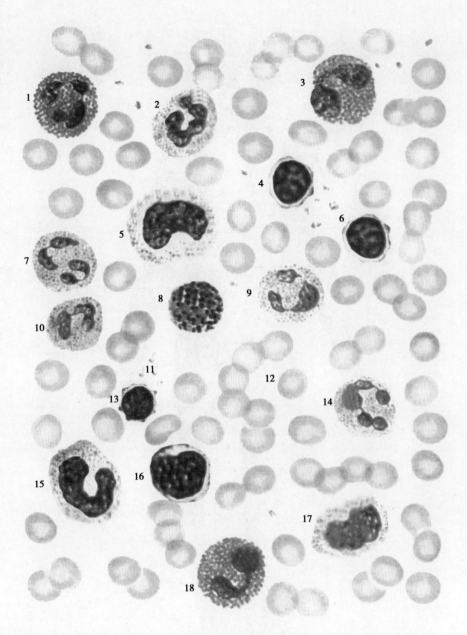

彩图 1　血细胞分类
1,3,18.嗜酸性粒细胞；2,7,9,10,14.中性粒细胞；4,6,13,16.淋巴细胞；
5,15,17.单核细胞；8.嗜碱性粒细胞；11.血小板；12.红细胞

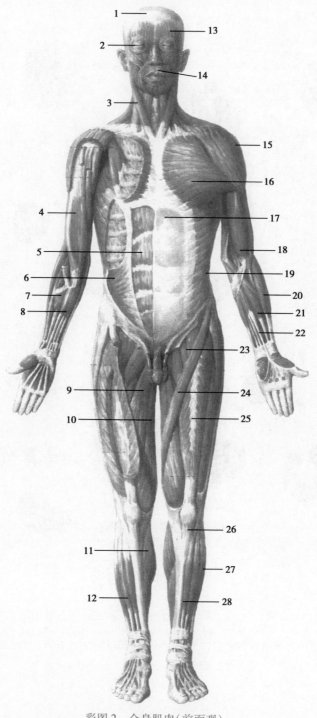

彩图 2　全身肌肉（前面观）

1.帽状腱膜；2.眼轮匝肌；3.胸锁乳突肌；4.肱肌；5.腹直肌；6.腹内斜肌；7.拇长屈肌；8.指深屈肌；
9.长收肌；10.大收肌；11.腓肠肌；12.趾长伸肌；13.枕额肌（额腹）；14.口轮匝肌；15.三角肌；
16.胸大肌；17.腹直肌鞘；18.肱二头肌；19.腹外斜肌；20.肱桡肌；21.桡侧腕屈肌；22.掌长肌腱；
23.髂腰肌；24.缝匠肌；25.股四头肌；26.髌韧带；27.腓骨长肌；28.胫骨前肌

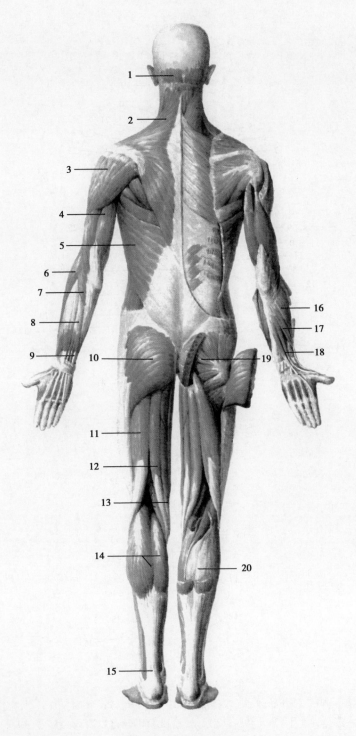

彩图 3　全身肌肉(后面观)

1.枕额肌(枕腹);2.斜方肌;3.三角肌;4.肱三头肌;5.背阔肌;6.肱桡肌;7.肘肌;8.指伸肌;
9.尺侧腕伸肌;10.臀大肌;11.股二头肌;12.半腱肌;13.半膜肌;14.腓肠肌;15.跟腱;16.旋后肌;
17.拇长展肌;18.拇长伸肌;19.梨状肌;20.比目鱼肌

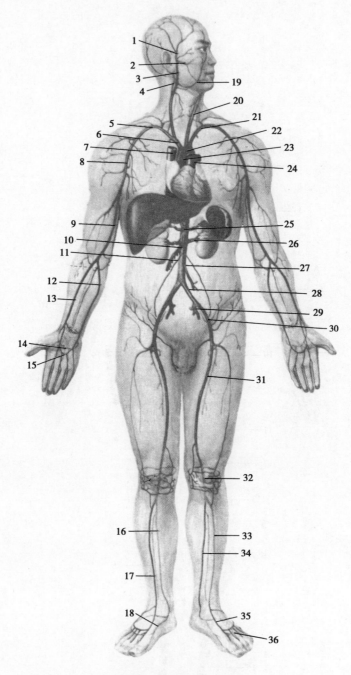

彩图 4　全身动脉（男性）

1.颞浅动脉；2.上颌动脉；3.颈外动脉；4.颈内动脉；5.右锁骨下动脉；6.头臂动脉；7.上腔静脉；8.腋动脉；
9.肱动脉；10.肠系膜上动脉；11.睾丸动脉；12.尺动脉；13.桡动脉；14.掌深弓；15.掌浅弓；16.胫后动脉；
17.胫前动脉；18.足底动脉；19.面动脉；20.颈总动脉；21.左锁骨下动脉；22.主动脉弓；23.升主动脉；
24.肺动脉；25.腹腔动脉；26.肾动脉；27.肠系膜下动脉；28.髂总动脉；29.髂内动脉；30.髂外动脉；
31.股动脉；32.腘动脉；33.胫前动脉；34.胫后动脉；35.足背动脉；36.足底弓